Anita Höhne
Heiltees, die Wunder wirken

Anita Höhne
Heiltees
die Wunder wirken

Die Geheimrezepte
des Tiroler Arztes
Dr. med. Leonhard
Hochenegg

Ariston Verlag · Genf

CIP-Kurztitelaufnahme der Deutschen Bibliothek

HÖHNE. ANITA:
Heiltees, die Wunder wirken: d. Geheimrezepte d.
Tiroler Arztes Dr. med. Leonhard Hochenegg/
Dritte Auflage April 1987
Anita Höhne.-3. Aufl.-Genf: Ariston Verlag, 1987
ISBN 3-7205-1399-8

Trotz gewissenhafter Bearbeitung des Manuskripts und sorgfältiger Herstellung dieses Buches lassen sich Fehler nie mit letzter Sicherheit ausschließen. Nach geltender Rechtsprechung muß jede Haftung für Folgen, die sich daraus ergeben könnten, sowohl für den Verfasser als auch für den Verlag abgelehnt werden.

© Copyright 1986 by Ariston Verlag, Genf

Alle Rechte, insbesondere des – auch auszugsweisen – Nachdrucks, der phono- und fotomechanischen Reproduktion, Fotokopie, Mikroverfilmung sowie der Übersetzung und auch jeglicher anderen Aufzeichnung und Wiedergabe durch bestehende und künftige Medien, vorbehalten.

Schutzumschlaggestaltung: H. + C. Waldvogel, Grafik Design, Zürich
Gesamtherstellung: Carl Ueberreuter Druckerei Ges. m. b. H., Korneuburg bei Wien
Erstauflage August 1986
Zweite Auflage Januar 1987
Printed in Austria 1987

ISBN 3-7205-1399-8

Inhalt

Die alltäglichen »Wunder« des Dr. Hochenegg 9

Beschwerden, Erkrankungen und Teerezepte:

1. *Wichtige Vorbemerkungen* 17

2. *Allgemeine Krankheitssymptome:*
   Appetitlosigkeit 20
   Erschöpfung 25
   Fieber 26
   Gliederzittern 27
   Schlaflosigkeit 28
   Schwächezustände 30
   Schwindel 34

3. *Erkrankungen des Blutes und der Blutgefäße:*
   Arterienverkalkung 37
   Blutarmut, Blutandrang, hoher und niedriger Blutdruck .. 41
   Blutreinigung 46
   Venenleiden I: Hämorrhoiden 52
   Venenleiden II: Krampfadern 55
   Venenleiden III: Venenentzündung und Venenthrombose 58

4. *Erkältungskrankheiten, Erkrankungen der Atmungsorgane:*
   Asthma 60
   Grippe 64
   Halsbeschwerden I: Allgemeine Halsentzündungen,
      Heiserkeit, Kehlkopf- und Rachenkatarrh 70
   Halsbeschwerden II: Mandelentzündung 75
   Husten und Bronchitis 78
   Luftröhrenleiden 86
   Lungenkrankheiten 88
   Rippenfellentzündung 94
   Schnupfen 95

5. *Ernährungsstörungen:*
   Fettsucht 98
   Magerkeit 102
   Mangelerscheinung Frühjahrsmüdigkeit 103

6. *Pathologische Veränderungen der Gehirnfunktionen:*
Beginnende Geisteskrankheit 105
Epilepsie 106
Gedächtnisstörungen 108

7. *Erkrankungen der Geschlechtsorgane:*
Beschwerden in den Wechseljahren 110
Brustdrüsenentzündung 114
Eierstockentzündung 115
Geschlechtliche Übererregbarkeit 116
Menstruationsbeschwerden 117
Milchsekretion 124
Potenzstörungen, Impotenz 125
Prostataleiden 126
Tripper 128
Unterleibsbeschwerden: Scheidenentzündung und
    Ausfluß 129

8. *Hautkrankheiten und Wunden:*
Abszeß 133
Akne 134
Chronische Hautleiden 136
Ekzeme 138
Lupus 140
Nesselausschlag 141
Schuppenflechte 143
Übermäßige Schweißabsonderung 144
Unterschenkelgeschwüre 146
Warzen 148
Wundheilung 149

9. *Herz- und Kreislaufbeschwerden:*
Herzerkrankungen I: Herzbeschwerden und
    Herzschwäche 151
Herzerkrankungen II: Angina pectoris 157
Kreislaufschwäche 160
Ohnmacht 161

10. *Erkrankungen im Kindesalter:*
Allgemeine Kinderkrankheiten 163
Bettnässen 165

Inhalt 7

11. Beschwerden und Erkrankungen des Knochenbaus und der Muskulatur:
Arthrose 168
Gicht und Rheuma 169
Hexenschuß 180
Krämpfe 181

12. Beschwerden und Erkrankungen im Kopfbereich:
Augenentzündung und andere Augenleiden 183
Erkrankungen des Ohrs 186
Haarausfall 187
Kopfschmerzen I 190
Kopfschmerzen II: Migräne.......................... 196
Mundleiden I: Schlechter Atem, Mundgeschwüre,
   Mundschleimhautentzündung 198
Mundleiden II: Zahnfleischentzündung............... 200
Nasenbluten und andere Erkrankungen der Nase........ 203

13. Nervenerkrankungen:
Gürtelrose 205
Ischias 206
Nervenschmerzen 208
Nervenschwäche 210
Nervöses Kribbeln in den Beinen 216

14. Psychische Störungen:
Angstzustände 217
Depressionen 219
Hypochondrie 222
Hysterie... 223
Trunksucht 224

15. Schilddrüsenanomalien:
Kropf... 226
Schilddrüsenüberfunktion 227

16. Störungen des Stoffwechsels und des Wasserhaushaltes:
Stoffwechselkrankheiten I 231
Stoffwechselkrankheiten II: Zuckerkrankheit 232
Wassersucht 235

8 — Heiltees, die Wunder wirken

17. **Erkrankungen des Verdauungstraktes:**
Allgemeine Beschwerden:
Aufstoßen 239
Koliken 240
Leibschmerzen 242
Schluckauf 244
Verdauungsschwäche 245
Bauchspeicheldrüsenentzündung 247
Blasen- und Nierenkrankheiten:
Blasenentzündung 248
Nierenleiden I: Allgemeine Nierenleiden und
Nierensteine 253
Nierenleiden II: Nierenbeckenentzündung 256
Nierenleiden III: Nierenentzündung 258
Erkrankungen im Darmbereich:
Afterleiden 262
Blähungen 265
Darmentzündung und andere Darmkrankheiten 270
Durchfall 276
Verstopfung 280
Wurmerkrankungen 284
Erkrankungen der Gallenwege 287
Leberleiden und Gelbsucht 294
Magenleiden:
Magenleiden I 301
Magenleiden II: Sodbrennen 316
Magenleiden III: Störungen des Magensäuregehalts ... 317
Magenleiden IV: Übelkeit, Erbrechen 320
Milzleiden 321

Stichwortverzeichnis 323

Die alltäglichen »Wunder« des Dr. Hochenegg

Der junge Mann wagte nicht, mir seine Hand zu geben. Er zeigte sie nur. Die Haut auf dem Handrücken war aufgeplatzt, war eine einzige schwärende Wunde, Sehnen schimmerten durch das Fleisch. »Folge einer Allergie«, hatten Hautärzte gesagt. Der junge Mann, ein zweiundzwanzigjähriger Student, bekam neben anderen Medikamenten auch Kortisonspritzen, doch nichts half. Die Wunde wurde nur noch größer.

Ich habe den jungen Mann wiedergesehen, und diesmal streckte er mir beide Hände mit einem frohen Lächeln entgegen. Die Wunden waren verheilt. Dabei berichtete er von einem Dr. Hochenegg und von einem Tee, der wie ein Wunder geholfen habe.

Ein zweiter Fall: Eine junge Jugoslawin erzählte mir in gebrochenem Deutsch von ihrem dreijährigen Sohn, der ihr große Sorgen machte. Er schien stumm zu sein, denn er brachte kein Wort heraus. Aber sie hatte den Eindruck, daß er alles verstand, was sie sagte.

Jetzt liegt ein Brief von ihr auf meinem Tisch, in dem sie berichtet, daß der Bub zu ihr gesprochen hat – deutsch und serbokroatisch. Sie schreibt von einem »Wunder«. Auch bei seiner Heilung waren Naturmedikamente im Spiel.

Beide, der Student und die Jugoslawin, berichteten von dem gleichen Mann: von Dr. med. LEONHARD HOCHENEGG, der auch schon »Wunderheiler von Tirol« genannt wird. Noch einmal hörte ich diesen Namen, diesmal von einem geheilten Alkoholkranken. Und dann sprach von ihm in München eine Nachbarin, die an unerklärlichen Lähmungserscheinungen gelitten hatte. Ich kann es bestätigen: Die Lähmungen sind vollständig verschwunden. »Wie durch ein Wunder«, sagt auch sie.

Ich wurde neugierig auf den Mann, der Tees oder Kräuterextrakte verordnet und erstaunliche Heilerfolge erzielt, und ich suchte Dr. Hochenegg auf. Seine Praxis ist in Hall, einer kleinen Stadt bei Innsbruck. Auf dem Schild an der Praxistür steht: *»Dr. med. Leonhard Hochenegg, Facharzt für Neurologie und Psychiatrie«.*

Dr. Hochenegg ist jetzt dreiundvierzig Jahre alt, er ist österreichisch-höflich und wirkt fast schüchtern. Er stammt aus einer alten Akademikerfamilie. Ein Großonkel, Professor der Chirurgie, behandelte bereits in Wien Kaiser FRANZ JOSEPH. Noch immer trägt eine Operationsmethode seinen Namen. Der Großvater lehrte Philosophie und medizinische Psychologie. Der Vater schließlich war Historiker, die Mutter hat Anglistik studiert. So war es selbstverständlich, daß auch Leonhard Hochenegg studierte.

In Innsbruck belegte er zunächst das Fach Pharmakologie (also Arzneimittelkunde). Damals erschienen von ihm in internationalen Zeitschriften schon Arbeiten über die Auswirkungen von Medikamenten auf Mensch und Tier. Dann wechselte er sein Studienfach und wurde Arzt für Allgemeinmedizin. Ein Zweitstudium mit den Fächern Psychologie (Seelenkunde) und Psychiatrie (Lehre von den Gemüts- und Geisteskrankheiten) folgte. Seit 1975 ist er Facharzt.

Einige Ausbildungsjahre verbrachte er auch im Ausland, im Kanton St. Gallen und an der Universitätsklinik Zürich. Über diesen Umweg kehrte er nach Innsbruck zurück, wo er zum Oberarzt einer Klinik avancierte: eine gediegene, ordentliche, normale Laufbahn.

Wie konnte ein Mann wie er plötzlich auf die Idee kommen, die Stellung im Krankenhaus aufzugeben und »Wunderheiler« zu werden? Und was tut er so Wundersames?

Ich habe mehrmals zugesehen, mit Genehmigung der Betroffenen. Das kleine Wartezimmer kann meist die Patienten nicht fassen, und viele warten draußen in der Eingangshalle des Hauses. Drinnen in der Praxis sieht man Bücherstapel, Tische voller Papiere, Packungen mit Kräutern, elektronische Geräte, Personalcomputer (PCs). Zwei Sprechstundenhilfen kümmern sich um die Patienten.

Ein Kollege von mir hat sich zur Verfügung gestellt, um eine Untersuchung an sich vornehmen zu lassen. Der Blutdruck wird gemessen, das Blut untersucht. Es folgt die übliche Patientenbefragung. »Schon vor dreitausend Jahren galt: Erst kommt das Wort, dann die Pflanze, dann das Messer«, sagt Dr. Hochenegg. »Das heißt: Ich muß erst einmal prüfen, ob nicht auch ein guter Rat hilft. Erst wenn schließlich das Medikament nichts nützt – dann ist die Chirurgie am Platz.«

Eine uralte chinesische Methode der Diagnose wird hier mit Hilfe eines Computers durchgeführt. Dr. Hochenegg sucht bestimmte Akupunkturpunkte an den Fingerkuppen und am Ohr mit einem Metallgriffel, der an ein Kontrollgerät angeschlossen ist. Gemessen wird die Leitfähigkeit der Haut für Schwachstrom. Das

Die alltäglichen »Wunder« des Dr. Hochenegg   11

Kontrollgerät macht die Meßwerte als Ziffern von 0 bis 10 000
sichtbar. Der Patient spürt bei dieser Messung nichts. Doch der
Schwachstrom zeigt »Schwachstellen« im Körper an; die Punkte
am Finger oder am Ohr verraten, was im Körper vor sich geht. Jetzt
ist gerade die Zahl 80 abzulesen. »Die Milz, alles in Ordnung, ein
niedriger Wert«, meint der Arzt. Er rutscht mit dem Metallgriffel
an eine andere Stelle der Haut meines Kollegen. Plötzlich rauscht
das Gerät, die Zahlen rasen: 500, 800, nun 1 500. »Die Lunge«, sagt
Dr. Hochenegg zu dem Patienten. »Kein Grund zur Sorge. Bei starken Rauchern steigen die Werte auf 5 000. Ihre liegen bei 1 500 –
offensichtlich haben Sie sich vor ein paar Jahren das Rauchen ab-
gewöhnt; der Körper baut noch die Belastungen ab. Aber sehr viel
haben Sie früher auch nicht geraucht, höchstens zwanzig Stück am
Tag.« Mein Kollege bestätigt das. Er hat vor drei Jahren das Rauchen aufgegeben. »Sonst ist alles in Ordnung«, stellt der Arzt ab-
schließend fest. »Ein paar Werte – Cholesterin zum Beispiel – sind
gerade noch normal, liegen aber schon an der Obergrenze.« Ein
erst kurz zurückliegender Besuch beim Hausarzt hatte den gleichen
Befund ergeben.

Manchmal tastet Dr. Hochenegg die Akupunkturpunkte auch
mit dem Laserstrahl ab. Und er mißt Gehirnströme. In vielen Fällen könnte er auf die Geräte verzichten, er setzt sie aber zur Absi-
cherung der Diagnose ein. »Oft spüre ich schon, was einem Patienten fehlt, wenn er zur Tür hereinkommt«, sagt Dr. Hochenegg später in unserem Gespräch. Jeder Mensch habe eine Aura, eine eigene
Strahlung – und er spüre, wo da ein Schatten sei.

Und wie behandelt er? Dr. Hochenegg heilt manchmal einfach
mit seinen Händen. »Mir war, als hätte mich ein Stromstoß durch-
fahren«, erzählt ein Alkoholkranker, den der Arzt von seiner Sucht
befreite. Dr. Hochenegg hatte nur mit den Fingerspitzen sanft seine
Schläfen berührt – der Kranke empfand es wie einen Blitzschlag.
Andere Patienten äußern sich ähnlich, wie zum Beispiel eine
Münchnerin: »Mich durchfuhr ein eigenartiges, aber angenehmes
Gefühl.« Sie sei humpelnd, mit Gehschwierigkeiten nach Hall gekommen. Dr. Hochenegg sei nur mit seiner Hand an ihrem Rücken
entlanggefahren, ohne ihn zu berühren. Die Lähmungserscheinungen seien mittlerweile weitgehend zurückgegangen.

Die Kraft, die in ihm steckt, kann sich Dr. Hochenegg selbst
nicht erklären. Hypnose, Suggestion? Beides ist sicherlich mit im

Spiel. Von einigen Patienten hörte ich, daß Dr. Hochenegg sie bei der Behandlung in einen tranceähnlichen Zustand versetzte. Das berichtete auch der Student, der mit den offenen Wunden an den Händen nach Hall gekommen war. Der Arzt erzählt, schon als Kind habe er diese seltsame Fähigkeit zu heilen entdeckt. Die Kraft sei einfach da. So seien bei anderen Menschen Schmerzen verschwunden, wenn er die Hand auflegte.

Das bloße Handauflegen macht jedoch natürlich nur einen kleinen Teil seiner Heilmethode aus. Eine große Rolle kommt den Kräuterteemischungen zu, die er seinen Patienten verordnet. Warum gerade Tee als Medizin?

Ausschlaggebend war die Begegnung mit LUIS GAISER, einem Kräuterfachmann und berühmten Heilpraktiker, der ihn auf die Tiroler Heilpflanzen aufmerksam machte. Die einzelnen Arten und Gattungen unterscheiden sich hinsichtlich ihrer Wirkung. »Es gibt zum Beispiel vier oder fünf Arten der Bergschafgarbe, aber nur zwei davon sind besonders wirksam bei Herz- und Nierenleiden«, erklärt Dr. Hochenegg. »Oder nehmen Sie die Kamille. Der Laie kennt vielleicht sogar die geruchlose, die strahlenlose und die römische Kamille. Aber es gibt Hunderte von Abarten, deren Wirkung jeweils sehr verschieden sein kann. So alt die Kräuterkunde auch ist – wir machen dabei immer neue Entdeckungen. Beispielsweise stellte man erst in jüngster Zeit fest, welche erstaunlichen Wirkungen der Frauen- oder Silbermantel hat. Wir wissen nun, daß er die Widerstandsfähigkeit des Körpers bei bestimmten bösartigen Krankheiten erhöht.«

Je intensiver sich der Arzt mit der Pflanzenheilkunde befaßte, desto mehr war er von ihr überzeugt: »Wann immer es ein Fall erlaubt, ziehe ich die Naturmedizin den üblichen Medikamenten vor. Als Arzt bin ich ja frei in der Wahl der Mittel, wenn sie nur zum Wohl des Patienten sind!« Und er erwähnt den Grund, warum er die Stelle im Krankenhaus aufgab: »Dort war ich doch immer an die Medikamente und Methoden gebunden, die der leitende Professor für richtig hielt.« Er dagegen wollte Natur- und Schulmedizin verbinden, da er die Vorteile der Naturheilkunde erkannt hatte. »Kräuter sind schonender als Industrieprodukte. Die meisten synthetischen Präparate sind Benzolderivate, also Benzolabkömmlinge, und können das Blutbild schädigen. Pflanzliche Medikamente aber sind völlig frei von schädlichen Nebenwirkungen.«

Die alltäglichen »Wunder« des Dr. Hochenegg 13

Bei einem Aufenthalt auf den Philippinen kam er mit einheimischen Wunderheilern in Berührung. Seine Frau ist die Tochter eines solchen Wunderheilers. Dort machte er auch die Bekanntschaft mit dem Heilpraktiker GAUDIOSO RENDON, den man nicht nur in Asien kennt. Durch ihn lernte er die Kräuter des tropischen Dschungels kennen – eine Erweiterung seines Wissens über Heilpflanzen. Dr. Hochenegg erfuhr von einem Volksstamm negroider Ureinwohner, der sich durch ein hohes Durchschnittsalter auszeichnet. Diese Eingeborenen erzählten ihm von einer bestimmten Pflanze, die die Wasserbüffel gern suchen und fressen. Diese Pflanze sollte die Ausdauer und Kraft der Tiere erhöhen. Aus ihr bereiten sich die Eingeborenen einen Kräutertee, und sie essen sie auch. Dr. Hochenegg untersuchte die Pflanze mit dem lateinischen Namen *Centella asiatica minor:* Tatsächlich stärkt sie die Widerstandskraft der Menschen wie der Tiere. Sie ist nun Bestandteil seiner Teemischungen. Außerdem beobachtete er, daß auf den Philippinen Kräuter nicht nur als Getränk, als Tee zubereitet, sondern eingedickt als Tinktur verwendet werden. Auch das hat er überprüft und übernommen.

Auf den Philippinen ist der Glaube an die Heilkraft von Zaubersprüchen noch sehr lebendig. Sie würden, so heißt es, die Wirksamkeit der Kräuter verbessern. Auch mit dieser Magie beschäftigte sich Dr. Hochenegg. »Es sind Verse, unseren Hexametern vergleichbar. Sie sind in einer altertümlichen, sanskritartigen Sprache verfaßt.« Suggestion spielt hierbei freilich eine Rolle. Aber der Arzt will die Wirkung solcher magischen Sprüche nicht einfach als Aberglauben abtun. Ab und zu ertappt er sich selbst dabei, daß er ein Medikament mit seinen guten Wünschen belädt.

Jedenfalls hat Dr. Hochenegg in Asien viel gelernt – die Filipinos ihrerseits ließen ihn in ihren Dörfern und Städten praktizieren. Der eine respektierte die Erfahrungen des anderen.

Zu einem Vergleich zwischen der Wirkungsweise der asiatischen und derjenigen unserer einheimischen Heilpflanzen aufgefordert, meint Dr. Hochenegg: »Tropische Pflanzen haben mehr Sonnenenergie in sich aufgenommen und wirken schneller. Die Pflanzen der gemäßigten Zonen haben dagegen eine längere Anlaufzeit. Selbstverständlich läßt sich das kombinieren: Wenn man zum Beispiel bei wassertreibenden Mitteln zugleich eine schnell eintretende Wirkung wünscht, die dann aber gleichbleibend und langanhaltend sein soll, so ist das durch Mischungen zu erreichen.«

14   *Heiltees, die Wunder wirken*

Insgesamt verwendet er für seine Mischungen rund tausend
Kräuter, vier- bis fünfhundert aus Europa, die anderen aus Asien.
»Die besten Mischungen wurden erst durch den Computer reali-
sierbar, durch die Millionen von Schaltungen, zu der die Maschine
pro Sekunde fähig ist.« Er zeigt noch einmal den Metallgriffel, der
Schwachstellen im Körper aufspürt. Entsprechend der Art und der
gemessenen Stärke der Schädigungen stellt der Computer dann Rezepte zusammen – die Teemischungen sind elektronische Maßar-
beit. »Die Resultate könnte zum Beispiel auch ein Sekretär auswer-
ten. Aber ich als Arzt muß jede Mischung noch einmal überprüfen,
natürlich auch auf den Geschmack hin.« Ein bitterer Geschmack
muß unter Umständen in Kauf genommen werden, allenfalls darf
Bienenhonig, keinesfalls jedoch Zucker oder Süßstoff zum Süßen
verwendet werden.

Tausend verschiedene Kräuter! Mischt Dr. Hochenegg sie selbst
nach den Computeranweisungen, oder wie kommt ein Patient zu
den für ihn bestimmten Teemischungen? – Der Patient erhält von
Dr. Hochenegg zumeist ein Rezept mit Angaben über Art und
Menge der Kräuter. Diese sind in fast allen größeren Apotheken erhältlich. In Hall in Tirol gibt es sogar eine Apotheke, die sich auf
Dr. Hocheneggs Kräutermischungen spezialisiert und alle erforder-
lichen Kräuter vorrätig hat. Die Kosten für Behandlung und Medikamente übernimmt in Österreich häufig die Krankenkasse, da
Dr. Hochenegg ein zugelassener Arzt ist. Wer sich die Tees selbst
besorgt und sie nicht – was jedoch besser wäre – vom Arzt verordnet bekommt, wird allerdings in der Regel die Kosten selbst tragen
müssen – in Österreich ebenso wie in Deutschland und in der
Schweiz. Eine Rückfrage bei der Krankenkasse empfiehlt sich aber.

Nicht alle verordneten Kräuter sind immer in jeder deutschen
oder schweizerischen Apotheke erhältlich. Ganz gewiß aber wird
sie jede Internationale Apotheke, wie man sie in den meisten größeren Städten vorfindet, vorrätig haben oder beschaffen. Örtliche
Apotheken können sich dann auch an die nächste Internationale
Apotheke wenden (beispielsweise an die *Internationale Apotheke,*
Neuhauser Straße 8, D-8000 München 2, Telefon 089/260 30 21)
oder direkt nach Hall in Tirol. Im folgenden Kapitel dieses Buches
sind weitere Informationen über die Beschaffungsmöglichkeiten
und die Zubereitung und Anwendung der Tees zu finden (siehe
Seite 17, »Wichtige Vorbemerkungen«).

Die alltäglichen »Wunder« des Dr. Hochenegg   15

Um eine vollständige Heilung zu gewährleisten, ist ein Wechsel der Teemischungen erforderlich. »Jede Mischung entfaltet ihre Hauptwirkung in den ersten zwei Wochen ihrer Anwendung. Dann tritt ein Gewöhnungseffekt ein, und man muß rechtzeitig auf eine andere Mischung mit gleicher Wirkung umsteigen.«

Dr. Hochenegg warnt davor, sich auf eigene Faust mit seinen Mischungen (wie sie in diesem Buch angegeben sind) zu kurieren, ohne vorher einen Arzt konsultiert zu haben. Seine Rezepte, so betont er, sollen nur so etwas wie eine Hausapotheke sein, die den Fachmann nicht ersetzen kann. »Wer krank ist, muß zum Arzt. Der Tee ist keinesfalls schädlich. Schädlich kann für den Kranken nur sein, daß er eine Krankheit nicht richtig erkennt, dementsprechend vielleicht eine ungeeignete Teemischung verwendet und die eigentliche Ursache unbehandelt läßt. Wer bereits mit chemischen Medikamenten behandelt wird, sollte unbedingt den Arzt befragen, wenn er zusätzlich einen der Kräutertees trinken will. Am besten ist es, wenn der Kranke einen Arzt aufsucht, der mit Naturmedizin vertraut ist und das Rezept auf den Patienten abstimmt. Übrigens spielen nicht nur das Körpergewicht, die Konstitution und das Geschlecht des Patienten eine Rolle, sondern auch der Biorhythmus und der Zeitpunkt, an dem die Kräuter gesammelt worden sind.«

Die hier veröffentlichten Rezepte Dr. Hocheneggs sind zwar eine Anleitung zur Selbsthilfe, sie stellen aber auch eine Orientierungshilfe für den Arzt dar, der den Weg zur Naturmedizin sucht.

Auf die Frage, wie sich denn seine Heilmethode mit dem medizinischen Fortschritt vertrage, antwortet Dr. Hochenegg: »Die Chemie steckt in der Sackgasse. Und Sie merken es doch: Überall, auch in den sozialistischen Ländern, werden Jahr für Jahr mehr pflanzliche Wirkstoffe in die offiziellen Arzneimittelbücher aufgenommen, weil sie sicherer und schonender wirken als chemische Präparate. Auch in Deutschland kann man beim alljährlichen Therapiekongreß in Karlsruhe von Jahr zu Jahr mehr Vorträge über Phytotherapie, also Pflanzenheilkunde, hören. Sie ist lange vernachlässigt worden, jetzt erobert sie sich wieder den Platz, der ihr gebührt. Das ist kein Rückfall, sondern ein Fortschritt. Eine positive Nebenwirkung hat die Naturmedizin auf alle Fälle. Wer sich damit beschäftigt, wird geradezu verführt, vernünftiger zu leben – was Ernährung, Alkohol und Nikotin betrifft.«

Ich bin nach den Interviews noch ein paar Stunden in Hall geblieben, habe mit Patienten gesprochen und habe erfahren, daß sie manchmal angesichts der Geräte und der Materialberge in seiner Praxis erschraken. Ich merkte, daß Dr. Hocheneggs leise, beinahe schüchterne Art zunächst oft befremdete – dann aber spürten die Patienten seine Geduld, seine Ruhe und die Kraft, die von ihm ausgeht. Das Vertrauen schlägt in Bewunderung um, wenn sich der frappierende Heilerfolg einstellt. Und diesen Erfolg konnte ich selbst dutzendfach feststellen.

Auch mir wird oft die Frage gestellt: »Was halten Sie denn von diesem Wunderheiler?« Nach dem, was ich gesehen und erlebt habe, kann ich ehrlichen Herzens nur das gleiche antworten, was mir alle seine Patienten sagten: »Ich vertraue ihm.« Auch wenn er sich manchen Erfolg, manche Wirkung seiner Kraft selbst nicht erklären kann.

In dem vorliegenden Buch teilt Dr. Hochenegg erstmals die bislang geheimen Rezepte seiner Teemischungen mit. Er gab mir die Rezepte, denke ich, weil er Arzt ist, weil er die Zweifel seiner Kollegen spürt, weil es ihn stört, sozusagen als geheimnisvoller Wundermann dazustehen, von dem eigentlich keiner weiß, was er tut. Mit den Rezepten stellt er sich der Öffentlichkeit und der Wissenschaft, zeigt er als Arzt auf, was er verordnet – für jeden nachprüfbar. Das Buch der Rezepte ist also ein Rechenschaftsbericht.

In *alphabetischer Anordnung* – zweifach aufgegliedert: zunächst nach *größeren Zusammenhängen* und dann wiederum alphabetisch nach den *einzelnen Beschwerdebildern* – werden alle wichtigen, von ihm erfolgreich behandelten Krankheiten zunächst von ihrer Symptomatik her beschrieben. Anschließend illustriert ein konkreter Fall aus der Praxis Dr. Hocheneggs die Wirkungsweise und den Heilerfolg der hier verordneten Tees. Sodann werden die Zusammensetzungen der verschiedenen für die Behandlung empfohlenen Teemischungen aufgeführt. Es sind oft erstaunlich viele, denn Dr. Hochenegg legt ja Wert darauf, daß immer wieder zwischen den einzelnen Mischungen gewechselt wird, um einen Gewöhnungseffekt in der Wirkungsweise zu vermeiden.

Wie man die einzelnen Kräuter beschafft und die Mischungen herstellt, wie man die Tees zubereitet und anwendet, das erläutern die Vorbemerkungen ab Seite 17.

München, im Sommer 1986   *Anita Höhne*

Beschwerden, Erkrankungen und Teerezepte

1. Wichtige Vorbemerkungen

In dem nun folgenden Hauptteil des Buches finden Sie zu den einzelnen Beschwerden und Krankheiten die von Dr. HOCHENEGG dafür ausgewählten Teerezepte. Steht bei diesen Rezepten keine spezielle Anleitung für die Zubereitung und Anwendung, so gilt eine *allgemeine Anweisung:*

Die betreffende *Kräutermischung* wird nicht aufgekocht, sondern mit *sehr heißem Wasser überbrüht.* Der Tee muß dann *zehn Minuten lang ziehen* und wird nach dem Abseihen *warm getrunken.* Auf diese Weise wird verhindert, daß die heilkräftigen ätherischen Öle und flüchtigen Wirkstoffe der Kräuter entweichen. Eine Dosis von *zwei Teelöffeln Kräutermischung pro Tasse* garantiert eine optimale Heilwirkung, wobei es sich bewährt hat, *dreimal täglich eine Tasse* langsam, Schluck für Schluck, zu den Mahlzeiten zu trinken. Es ist wichtig, daß der Tee stets frisch zubereitet wird, da sich – wie gesagt – bei längerem Stehenlassen die ätherischen Bestandteile verflüchtigen und somit die Heilwirkung verlorengeht. Es muß nochmals betont werden, daß zum Süßen keinesfalls Zucker oder Süßstoff, sondern grundsätzlich nur reiner Bienenhonig oder Naturrohzucker verwendet werden sollte.

Der Erfolg einer Behandlung mit den Teesorten Dr. Hocheneggs hängt im übrigen nicht zuletzt von einer gesunden Lebensführung ab, was unter anderem Verzicht auf Alkohol und Rauchen sowie eine naturbelassene, vorwiegend vegetarische oder laktovegetabile, also Milchprodukte einschließende Kost bedeutet.

An dieser Stelle muß auch noch einmal mit Nachdruck darauf verwiesen werden, daß eine Selbstbehandlung durch den Laien nicht ratsam ist. Die Kräuterheilkunde ist ein komplexes Gebiet, und Unkenntnis kann allzuleicht dazu führen, daß Heilkräuter falsch angewendet werden, was nicht ganz ungefährlich ist. Bei jeder Heilpflanze sind der Standort, die Bodenbeschaffenheit und der Zeitpunkt des Anbaus und der Ernte von solch gravierender Bedeutung, daß Erfolg oder Mißerfolg der Behandlung davon abhängig sind. Selbst die Mondphase der Erntezeit muß berücksichtigt werden. Auch muß man die Klassifizierung der einzelnen Heilpflanzengattungen in zahlreiche Untergruppen mit hoher, geringer oder gar fehlender Wirksamkeit kennen. Der botanische Laie ist vielleicht in der Lage, die eine oder andere Subspezies zu identifizieren, doch nur der kräuterkundige Arzt hat aufgrund eines jahrelangen Studiums oder langjähriger praktischer Erfahrung das notwendige Wissen von der unterschiedlichen Heilkraft der einzelnen Gewächse.

Vor jeder Behandlung mit Heilkräutern muß unbedingt eine sichere Diagnose durch einen Arzt erstellt werden. Dazu ist besonders das von Dr. Hochenegg verwendete Computergerät geeignet, das die elektromagnetischen Ladungen von etwa dreißig Akupunkturpunkten mißt. Mit Hilfe der modernen Computertechnik wurde es auch möglich, die vielen Faktoren, die die medizinische Wirksamkeit der Teesorten bedingen, zu errechnen und individuelle Rezepturen auszustellen.

Dr. Hocheneggs Teerezepte zeichnen sich dadurch aus, daß er die Bestandteile von drei bis vier einheimischen Pflanzen mit denen einer tropischen Pflanze mischt, wodurch die Heilwirkung verstärkt und verbessert wird. Die hiesigen Kräuter führt er unter ihrem deutschen Namen, die exotischen unter der lateinischen Fachbezeichnung auf.

Die Rezepte beziehen sich, wenn nicht ausdrücklich anders gesagt, auf Personen im Alter von dreißig bis sechzig Jahren mit einem Körpergewicht von sechzig bis siebzig Kilogramm. Bei großen Abweichungen müssen die Rezepte durch ein eigenes Computerprogramm individuell berechnet werden, denn die Wirksamkeit der Teerezepte ist um so besser, je mehr Faktoren aufeinander abgestimmt sind. Hierzu zählen auch der Konstitutionstyp des Patienten, sein Geschlecht und sein Biorhythmus.

Zu jeder Krankheit sind zumeist mehrere Teegemische angegeben, da die Wirksamkeit einer jeden Mischung auf zwei bis drei Wochen begrenzt ist. Danach tritt ein Gewöhnungseffekt ein, wodurch sich die Wirkung abschwächt. Deshalb sollte dann im richtigen Augenblick auf eine andere, ähnliche Mischung übergewechselt werden.

Die Abkürzung AD steht vor der letzten Grammangabe eines Rezepts, die die Gesamtmenge darstellt. Mit dem letztgenannten Heilkraut wird auf dieses Gewicht aufgefüllt.

Sie erhalten die für die Heiltees benötigten Kräuter und Kräuter-

Wichtige Vorbemerkungen   19

mischungen in den meisten größeren, jedenfalls aber in Internationalen Apotheken. Sollten Sie Schwierigkeiten bei der Beschaffung haben, können Sie sich an die folgenden Adressen wenden:

Magdalenenapotheke A-6060 Hall, Telefon 79 77
Stadtapotheke A-6060 Hall, Telefon 72 16
Marienapotheke A-6060 Absam, Telefon 31 02
    (Telefonvorwahl für Hall/Tirol und Absam:
    0 52 23 von Österreich aus und
    0043-52 23 von Deutschland aus.)
Ludwigs-Apotheke, Internationale Apotheke, Neuhauser Straße 8,
    D-8000 München 2, Telefon (089) 26 03 021
Orlando-Apotheke, Internationale Apotheke, Ledererstraße 4,
    D-8000 München 2, Telefon (089) 22 21 40.

2. Allgemeine Krankheitssymptome

Appetitlosigkeit

Symptome und Ursachen: Appetitlosigkeit ist meist eine Begleiterscheinung von verschiedenen organischen oder seelischen Störungen. Setzt sie plötzlich ein, so kann das ein Hinweis auf eine beginnende Infektion oder eine andere akute Krankheit sein. Ständige Appetitlosigkeit kann eine ganze Reihe von Ursachen haben, beispielsweise Nikotin- oder Alkoholmißbrauch, nervöse Erschöpfung, Magenkatarrh, Magengeschwür, chronische Verstopfung oder Hormonstörungen.

Auch bei bestimmten seelischen Verfassungen wird das Hungergefühl verdrängt. So kann zum Beispiel der Wunsch, schön und schlank zu sein, den normalen Appetit blockieren und eine krankhafte *Magersucht* hervorrufen. Diese Erkrankung ist häufig bei jungen Mädchen zu beobachten.

Appetitlosigkeit hat neben dem Abbau der Fettpolster und der Muskelmasse auch Vitaminmangelerscheinungen wie Zungenbrennen, offene Mundwinkel, Muskel- und Nervenschmerzen und eine allgemeine Schwäche zur Folge. Hinzu kommen Apathie und Vergeßlichkeit, Depressionen und Kälteempfindlichkeit. Lebensgefahr besteht, wenn das Körpergewicht unter 35 Kilogramm fällt. Manche Patienten, die zur Nahrungsaufnahme gezwungen werden, erbrechen häufig.

Der Fall: Die achtzehnjährige Susi V. aus Kassel empfand plötzlich vor jeder Mahlzeit ein Ekelgefühl. Wenn sie dennoch etwas essen mußte, erbrach sie sich heimlich oder nahm starke Abführmittel ein. Susi magerte schließlich bis auf 41 Kilogramm ab, bei einer Körpergröße von 1,61 Meter. Alle psychotherapeutischen Behandlungen schlugen fehl. Das Mädchen wurde immer schwächer und konnte sich nicht mehr auf das Abitur vorbereiten. Erst durch die Heilpflanzentees konnte die Krankheit zum Stillstand gebracht werden. Nach sechs bis acht Wochen aß Susi wieder normal, ein halbes Jahr später bestand sie ihr Abitur mit Auszeichnung. Ihr Körpergewicht hat sich inzwischen auf 50 Kilogramm eingependelt, ihr Idealgewicht.

Appetitlosigkeit

Allgemeine Tees:

Rezept 1

Kamille	30 g
Schafgarbe	30 g
Tausendguldenkraut	30 g

3mal täglich.

Rezept 2

Bockshornklee	30 g
Kamille	30 g
Schafgarbe	30 g
Tausendguldenkraut	30 g

3mal täglich 1 Tasse.

Rezept 3

Bockshornklee
Knabenkrautwurzel

Je 1 Messerspitze mit etwas Milch anrühren, 2mal täglich trinken.

Rezept 4

Knabenkrautwurzel	45 g
Bockshornklee	15 g
Wermut	15 g
Eisenkraut	15 g
Enzian	15 g
Chinarinde	15 g
Bärlapp	15 g

Alles mischen, 35 g auf 1 Liter Rotwein ansetzen, aufkochen, 10 Minuten ziehen lassen, abseihen, 5–6mal täglich 1 Eßlöffel.

Rezept 5

Frauenmantel	15 g
Habichtskraut	15 g
Bockshornklee	30 g
Blutwurz	15 g

Enzian	25 g
Schafgarbe	15 g
Wallwurz	25 g
Bärlapp	15 g

Zubereitung und Anwendung wie bei Rezept 4.

Rezept 6

Wermut	25 g
Salbei	25 g
Senfkörner	15 g

Alles mischen, 1 Teelöffel davon auf 1 Tasse, mit 1 Löffel Honig und Zitronensaft mischen, etwa 1 Stunde vor jeder Mahlzeit trinken.

Rezept 7

Wermutblüten	25 g
Enzianwurzel	25 g

Mit etwa 40 g geriebener ungespritzter Grapefruitschale mischen, 1 Eßlöffel auf 1 Liter Wasser, 15 Minuten vor jeder Mahlzeit trinken.

Rezept 8

Gemeiner Knorpeltang	15 g

Mit 1 Liter Milch kochen, mit Honig süßen, täglich $1/2$ Liter trinken.

Rezept 9

Kalmus	15 g
Brunnenkresse	20 g
Augentrost	20 g
Majoran	25 g
Löffelkraut	25 g
Wermut	25 g

2–3mal täglich 1 Tasse.

Allgemeine Krankheitssymptome

Rezept 10

Hopfenzäpfchen (getrocknet) 25 g
Mit 1 Liter Wasser kochen, 2mal täglich zwischen den Mahlzeiten trinken.

Rezept 11

Melissenblätter	30 g
Wermut	30 g
Tausendguldenkraut	30 g
Schafgarbe	30 g

1 Tasse ½ Stunde vor den Mahlzeiten trinken.

Rezept 12

Beifuß	25 g
Hohlzahn	25 g
Lungenkraut	25 g
Schafgarbe	25 g
Brombeerblätter	25 g

1–3mal täglich 1 Tasse schluckweise.

Rezept 13

Walderdbeere	25 g
Krauseminze	25 g
Kamille	25 g
Tausendguldenkraut	25 g
Pfefferminze	25 g

1 Teelöffel auf ¼ Liter Wasser, 2mal täglich vor dem Essen 1 Tasse.

Rezept 14

Chinarinde	25 g
Enzianwurzel	25 g
Pomeranzenschalen	15 g

3mal täglich ½ Tasse.

Rezept 15

Fieberklee	15 g
Kardobenediktenkraut	15 g
Pomeranzenschalen	15 g
Tausendguldenkraut	15 g
Wermut	15 g

3mal täglich 1 Tasse.

Rezept 16

Chinarinde	15 g
Enzianwurzel	15 g
Pfefferminze	25 g
Tausendguldenkraut	15 g

3mal täglich 1 Tasse.

Rezept 17

Angelikawurzel	15 g
Kalmuswurzel	10 g
Kümmel	15 g
Schafgarbe	25 g
Zimtrinde	10 g

3mal täglich 1 Tasse.

Rezept 18

Angelikawurzel	15 g
Enzianwurzel	15 g
Kamille	25 g
Tausendguldenkraut	15 g

3mal täglich 1 Tasse.

Rezept 19

Kamille	25 g
Kümmel	10 g
Isländisch Moos	20 g
Majoran	15 g

3mal täglich 1 Tasse.

Appetitlosigkeit 23

Rezept 20

Enzianwurzel	15 g
Kalmuswurzel	15 g
Pomeranzenschale	15 g
Tausendguldenkraut	25 g
Wermut	15 g
Zimtrinde	15 g

3mal täglich ½ Tasse.

Rezept 21

Bitterklee	15 g
Kardobenediktenkraut	15 g
Pfefferminze	15 g
Pomeranzenschalen	15 g
Tausendguldenkraut	20 g
Wermut	10 g

3mal täglich 1 Tasse.

Rezept 22

Bitterklee	25 g
Tausendguldenkraut	25 g
Wermut	25 g
Pfefferminze	45 g

1 Tasse vor jeder Mahlzeit.

Rezept 23

Alantwurzel	25 g
Johanniskraut	25 g
Wegwartwurzel	25 g
Isländisch Moos	25 g
Löwenzahnwurzel	25 g

2mal täglich 1 Tasse.

Rezept 24

Bitterklee	25 g
Wermut	25 g
Tausendguldenkraut	25 g
Pfefferminzblätter	45 g

1 Tasse vor jeder Mahlzeit.

Rezept 25

Andornkraut	25 g
Brennesselblätter	25 g
Johanniskraut	25 g
Tausendguldenkraut	10 g
Bärlappsamen	25 g
Wermut	15 g
Holunderrinde	15 g

½ Tasse vor jeder Mahlzeit.

Rezept 26

Wermut	25 g
Ehrenpreis	35 g
Wacholderbeeren	35 g
Tausendguldenkraut	15 g
Bitterklee	15 g

Mit 1 Liter Rotwein 10 Tage ansetzen, auspressen und jeden Tag 4mal 1 Eßlöffel einnehmen.

Rezept 27

Frauenmantel	35 g
Wermut	25 g
Kalmuswurzel	15 g
Bitterklee	25 g
Enzian	25 g

Zubereitung und Anwendung wie bei Rezept 26.

Appetitlosigkeit bei Altersschwäche:

Rezept 28

Enzian	25 g
Rainfarn	25 g
Pfefferminze	25 g
Angelika	25 g
Wacholderbeeren	15 g
Galantwurzel	15 g

In 1 Liter Weißwein 10 Tage ansetzen, auspressen, 5–6 Eßlöffel täglich.

Allgemeine Krankheitssymptome

Appetitlosigkeit von Kindern:

Rezept 29

Ehrenpreis	25 g
Kamille	25 g
Melisse	25 g
Frauenmantel	25 g
Wacholderbeeren	15 g
Knabenkrautwurzel	15 g

Täglich 2mal 1 Tasse mit Honig gesüßt.

Rezept 30

Angelikawurzel	25 g
Schafgarbe	25 g
Kamille	25 g
Isländisch Moos	25 g
Bitterklee	25 g

3mal täglich 1 Tasse.

Rezept 31

Ehrenpreis	25 g
Frauenmantel	25 g
Thymian	25 g
Wacholderbeeren	5 g

Anwendung wie bei Rezept 30.

Rezept 32

Rainfarn	25 g
Frauenmantel	25 g
Kamille	30 g
Pfefferminze	25 g

Anwendung wie bei Rezept 30.

Rezept 33

Achillea millefolium	25 g
Capparis horrida	15 g
Brassica integrifolia	25 g
Durio zibethinus	25 g
Ixora coccinea	15 g

Anwendung wie bei Rezept 30.

Rezept 34

Baldrian	35 g
Benediktenwurz	25 g
Katzenschwanz	15 g
Ehrenpreis	25 g
Thymian	25 g

2 Eßlöffel auf 1 Liter Wasser, mehrmals täglich 1 Tasse.

Appetitlosigkeit bei Magenschwäche:

Rezept 35

Rainfarn	25 g
Enzian	25 g
Pfefferminze	25 g
Frauenmantel	25 g
Ehrenpreis	25 g

2mal täglich 1 Tasse.

Appetitlosigkeit bei Nervenschwäche:

Rezept 36

Kamille	10 g
Melisse	25 g
Ehrenpreis	25 g
Enzian	15 g
Eichenrinde	10 g
Baldrian	10 g
Frauenmantel	10 g
Thymian	15 g
Wacholderbeeren	10 g
Angelika	10 g

Mehrmals am Tag 1 Tasse.

Erschöpfung

Symptome und Ursachen: Ein Zustand der Erschöpfung oder starker *Ermüdung* ist gekennzeichnet durch Abgespanntheit, Arbeitsunlust, Niedergeschlagenheit, ein leichtes Gefühl der Bedrückung oder Depressionen und Entschlußlosigkeit auch bei kleinen Alltagsfragen. Typisch sind Äußerungen wie »Ich kann mich heute zu nichts aufraffen« oder »Ich bin jetzt immer so müde«. Es ist ein allgemeines Unwohlbefinden, für das der Betreffende oft keinen spezifischen Grund nennen kann. Charakteristisch ist, daß nicht nur der Kranke leidet – und hier muß man durchaus von einer Krankheit sprechen –, sondern auch seine unmittelbare Umwelt, insbesondere die Familie.

Der Fall: Georg K., achtunddreißig Jahre alt, leitender Angestellter einer technischen Firma, war organisch gesund. Dennoch klagte er über Schwäche, Müdigkeit, Benommenheit. Es fehlte ihm an Energie, Elan, Schwung. Auch hatten sich Potenzschwierigkeiten eingestellt. Nachdem er ein paarmal in seinem Büro eingenickt war, suchte er Dr. Hochenegg auf. Dort fiel er schon im Wartezimmer durch seinen schleppenden Gang und sein Vorsichhinstarren auf. Im Gespräch mit dem Arzt ergab sich zudem, daß er seinem Arbeitspensum schon längst nicht mehr gewachsen war.

Nach einer dreiwöchigen Teebehandlung hatte sich Georg K. auffällig verändert. Seine Haltung war straff, er sprach von neuen privaten und beruflichen Plänen und hatte auch seinen Waldlauf wieder aufgenommen. Seine Selbstdiagnose lautete: »Ich bin wieder der alte, was die Energie betrifft.« Die verordneten Tees bezeichnete er im übrigen als wohlschmeckend.

Rezept 1		*Rezept 2*	
Meisterwurz	30 g	Thymian	25 g
Wohlriechendes Veilchen	25 g	Ginseng	40 g
Silbermantel	25 g	Habichtskraut	10 g
Enzianwurzel	15 g	Frauenmantel	25 g
Davon täglich 2–3 Tassen trinken, bis Besserung eintritt.		Knabenkrautwurzel	15 g

Rezept 3		Rezept 4	
Benediktenwurzel	30 g	Centella asiatica	25 g
Waldmeister	25 g	Ginseng Radix	25 g
Meisterwurz	25 g	Desmodium heterocarpum	25 g
Fo Ti Tieng	30 g		

Fieber

Symptome und Ursachen: Die Körpertemperatur jedes Menschen unterliegt täglich Schwankungen. Steigt sie konstant über 37,5 Grad Celsius, so ist dies meistens ein Anzeichen von Infektionskrankheiten, einer Nierenbeckenentzündung oder anderen entzündlichen Vorgängen. Auch Gehirnhautentzündungen oder Lungenentzündungen beginnen mit hohem Fieber. Die meisten Patienten mit einer erhöhten Temperatur haben auch tatsächlich Fieber. Es gibt allerdings Ausnahmen, bei denen man nicht von Fieber, sondern von einer *Hyperthermie* spricht. Das ist zum Beispiel bei Hitzschlag und seltener bei Stoffwechselkrankheiten der Fall. Eine Hyperthermie kann auch durch Medikamente ausgelöst werden, die die zentralen Temperaturregelvorgänge beeinflussen.

Im Hypothalamus, einem Teil des Zwischenhirns, befindet sich eine Einheit, von der aus die Körpertemperatur geregelt wird. Hier wird für das Gleichgewicht zwischen Wärmeproduktion und Wärmeabfluß gesorgt. Verschiedene Substanzen aber sind imstande, dieses Gleichgewicht zu stören. Dazu zählen zum Beispiel Stoffwechselprodukte von Bakterien. Serum oder andere Blutbestandteile können ebenfalls Fieber hervorrufen.

Bei Fieberanfällen treten folgende Symptome auf: Hitzegefühl, Kälteschauer, Kopfschmerzen, Kopfdruck, Muskel- und Gelenkbeschwerden. Die Atmungsfrequenz ist erhöht, wobei allgemeines Unwohlsein und Schwindel empfunden werden. Beschleunigt sich der Puls im allgemeinen bei Fieber, so ist das ausnahmsweise bei Thyphus nicht der Fall. Auch bei bestimmten Hirntumoren geht der Pulsschlag trotz Fieber extrem langsam.

Der Fall: Gisela K. aus Kiel war als Buchhalterin beruflich stark gefordert. Niemand aber konnte sich die Fieberanfälle erklären, von denen sie regelmäßig attackiert wurde. Die Ergebnisse aller Labor-

Gliederzittern 27

untersuchungen bewegten sich im Normalbereich, und es konnten keine physischen Ursachen gefunden werden. Die Behandlung durch verschiedene Fachärzte hatte keinen durchgreifenden Erfolg. Ihr Zustand verbesserte sich jedoch schlagartig, als Gisela K. mit der Einnahme der Heilkräutertees begann. Praktisch von einem Tag zum anderen ging die Temperatur zurück. Es kam auch zu keinen weiteren dieser rätselhaften Fieberschübe mehr.

Rezept 1

Meisterwurz	25 g
Johanniskraut	25 g
Lindenblüten	25 g
Caesalpinia sepiaria	10 g

Rezept 3

Bibernelle	25 g
Wermut	15 g
Löwenzahn	25 g
Lansium domesticum	1 g

Rezept 4

Silbermantel	25 g
Frauenmantel	25 g
Tausendguldenkraut	25 g
Geißbart	25 g
Quecke	15 g
Toddalia asiatica	15 g
Pluchea indica	15 g

Rezept 2

Sida acuta	25 g
Emilia sonchifolia	15 g
Momordica charantia	15 g
Kamille	25 g
Lindenblüten	25 g

Gliederzittern

Symptome und Ursachen: Als Gliederzittern werden unwillkürliche Bewegungen bezeichnet. Die Ursachen sind verschieden, sie können organischer oder auch seelischer Art sein. Das Zittern tritt häufig bei Angstzuständen auf, bei großer Erregung oder aber auch bei *Hysterie.* Besondere Bedeutung kommt dem sogenannten *Parkin son-Syndrom* zu. Dabei handelt es sich um eine chronische Störung des Zentralnervensystems. Charakteristisch sind eine allgemeine Schwäche und Bewegungsverlangsamung. Das Gesicht des Patienten ist sehr maskenhaft, die Augen sind meist weit geöffnet und zeigen fast keinen Lidschlag. Das die Krankheit kennzeichnende Zittern beginnt oft in den oberen Extremitäten. Typisch ist das sogenannte Pillendrehen, eine unkontrollierbare Bewegung der Finger.

28   *Allgemeine Krankheitssymptome*

Das Zittern ist am stärksten, wenn sich der Körper in Ruhestellung befindet. Es steigert sich bei Erregung und Müdigkeit, im Schlaf hingegen verschwindet es.

Der Fall: Gerhard L. aus Lüneburg war ein erfolgreicher Optiker-meister. Aber hin und wieder verlangsamten sich seine Bewegungen bei komplizierten Arbeiten, und die Hände begannen zu zittern. Herr L. hoffte zunächst, daß diese Bewegungsstörungen nur vor-übergehend seien, doch traten sie immer häufiger und stärker auf. Es fiel ihm auch auf, daß seine Mimik unbeweglicher wurde und er beim Gehen immer kürzere Schritte machen mußte. Schließlich ging er zu einem Arzt, der ihm verschiedene Medikamente zum Einnehmen verschrieb. Das Krankheitsbild besserte sich daraufhin für einige Zeit, nur zeigten die chemischen Mittel starke Nebenwir-kungen. Da hörte Herr L. von speziellen Kräutermischungen und Naturheilmitteln, die auch bei seiner Krankheit helfen würden. Er ließ sich eine für ihn optimale Mischung zusammenstellen, die er dreimal am Tag als Tee trank. Nach einigen Wochen wurde das Zit-tern geringer, und das ständige Müdigkeitsgefühl verschwand. Nach vier Monaten war er gesund.

Rezept 1		*Rezept 2*	
Johanniskraut	35 g	Passionsblume	40 g
Lavendel	35 g	Kamille	50 g
Thymian	30 g	Johanniskraut	30 g
3mal täglich 1 Tasse.		3mal täglich 1 Tasse.	

Schlaflosigkeit

Symptome und Ursachen: Bei Schlafstörungen ist es unbedingt er-forderlich, einen Facharzt aufzusuchen, denn als Ursache kommt eine ganze Reihe von Krankheiten und Störungen im seelischen Be-reich in Frage. So kann die Schlaflosigkeit durch eine Überfunktion der Schilddrüse hervorgerufen werden, durch Herzstörungen sowie durch manisch-depressive Erkrankungen. Schuld- oder Angstge-fühle sind ebenfalls wichtige Faktoren, die Schlaflosigkeit verursa-chen können. Auch bei Abstinenzerscheinungen von jeder Art

Schlaflosigkeit 29

Sucht ist diese Krankheit Leitsymptom. Schmerzen, Nervenentzündungen und Muskelschwund sowie Vitaminmangel sind weitere Ursachen, nach denen bei jeder Schlaflosigkeit geforscht werden sollte. Sodann bleiben noch Streß, berufliche Überforderung und Bewegungsmangel als Grund einer Schlafstörung zu nennen.

Zwanghafte neurotische Störungen beeinflussen bisweilen den Schlafrhythmus. Der Patient hat Angst, nicht genug Schlaf zu bekommen, konzentriert sich auf seine Schlafenszeit und stört dadurch den spontanen Akt des Einschlafens. Die Folge: Er ist meist tagsüber wenig leistungsfähig.

Es ist ein großer Irrtum anzunehmen, daß Schlafmittel den *natürlichen Schlaf* bringen. Denn der durch Pharmaka erzwungene Schlaf gleicht eher einer Narkose mit all den unangenehmen Begleiterscheinungen einer bloßen Betäubung. Nach eingehenden Untersuchungen wurde festgestellt, daß bei einem chemisch erzwungenen Schlaf das Schlafdefizit eher zunimmt als abnimmt. Beim Absetzen von Schlafmitteln sind oft schwere Entzugserscheinungen und sogar Delirien aufgetreten.

Der Fall: Henry V. aus Sydney hatte jeden Abend Schwierigkeiten einzuschlafen. Es gab Nächte, da konnte er überhaupt kein Auge zutun. Bei einem Europabesuch traf er auf Dr. Hochenegg, dessen Teerezepte zum Einschlafen ihm nach zweiwöchiger Anwendung zu einem tiefen, erholsamen Schlaf verhalfen, der mindestens sieben Stunden durchgehend anhielt. Henry V. war erleichtert, daß er auf diese Weise zu einer gesunden Nachtruhe gekommen war und in der Folge auf die gefährlichen chemischen Schlafmittel verzichten konnte.

Rezept 1		*Rezept 1* (Forts.)	
		Sida acuta	15 g
		Melastoma malabathricum	10 g
Frauenmantel	25 g	Portulaca oleracea	15 g
Enzian	25 g		
Schafgarbe	25 g		
Abutilon indicum	25 g	*Rezept 3*	
		Thymian	15 g
Rezept 2		Kamille	25 g
		Schafgarbe	25 g
Waldmeister	15 g	Orangenblätter	25 g
Veilchen	25 g	Solanum nigrum	15 g
Bertramwurzel	15 g		

Rezept 4		Rezept 5	
Baldrian	30 g	Thymian	15 g
Kamille	30 g	Kamille	25 g
Passionsblume	25 g	Pfefferminz	25 g
Acorus calamus	15 g	Baldrianwurzel	25 g
Argemone mexicana	25 g	Streblus asper	15 g
		Nelumbium nelumbo	15 g

Schwächezustände

Symptome und Ursachen: Schwächezustände sind Symptome dafür, daß der Körper von Krankheitserregern befallen ist oder ungenügende oder falsche Nahrung erhält. Bei jeder Erkrankung ist das Abwehrsystem des Körpers überlastet, so daß keine Energie mehr für alltägliche Verrichtungen übrigbleibt. Jeder, der einmal mit einer Infektionskrankheit bettlägerig gewesen ist, kennt das Schwächegefühl in der ersten Zeit nach dem Aufstehen. Die Ausdauer bei der Arbeit ist verringert, der Blutdruck labil. Schon nach wenigen Stunden hat der Betroffene das Bedürfnis, sich auszuruhen. Auch seelische Überforderungen äußern sich in Schwächezuständen, die lange Zeit anhalten können. Bei bestimmten Depressionen gilt Schwäche sogar als eines der wichtigsten Symptome. Selbst bei starken und gesund aussehenden Menschen können dann kleinste Anstrengungen zu Schweißausbrüchen führen.

Der Fall: Irmgard W. aus Heidelberg war im Winter an einer schweren Grippe erkrankt. Sie merkte auch Monate danach immer wieder, daß ihr irgendwie die richtige Kraft und Gesundheit fehlte. Sie fühlte sich über Tage hinweg krank und mußte bei ihrer Arbeit in einem Büro des öfteren Pausen einlegen. Nach einiger Zeit suchte Frau W. einen Arzt auf, der bei ihr jedoch keine organische Ursache feststellen konnte. Sie nahm auf seine Veranlassung über einen längeren Zeitraum Vitaminpräparate ein, doch die Schwächeanfälle hielten unverändert an. Da erzählte ihr eine Freundin, daß ihr Heilkräuter gegen Migräne geholfen hätten. Frau W. ließ sich daraufhin von Dr. Hochenegg untersuchen, der ihr dann eine Teemischung zusammenstellte. Schon nach einem Monat fühlte sich Frau W. wieder fast so kräftig wie damals vor der schweren Grippe. Sie trank

Schwächezustände 31

weiterhin die Heiltees und bekam wieder ein gesundes, frisches Aussehen.

Durch die Anwendung der folgenden Rezepte wird die Steigerung der Abwehrkräfte des Körpers beziehungsweise eine schnellere Kräftigung nach Krankheiten erzielt.

Zur allgemeinen Kräftigung:

Rezept 1

Angelikawurzel	15 g
Tausendguldenkraut	15 g
Heidelbeeren	15 g
Schafgarbe	20 g
Wermut	10 g
Wiesenbärenklau	10 g
Zitronenmelisse	25 g
Wacholderbeeren	15 g
Enzian	15 g
Rhabarber	20 g

Alles mischen und mit 1¹/₂ Liter Alkohol 2 Wochen ansetzen, abseihen, 1mal täglich 1–2 Eßlöffel nehmen.

Rezept 2

Arnika	35 g
Kamille	20 g
Holunder	15 g
Kalmus	20 g
Heublumen	35 g

Alles mischen, 50 g mit 3 Liter Wasser kalt ansetzen, 5 Minuten aufkochen, 15 Minuten ziehen lassen, den Absud als Bad benutzen; unbedingt kalt nachspülen, damit sich die Hautporen schließen.

Rezept 3

Lavendel	25 g
Melisse	25 g
Wasserminze	25 g
Kümmel	15 g
Thymian	35 g
Rosmarin	15 g

Zubereitung und Anwendung wie bei Rezept 2.

Rezept 4

Bockshornklee	30 g
Kamille	25 g
Benediktenkraut	30 g
Schafgarbe	25 g
Tausendguldenkraut	20 g
Stenolobium stans	20 g

Rezept 5

Wacholderbeeren	25 g
Rosmarin	20 g
Frauenmantel	20 g
Silbermantel	30 g
Sauerampfer	20 g
Kamille	30 g
Sesamum orientale	20 g

Rezept 6

Bärlapp	30 g
Ingwer	40 g
Ginseng	40 g
Knabenkraut	30 g
Samadera indica	30 g

Allgemeine Krankheitssymptome

Rezept 7

Veilchen	25 g
Habichtskraut	20 g
Ingwer	30 g
Tausendguldenkraut	40 g
Scirpus grossus	25 g

Rezept 8

Waldmeister	30 g
Frauenmantel	30 g
Meisterwurz	40 g
Ginseng	25 g
Portulaca oleracea	25 g

Rezept 9

Brennessel	30 g
Schlüsselblume	25 g
Alantwurzel	25 g
Ingwer	15 g
Ginseng	30 g
Salix tetrasperma	25 g

Rezept 10

Ysop	30 g
Ingwer	25 g
Kamille	22 g
Thymian	25 g
Wermut	5 g
Rhizophora mucronata	25 g

Rezept 11

Schafgarbe	25 g
Brennessel	20 g
Frauenmantel	25 g
Silbermantel	20 g
Quisqualis indica	15 g

Rezept 12

Alantwurzel	25 g
Wermut	5 g
Kamille	40 g
Thymian	30 g
Rumex crispus	20 g

Rezept 13

Wacholderbeeren	20 g
Ginseng	20 g
Ingwer	20 g
Philanthus niruri	20 g

Zur Steigerung der Abwehrkräfte:

Rezept 14

Brennessel	30 g
Bockshornklee	30 g
Schafgarbe	30 g
Wacholder	25 g
Tausendguldenkraut	25 g
Hagebutten	30 g

3mal täglich 1 Tasse.

Zur Kräftigung nach schwerer Krankheit:

Rezept 15

Bockshornklee	100 g

3mal täglich 1 Tasse.

Rezept 16

Benediktenkraut	100 g

3mal täglich 1 Tasse.

Schwächezustände 33

Rezept 17

Lindenblüten	25 g
Schafgarbe	25 g
Baldrian	15 g
Basilikum	15 g
Enzian	15 g
Melisse	25 g
Wegwarte	15 g

Auf 1 Liter Wasser 3 Eßlöffel, 10 Minuten ziehen lassen, tagsüber schluckweise trinken.

Rezept 18

Tausendguldenkraut	15 g
Knabenkrautwurzel	45 g
Bockshornklee	25 g
Schafgarbe	25 g
Kardobenediktenkraut	15 g

Zubereitung und Anwendung wie bei Rezept 17.

Rezept 19

Wacholderbeeren	25 g
Süßholz	25 g
Enzian	25 g
Nußblätter	25 g
Baldrian	20 g

Zubereitung und Anwendung wie bei Rezept 17.

Zur Kräftigung bei Nervenschwäche:

Rezept 20

Katzenschwanz	15 g
Aaronwurzel	15 g
Brennesselkraut	25 g
Heublume	25 g
Fichtennadeln	25 g
Kamille	25 g

Alles mischen, 50 g mit 3 Liter Wasser kalt ansetzen, 5 Minuten aufkochen, 15 Minuten ziehen lassen, den Absud als Bad benutzen. Unbedingt kalt nachspülen.

Rezept 21

Thymian	35 g
Basilikum	15 g
Pfefferminze	15 g
Frauenmantel	25 g
Quendel	35 g

Zubereitung und Anwendung wie bei Rezept 17.

Rezept 22

Eichenrinde	25 g
Fichtennadeln	35 g
Kiefernadeln	15 g
Thymian	25 g
Wacholder	25 g

Zubereitung und Anwendung wie bei Rezept 17.

Rezept 23

Kamille	35 g
Lavendel	35 g
Rosmarin	15 g
Silbermantel	15 g

Zubereitung und Anwendung wie bei Rezept 17.

Rezept 24

Knöterich	45 g
Eichenrinde	15 g
Lavendel	15 g
Fichtennadeln	25 g
Föhrennadeln	25 g

Zubereitung und Anwendung wie bei Rezept 17.

Schwindel

Symptome und Ursachen: Schwindel ist die Folge einer Störung des Gleichgewichtsorgans, auch im Zusammenhang mit Durchblutungsstörungen im Gehirn. Die Ursachen sind weitgefächert und reichen von Innenohrschäden bis zum Gehirntumor. Schwindel kann definiert werden als gestörte Beziehung zwischen dem Körper des Patienten und den umgebenden Raum. Das Organ für unser Lageempfinden bei Bewegung und für Raumempfinden ist das Innenohr. Hier finden sich gleich mehrere Stellen, von denen der Schwindel ausgehen kann.

Schwindel ist meist mit einer ganzen Reihe von Unlustgefühlen verbunden: Benommenheit, Unsicherheit beim Stehen oder Gehen, das Gefühl einer drohenden Ohnmacht. Als Ursache kommt vieles in Frage, zum Beispiel Kreislaufstörungen, Magen- oder Darmerkrankungen, Vergiftungen und Blutarmut oder Tumoren. Auslösende Faktoren können aber auch Angst, Depressionen und Neurosen sein. Der Ursachenkatalog reicht weiter über Hornhautveränderung der Augen, multiple Sklerose, Antibiotikaschäden, Schädel- und Hirntraumata, alters- oder anlagebedingte Gefäßerkrankungen, Stoffwechselstörungen, Veränderungen der Halswirbelsäule bis zum Bluthochdruck. Bei jeder dieser Ursachen sind die Symptome verschieden und müssen deshalb vom Facharzt genau untersucht werden.

Der Fall: Siegfried E. aus Wien war Fernfahrer. Es hatte ihm nie etwas ausgemacht, tage- oder sogar wochenlang mit seinem Lastwagen in Europa unterwegs zu sein, bis plötzlich zunächst vereinzelt Schwindelgefühle auftraten, die aber mit der Zeit immer häufiger und heftiger wurden. Es ist anzunehmen, daß Herr E. in der Folge verschiedener Unfälle, bei denen er zwar nicht verletzt wurde, dennoch in eine Art Angstzustand geraten war.

Er bekam Drehschwindel, wenn er durch Regen oder über nasse Asphaltstraßen fuhr. Die Angstgefühle wurden schließlich so stark, daß er selbst vor einer kurzen Fahrstrecke in Panik geriet. Der Fernfahrer dachte bereits daran, seinen Beruf aufzugeben, als er von den hier erwähnten Teerezepten hörte. Schon nach wenigen Wochen blieb der Drehschwindel aus; seit nunmehr einem Jahr ist er gänzlich verschwunden.

Schwindel 35

Rezept 1

Melisse	15 g
Kamille	20 g
Lavendel	20 g
Aglaia odorata	10 g

Rezept 2

Benediktenwurz	20 g
Baldrian	20 g
Rosmarin	10 g
Abutilon indicum	15 g

Rezept 3

Silbermantel	15 g
Ehrenpreis	15 g
Gartenraute	15 g
Kamille	25 g
Alstonia scholaris	15 g

Rezept 4

Salbei	20 g
Schafgarbe	25 g
Wohlriechendes Veilchen	20 g
Benediktenwurzel	20 g
Achras sapota	15 g
Baldrian	15 g
Andropogon citratus	15 g

Rezept 5

Thymian	20 g
Engelwurz	15 g
Salbei	10 g
Benincasa hispida	15 g

Rezept 6

Gartenraute	45 g
Quendel	35 g
Melisse	55 g
Johanniskraut	35 g

Rezept 7

Pfingstrosenwurzel	35 g
Wohlriechendes Veilchen	35 g
Meisterwurz	25 g
Mistel	25 g
Kamille	35 g
Areca catechu	15 g

Rezept 8

Arnikablüten	25 g
Schafgarbe	35 g
Bergschafgarbe	25 g
Johanniskraut	35 g
Kamille	45 g

Rezept 9

Passionsblume	25 g
Weidenblätter	25 g
Herzgespann	25 g
Frauenmantel	30 g
Vitex trifolia	25 g

Rezept 10

Quendel	35 g
Melisse	45 g
Raute	20 g

Auf 1 Tasse Wasser 1 Teelöffel, 1mal täglich 1 Tasse.

Rezept 11

Schafgarbe	30 g
Arnika	10 g
Johanniskraut	25 g

Zubereitung und Anwendung wie bei Rezept 10.

Allgemeine Krankheitssymptome

Rezept 12

Lavendel	15 g
Benediktenwurz	15 g
Melisse	10 g
Rosmarin	15 g
Wermut	10 g
Raute	10 g
Veilchen	15 g
Thymian	10 g
Silbermantel	15 g
Pfingstrose	15 g

Mit 1 Liter 94prozentigem Alkohol 2 Wochen lang ansetzen, abseihen, auspressen, 4–5mal täglich etwa 25 Tropfen.

Rezept 13

Meisterwurz	25 g
Knoblauch	25 g
Salbei	25 g
Veilchen	25 g
Mistel	20 g

Zubereitung und Anwendung wie bei Rezept 12.

Rezept 14

Salbei	25 g
Enzian	10 g
Beifuß	25 g
Schafgarbe	15 g
Engelwurz	15 g
Silbermantel	40 g

Zubereitung und Anwendung wie bei Rezept 12.

Rezept 15

Zitronenblätter	35 g

Mit 1 Liter Wasser aufkochen, 10 Minuten ziehen lassen, so heiß wie möglich tagsüber trinken.

Rezept 16

Melisse	15 g
Kamille	25 g
Lavendel	25 g
Aglaia odorata	10 g

2–3mal täglich 1 Tasse.

Rezept 17

Benediktenwurz	25 g
Baldrian	25 g
Rosmarin	10 g
Abutilon indicum	15 g

Anwendung wie bei Rezept 16.

Rezept 18

Silbermantel	15 g
Ehrenpreis	15 g
Gartenraute	15 g
Kamille	25 g
Alstonia scholaris	15 g

Anwendung wie bei Rezept 16.

Rezept 19

Salbei	25 g
Schafgarbe	25 g
Veilchen	25 g
Benediktenwurzel	25 g
Achras sapota	15 g
Baldrian	15 g
Andropogon citratus	15 g

Anwendung wie bei Rezept 16.

Rezept 20

Thymian	25 g
Engelwurz	15 g
Salbei	10 g
Benincasa hispida	15 g

Anwendung wie bei Rezept 16.

3. Erkrankungen des Blutes und der Blutgefäße

Arterienverkalkung

Symptome und Ursachen: Die Arterienverkalkung oder *Arterioskle-rose* ist nach den Krebserkrankungen die häufigste Todesursache in den Industriestaaten. Sie macht fast vierzig Prozent aller Todesfälle aus. Im höheren Alter, aber auch bei dauernden Streßsituationen kann es sehr schnell zur Arterienverkalkung kommen. Bei dieser Krankheit werden die Blutgefäße durch verschiedenartige Stoffab-lagerungen eingeengt. Die Folge ist eine mangelhafte Durchblu-tung. Risikofaktoren zur Arteriosklerose sind in erster Linie Blut-hochdruck, Blutüberfettung, Zuckerkrankheit, Nikotinmißbrauch, Übergewicht, Bewegungsmangel sowie genetische und Persönlich-keitsfaktoren. Selbst ein zu starker Härtegrad des Trinkwassers kann diese Krankheit auslösen.

Der Fall: Wie auch ein Mann in den sogenannten besten Jahren an Arteriosklerose erkranken kann, das zeigt das Beispiel von Her-mann W. aus Hamburg. Er erinnert sich:»Ganz plötzlich wurde ich ratlos, zerstreut und vergeßlich. In meinem Beruf als Industrie-kaufmann war das ein absolut unmöglicher Zustand.« Hermann W. wandte sich an eine Spezialklinik der Hamburger Universität. Die Untersuchung mit einem Computertomographen ergab eine fortge-schrittene Verkalkung der Gehirngefäße. »Mein Zustand wurde so schlimm, daß ich in eine Pflegeanstalt mußte. Selbst die einfachsten Verrichtungen wurden mir zur Qual. Da bestand schließlich ein Freund darauf, daß ich eine ganz bestimmte Teemischung trinken sollte. Schon bald fühlte ich mich so fit, daß ich meine Arbeit wie-der aufnehmen konnte. Eine erneute Untersuchung mit dem Tomo-graphen zeigte keinerlei Spuren mehr von Kalk- oder Cholesterin-ablagerungen.«

Rezept 1		Hauhechelwurzel	15 g
		Mistelblätter	25 g
Aufrechtes Glaskraut	15 g	Rautenblätter	10 g
Erdrauch	20 g	2–3mal täglich 1 Tasse.	

Erkrankungen des Blutes und der Blutgefäße

Rezept 2

Hirtentäschelkraut	15 g
Mistel	30 g
Rautenblätter	30 g
Weißdorn	25 g
Zinnkraut	25 g

2–3mal täglich 1 Tasse.

Rezept 3

Baldrian	10 g
Kümmel	10 g
Melisse	15 g
Mistel	25 g
Weißdornkraut	15 g

3mal täglich 1 Tasse.

Rezept 4

Blasentang	10 g
Brunnenkresse	15 g
Engelsüßwurzel	15 g
Hauhechelwurzel	15 g
Mistel	15 g
Sassafrasrinde	10 g
Schafgarbe	20 g
Weißdorn	15 g
Zinnkraut	20 g

2–3mal täglich 1 Tasse.

Rezept 5

Baldrianwurzel	25 g
Johanniskraut	15 g
Kamille	25 g
Mistel	15 g
Rosmarinblätter	20 g
Spitzwegerich	30 g

2–3mal täglich 1 Tasse.

Rezept 6

Baldrianwurzel	25 g
Brombeerblätter	25 g
Ehrenpreis	25 g
Himbeerblätter	15 g
Kardobenediktenkraut	15 g
Lavendelblüten	15 g
Rautenblätter	25 g
Tausendguldenkraut	15 g

2–3mal täglich 1 Tasse.

Rezept 7

Weißdornblüten	30 g
Knoblauch	30 g
Ackerschachtelhalm	30 g
Mistel	30 g

2 Eßlöffel auf ¼ Liter Wasser, vor dem Essen trinken.

Rezept 8

Weißdornblüten	25 g
Kamille	25 g
Olivenblätter	25 g
Mistel	25 g
Knoblauch	25 g

2 Eßlöffel auf ¼ Liter Wasser, vor dem Essen trinken.

Rezept 9

Sonnentau	15 g
Mistel	15 g
Faulbaum	15 g
Süßholz	15 g

2 Eßlöffel auf ½ Liter Wasser, über Nacht stehen lassen und im Verlauf des nächsten Tages 3mal trinken.

Rezept 10

Meisterwurz	30 g
Dornschlehblüten	30 g
Silbermantel	25 g
Fünffingerkraut	15 g
Mistel	25 g

Arterienverkalkung 39

1 Teelöffel auf 1 Tasse. Diese
Mischung kann mit Zucker gesüßt
werden.

Rezept 11

Meisterwurz	35 g
Sonnentau	25 g
Lavendelblüten	15 g
Mistel	35 g
Faulbaumrinde	15 g

3–4mal täglich 1 Tasse.

Rezept 12

Meisterwurz	35 g
Silbermantel	25 g
Lavendelblüten	15 g
Graswurzel	15 g
Mistel	35 g

1 Teelöffel auf 1 Tasse, schluckweise trinken.

Rezept 13

Mistel	35 g
Faulbaumrinde	15 g
Meisterwurz	35 g
Veilchen	20 g
Silbermantel	20 g
Knoblauch	55 g

1 Eßlöffel auf ¼ Liter Apfelwein,
schluckweise trinken.

Rezept 14

Schachtelhalm	45 g
Birkenblätter	45 g
Mistel	25 g

3–4mal täglich 1 Tasse.

Rezept 15

Weißdornblüten	20 g
Weißdornfrüchte	20 g
Schachtelhalm	20 g
Mistel	20 g
Knoblauch	20 g
Arnikablüten	10 g
Schafgarbe	100 g

2mal täglich 1 Tasse.

Rezept 16

Weißdornblüten	25 g
Mistel	25 g
Schachtelhalm	15 g
Baldrianwurzel	15 g

3–4mal täglich 1 Tasse.

Rezept 17

Weißdornblüten	55 g
Faulbaumrinde	25 g
Sonnentau	25 g
Süßwurz	15 g
Erdbeerblätter	15 g

3–4mal täglich 1 Tasse.

Rezept 18

Gartenraute	15 g
Gänsefingerkraut	15 g
Mistel	20 g
Schafgarbe	35 g
Schachtelhalm	35 g

2–3mal täglich 1 Tasse.

Rezept 19

Birkenblätter	100 g

Aufguß mit Honig süßen, 3mal täglich 1 Tasse.

Erkrankungen des Blutes und der Blutgefäße

Rezept 20

Kümmel	15 g
Gartenraute	15 g
Baldrian	20 g
Melisse	20 g
Weißdornblüten	25 g
Mistel	35 g

Auf 1 Tasse 1 Teelöffel voll, über Nacht stehen lassen, 3mal täglich 1 Tasse trinken.

Rezept 21

Arnika	15 g
Mistel	35 g
Melisse	35 g
Johanniskraut	35 g

3mal täglich 1 Tasse.

Rezept 22

Schachtelhalm	45 g
Birkenblätter	45 g
Mistel	25 g

Mehrmals am Tag 1 Tasse.

Rezept 23

Weißdornblüten	25 g
Mistel	25 g
Schachtelhalm	15 g
Baldrianwurzel	15 g

3–4mal täglich 1 Tasse.

Rezept 24

Ackerschachtelhalm	25 g
Gartenraute	30 g
Hirtentäschel	15 g
Mistel	30 g
Weißdorn	25 g

Auf 1/4 Liter Wasser 1 Eßlöffel, 3mal täglich 1 Tasse.

Rezept 25

Mistel	30 g
Stiefmütterchen	20 g
Süßholz	20 g
Schwarze Johannisbeerblätter	15 g
Weißdorn	10 g
Sonnentau	5 g
Blasentang	10 g

3mal täglich 1 Tasse schluckweise trinken.

Rezept 26

Meisterwurz	25 g
Lavendel	25 g
Mistel	25 g
Faulbaum	15 g
Silbermantel	15 g

Anwendung wie bei Rezept 25.

Rezept 27

Knoblauch	40 g
Silbermantel	25 g
Veilchen	15 g

Anwendung wie bei Rezept 25.

Rezept 28

Ginseng	30 g
Gotu Kola	25 g
Abutilon indicum	25 g
Eclipta alba	15 g
Hypoxis aurea	25 g

Anwendung wie bei Rezept 25.

Rezept 29

Mistel	25 g
Stiefmütterchen	35 g
Weißdorn	45 g
Blasentang	10 g
Gloriosa superba	15 g

Rezept 30

		Johanniskraut	35 g
		Birkenblätter	25 g
Sonnentau	25 g	Schafgarbe	25 g
Schwarze Johannisbeerblätter	35 g	Hibiscus tiliaceus	25 g

Blutarmut, Blutandrang, hoher und niedriger Blutdruck

Symptome und Ursachen: Hier unterscheidet man zwischen *Blutarmut* durch Blutzerfall und Blutarmut durch verminderte Blutbildung. Letztere kann durch einen Mangel an Vitamin B_{12} oder an Folsäure hervorgerufen werden. Ursachen einer verminderten Blutbildung können eine Knochenmarkschädigung oder eine Darmstörung sein, wobei es zu einer verminderten Aufnahme von Eisen kommt.

Der Krankheitsbeginn ist gewöhnlich schleichend. In fortgeschrittenen Fällen finden sich Symptome wie Schwäche, Atemnot und Herzklopfen. Zu den Frühbeschwerden zählen Zungenbrennen und das sogenannte »Einschlafen« von Händen und Füßen. Ebenso sind Appetitlosigkeit, Übelkeit, Durchfall sowie ein beträchtlicher Gewichtsrückgang zu beobachten.

Unter *Blutandrang* ist ein starker Zufluß von Blut in einem Organ zu verstehen, bei gleichzeitiger Verlangsamung des Körperkreislaufs. Von *hohem Blutdruck* spricht man bei einer Erhöhung des Blutdrucks in den Arterien mit verschiedenen Nebenerscheinungen wie Kopfschmerzen, Seh- und Hörstörungen.

Niedriger Blutdruck ist eine familiär angeborene Krankheit, an der vor allem zu schnell gewachsene Jugendliche leiden. Die Symptome sind Blässe, kalte Gliedmaßen und gesteigertes Schlafbedürfnis. Plötzliches Aufstehen oder längeres Stehen kann zu Ohnmachten führen.

Der Fall: Sabine P. aus Berlin hatte einen anstrengenden Beruf und arbeitete bei künstlichem Licht. In ihrer Freizeit mußte sie ihre alten Eltern pflegen. So fand sie so gut wie keine Zeit für Bewegung in der frischen Luft. Hinzu kam eine einseitige Ernährung. Sabine P. wurde immer schwächer. Eisenpillen konnte sie nicht vertragen, da der Magen bereits schwer angegriffen war und zuwenig Säure bildete. Erst durch das konsequente Einnehmen der Kräutertees besserte sich ihr Gesundheitszustand so erheblich, daß sie nun auch Sport treiben kann und sogar wieder die Kraft für anstrengendere Bergtouren hat.

Einen anderen typischen Fall stellt die Krankheitsgeschichte von Ludwig G. aus Köln dar. Er war niemals ernsthaft krank gewesen, aber dann traten Kopfschmerzen, Schwindelgefühl, Ohrensausen und Gedächtnisschwäche auf. Ludwig G. litt an hohem Blutdruck. Die chemischen Präparate, die den Blutdruck senken sollten, vertrug der Patient nicht. Um so lieber nahm er die Teesorten zu sich. Seine Blutdruckwerte haben sich seitdem wieder normalisiert.

Bei Blutarmut, Blässe:

Rezept 1

Bockshornkleesamen	20 g
Sauerampferwurzel	15 g
Ehrenpreiswurzel	20 g
Eisenkraut	20 g

Rezept 2

Brennesselkraut	20 g
Brunnenkresse	20 g
Johanniskrautblüten	20 g
Lindenblüten	20 g

Rezept 3

Engelsüßwurzel	15 g
Enzianwurzel	25 g
Queckenwurzel	20 g
Schafgarbe	15 g

Rezept 4

Cajanus cajan	25 g
Ginseng	25 g
Hydrocotyle minor	20 g
Cassytha filiformis	15 g

Rezept 5

Blutwurz	20 g
Wallwurz	25 g
Schlehenblüten	25 g

Rezept 6

Tausendguldenkraut	25 g
Schafgarbe	25 g
Meisterwurz	20 g
Kamille	20 g

Rezept 7

Frauenmantel	25 g
Alantwurzel	20 g
Ysop	15 g
Andorn	10 g

Rezept 8

Brennessel	100 g

3mal täglich 1 Tasse.

Rezept 9

Brennessel	25 g
Erdbeere	15 g

2mal täglich 1 Tasse.

Blutarmut, Blutandrang, hoher und niedriger Blutdruck   43

Rezept 10

Weide	25 g
Ringelblume	15 g
Schachtelhalm	15 g
Brennessel	15 g
Beinwell	10 g
Walnußblätter	10 g
Taubnessel, weiß	10 g
Enzian	10 g
Bockshornklee	5 g

Auf 1 Tasse Wasser 1 Eßlöffel, 3mal täglich 1 Tasse.

Rezept 11

Hagebutten	25 g
Tausendguldenkraut	25 g
Brennessel	25 g
Wermut	25 g

Mit Honig gesüßt mehrmals täglich 1 Tasse.

Rezept 12

Brennessel	35 g
Löwenzahnblätter	25 g
Kamille	25 g
Stiefmütterchen	20 g
Tausendguldenkraut	20 g
Schafgarbe	20 g
Waldmeister	20 g

Mehrmals täglich 1 Tasse.

Rezept 13

Brennessel	35 g
Wacholderbeeren	25 g
Pfefferminze	25 g
Schafgarbe	15 g
Tausendguldenkraut	15 g
Wermut	15 g

Mehrmals täglich 1 Tasse.

Bei hohem Blutdruck:

Rezept 14

Meisterwurz	25 g
Mistel	25 g
Wohlriechendes Veilchen	15 g
Anserine	20 g

Rezept 15

Johanniskraut	20 g
Schafgarbe	25 g
Arnika	15 g

Rezept 16

Mistel	25 g
Weißdornblüten	15 g
Schachtelhalm	25 g
Knoblauch	25 g

Rezept 17

Citrullus vulgaris	25 g
Centella asiatica	20 g
Eriosema chinense	15 g

Rezept 18

Bärlauch	25 g
Berberitze	15 g
Mistel	25 g
Pfefferminze	25 g

Rezept 19

Baldrianwurzel	25 g
Kalmus	15 g
Rauwolfiawurzel	30 g
Schafgarbe	30 g
Weißdornblüten	25 g

Auf 1 Tasse Wasser 1 Eßlöffel, 2–3mal täglich 1 Tasse.

Erkrankungen des Blutes und der Blutgefäße

Rezept 20

Melisse	45 g
Rautenblätter	45 g
Rauwolfiawurzel	25 g

Zubereitung und Anwendung wie bei Rezept 19.

Rezept 21

Arnikablüten	25 g
Gänsefingerkraut	25 g
Mistel	25 g
Schachtelhalm	45 g

Zubereitung und Anwendung wie bei Rezept 19.

Rezept 22

Birkenblätter	25 g
Mistel	45 g
Rautenblätter	25 g
Weißdornblüten	25 g

Zubereitung und Anwendung wie bei Rezept 19.

Rezept 23

Hirtentäschelkraut	15 g
Mistel	30 g
Rautenkraut	30 g
Weißdorn	25 g
Zinnkraut	25 g

Zubereitung und Anwendung wie bei Rezept 19.

Rezept 24

Arnikablüten	15 g
Johanniskraut	45 g
Melissenblätter	30 g
Schafgarbe	30 g

Zubereitung und Anwendung wie bei Rezept 19.

Rezept 25

Erdrauch	35 g
Ginsterblüten	25 g
Misteläste	35 g
Sauerampferwurzeln	25 g
Weißdornblüten	25 g

Zubereitung und Anwendung wie bei Rezept 19

Rezept 26

Erdrauch	35 g
Faulbaumrinde	35 g
Frauenmantelblüten	45 g
Sauerampferwurzeln	35 g
Weidenblätter	45 g

Zubereitung und Anwendung wie bei Rezept 19.

Rezept 27

Baldrianwurzel	15 g
Bibernellwurzel	15 g
Bohnenschalen	15 g
Faulbaumrinde	15 g
Hauhechelwurzel	15 g
Lavendelblüten	15 g
Mistelkraut	15 g
Queckenwurzel	15 g
Salbei	15 g
Sassafras	15 g
Schachtelhalm	15 g
Sonnentaukraut	15 g

Zubereitung und Anwendung wie bei Rezept 19.

Rezept 28

Mistelblätter	35 g
Weißdornblüten	25 g

Blutarmut, Blutandrang, hoher und niedriger Blutdruck 45

Faulbaumrinde	25 g
Thymianblätter	25 g
Weidenrinde	15 g

Auf 1 Tasse Weißwein und 200 g reinen Alkohol 10 Tage ansetzen, abseihen, 3mal täglich etwa 2–3Eßlöffel.

Rezept 29

Baldrianwurzel	25 g
Weißdornblüten	25 g
Olivenblätter	25 g
Mistel	25 g
Rauwolfiawurzel	25 g

Auf 1 Tasse Wasser 1 Eßlöffel, 1mal morgens, 1mal abends 1 Tasse.

Rezept 30

Rauwolfiawurzel	25 g
Weißdornblüten	25 g
Baldrianwurzel	25 g
Schafgarbenkraut	35 g
Kalmus	15 g

Auf 1 Tasse Wasser 1 Teelöffel, 2mal täglich 1 Tasse.

Rezept 31

Johanniskraut	45 g
Schafgarbe	35 g
Melissenblätter	30 g
Arnikablüten	5 g

Auf 1 Tasse 1 Eßlöffel, tagsüber schluckweise trinken.

Rezept 32

Mistel	30 g
Gartenraute	30 g
Weißdorn	25 g
Ackerschachtelhalm	25 g
Hirtentäschelkraut	15 g

Auf 1 Tasse Wasser 1 Eßlöffel, 2–3mal täglich 1 Tasse.

Rezept 33

Knoblauch	25 g
Meisterwurz	35 g
Mistel	15 g
Veilchen	35 g
Anserine	15 g

Auf 1 Liter Weißwein 50 g der Mischung ansetzen, abseihen, 1mal täglich 1 Eßlöffel.

Rezept 34

Weißdornblüten	30 g
Kamille	30 g
Olivenblätter	30 g
Mistel	30 g
Knoblauch	30 g

Auf $^1/_4$ Liter Wasser 2 Eßlöffel, 2 Stunden ziehen lassen, abseihen, vor dem Essen trinken.

Rezept 35

Kamille	30 g
Orangenschalen	30 g
Schafgarbe	25 g
Hirtentäschelkraut	30 g
Zitronenmelisse	20 g
Enzian	15 g

Auf $^1/_4$ Liter Wasser 1 Eßlöffel, 1mal täglich 1 Tasse mit Honig.

Bei niedrigem Blutdruck:

Rezept 36

Hirtentäschelkraut	25 g
Walnußblätter	35 g
Blutwurz	25 g

Koriandersamen	15 g
Melissenblätter	25 g

Auf ¹/₂ Liter Wasser 2 Eßlöffel, 1mal täglich 1 Tasse.

Rezept 37

Mistel	25 g
Weißdorn	30 g
Brennessel	20 g
Ringelblume	25 g

3mal täglich 1 Tasse.

Rezept 38

Mistel	30 g
Schafgarbe	35 g
Rosmarin	25 g
Weißdorn	30 g

3mal täglich 1 Tasse.

Rezept 39

Schöllkraut	15 g
Cascarillrinde	10 g
Nelken	15 g
Zitwer	15 g
Isländisch Moos	25 g

Koriander	15 g
Wacholderbeeren	10 g
Lindenblüten	25 g
Rainfarn	10 g

Alles mischen und im Verhältnis 1:10 in Weißwein 14 Tage ansetzen, abseihen, 4–5mal täglich 1 Eßlöffel.

Rezept 40

Kamille	30 g
Frauenmantel	25 g
Weißdorn	15 g
Achras sapota	15 g

Rezept 41

Schafgarbe	25 g
Rosmarin	25 g
Aristolochia tagala	10 g
Kamille	25 g

Rezept 42

Kamille	25 g
Veilchenwurzel	20 g
Ringelblume	25 g
Bauhinia tomentosa	15 g

Blutreinigung

Symptome und Ursachen: Mit einer Blutreinigung werden Abwehrkräfte, Widerstandsfähigkeit und Leistungsfähigkeit des menschlichen Körpers gestärkt, gleichzeitig krankmachende Schlacken aus dem Körper entfernt. Obwohl das Blut im eigentlichen Sinne des Wortes nicht gereinigt werden kann, läßt sich das Blutbild durch Blutreinigungstees entscheidend verbessern. Eine solche Kur ist immer dann empfehlenswert, wenn der Körper von chronischen Krankheiten geschädigt oder geschwächt worden ist. Bei seelischen

Blutreinigung 47

oder körperlichen Schwächezuständen kann eine Teekur die Abwehrkraft wiederherstellen und die Anfälligkeit für Krankheiten
vermindern. Auch bei Blässe oder Durchblutungsstörungen sowie
bei zu hohem Fettgehalt des Blutes können Reinigungskuren wirksam helfen.

Der Fall: Die Leistungen des Schülers Josef Z. aus Kufstein ließen
immer mehr nach. Bereits nach drei Schulstunden hatte der Sech-
zehnjährige so viel vom Unterrichtsstoff wieder vergessen, daß er
seine Mitschüler danach fragen mußte. Er litt an Müdigkeit und
Schwäche und konnte dem Unterricht schließlich überhaupt nicht
mehr folgen. Sämtliche Untersuchungen zeigten normale Werte.
Auch der Blutdruck bewegte sich in der üblichen Größenordnung.
Dennoch verschlechterte sich die Leistungsfähigkeit so weit, daß
Josef Z. das Schuljahr wiederholen sollte. Kurz vor den letzten, ent-
scheidenden Prüfungen trank der Schüler die verordneten Kräutertees. Innerhalb von vierzehn Tagen erholte er sich so gut, daß er die
Prüfungen bis auf Mathematik erfolgreich ablegen konnte. Die rest-
liche Prüfung bestand er drei Monate später ebenfalls.

Rezept 1			Klettenwurzel	20 g
			Alant	20 g
Blutwurz	20 g		Brunfelsia americana	30 g
Kamille	20 g			
Quecke	35 g			
Rosmarin	20 g		*Rezept 4*	
Blumea balsamifera	20 g			
			Erdrauch	45 g
			Faulbaum	20 g
Rezept 2			Schlehenblüten	30 g
			Schafgarbe	35 g
Wermut	35 g		Rosmarin	25 g
Kamille	45 g		Calotropis gigantea	30 g
Silbermantel	20 g			
Brennessel	20 g			
Brucea amarissima	30 g		*Rezept 5*	
			Tausendguldenkraut	30 g
Rezept 3			Kamille	45 g
			Ehrenpreis	25 g
Ehrenpreis	20 g		Wermut	5 g
Faulbaum	35 g		Cassia fistula	30 g
Kamille	20 g			

48   *Erkrankungen des Blutes und der Blutgefäße*

Rezept 6

Schafgarbe	35 g
Wacholderspitzen	20 g
Johanniskraut	35 g
Meisterwurz	20 g
Brennessel	30 g
Centella asiatica	30 g

Rezept 7

Faulbaumrinde	15 g
Rosmarin	20 g
Queckenwurzel	20 g
Schafgarbe	20 g
Erdrauch	20 g
Erigeron sumatrensis	30 g

Rezept 8

Brunnenkresse	20 g
Tausendguldenkraut	30 g
Löwenzahn	30 g
Schafgarbe	35 g
Pfefferminze	20 g
Meisterwurz	20 g
Eriosema chinense	30 g

Rezept 9

Bittersüßwurzeln	25 g
Löwenzahnwurzeln	45 g
Nußbaumblätter	20 g

Auf 1 Tasse Wasser 1 Eßlöffel, 1mal morgens nüchtern, 1mal abends 1 Tasse.

Rezept 10

Brennesselkraut	45 g
Klettenwurzel	35 g
Queckenwurzel	35 g

Mit 1 Liter Wasser kochen, 1mal morgens nüchtern 1 Tasse.

Rezept 11

Bittersüßstengel	15 g
Gujakholz	15 g
Klettenwurzeln	35 g
Sarsaparillwurzeln	35 g
Sassafraswurzeln	15 g
Süßholzwurzeln	15 g

Auf $1^1/_2$ Liter Wasser etwa 2 Eßlöffel abseihen, auf 1 Tag verteilt trinken.

Rezept 12

Salbei	45 g
Schafgarbe	45 g
Zinnkraut	25 g

Auf 1 Tasse Wasser 1 Eßlöffel, 1mal morgens nüchtern, 1mal abends 1 Tasse.

Rezept 13

Pfefferminze	35 g
Stiefmütterchenkraut	35 g
Tausendguldenkraut	20 g
Wermut	15 g

Auf 1 Tasse Wasser 1 Eßlöffel, 1mal morgens nüchtern, 1mal abends $^1/_2$ Tasse.

Rezept 14

Brennesselkraut	20 g
Holunderblüten	25 g
Schlehendornblüten	25 g
Birkenblätter	45 g

2mal täglich 1 Tasse.

Blutreinigung   49

Rezept 15

Löwenzahnwurzel	35 g
Fenchel	15 g
Queckenwurzel	35 g
Wegwartenwurzel	30 g

3mal täglich 1 Tasse.

Rezept 16

Bitterkleeblätter	15 g
Kalmuswurzel	10 g
Erdrauchkraut	15 g
Tausendguldenkraut	20 g
Tannenzweige	30 g
Wacholderspitzen	25 g

1–2mal täglich 1 Tasse.

Rezept 17

Walnußblätter	35 g
Stiefmütterchenkraut	30 g
Sennesblätter	15 g
Süßholzwurzel	25 g

Auf 4 Tassen Wasser 1 Eßlöffel, 2mal täglich 1 Tasse.

Rezept 18

Brombeerblätter	30 g
Himbeerblätter	35 g
Johannisbeerenblätter	35 g

3mal täglich 1 Tasse.

Rezept 19

Thymian	10 g
Melissenblätter	25 g
Waldmeister	30 g
Erdbeerblätter	35 g

3mal täglich 1 Tasse.

Rezept 20

Fenchel	15 g
Kamillen	15 g
Lindenblüten	20 g
Melissenblätter	20 g
Holunderblüten	25 g
Pfefferminze	35 g

3mal täglich 1 Tasse

Rezept 21

Bibernelle	25 g
Stiefmütterchen	25 g
Ehrenpreis	25 g
Erdrauch	35 g
Walnußblätter	15 g
Schließgras	35 g

Auf 1 Liter Apfelwein etwa 40 g der Mischung, aufkochen, abseihen, 7–8 Eßlöffel täglich.

Rezept 22

Wacholderbeeren	25 g
Quecke	25 g
Meisterwurz	25 g
Knoblauch	25 g
Silbermantel	25 g
Schließgras	35 g

Zubereitung und Anwendung wie bei Rezept 21.

Rezept 23

Johanniskraut	15 g
Schafgarbe	15 g
Spitzwegerich	25 g
Pockenholz	25 g
Sassafras	15 g
Erdrauch	25 g
Löwenzahn	10 g

Erkrankungen des Blutes und der Blutgefäße

Brennessel   10 g
Zubereitung und Anwendung wie
bei Rezept 21.

Zur Frühjahrskur:

Rezept 24

Löwenzahn   25 g
Brennesselblätter   15 g
Ackerschachtelhalm   15 g
Birkenblätter   10 g
Hagebuttenfrüchte   10 g
Auf $^1/_4$ Liter Wasser 2 Teelöffel,
3mal täglich 1 Tasse.

Rezept 25

Faulbaumrinde   15 g
Fenchelfrüchte   15 g
Goldrutenkraut   15 g
Hibiskusblüten   15 g
Kamillenblüten   15 g
Pfefferminzblätter   15 g
Stiefmütterchenkraut   15 g
Tausendguldenkraut   15 g
Brennesselblätter   10 g
Sennesblätter   10 g
Ringelblumenblüten   10 g
Sandelholz   10 g
Zubereitung und Anwendung wie
bei Rezept 24.

Rezept 26

Birkenblätter   15 g
Ackerschachtelhalm   15 g
Brennesselblätter   10 g
Faulbaumrinde   10 g
Hagebuttenfrüchte   10 g
Hauhechelwurzel   10 g
Löwenzahn   10 g
Zubereitung und Anwendung wie
bei Rezept 24.

Rezept 27

Birkenblätter   15 g
Brennesselblätter   15 g
Hagebuttenfrüchte   15 g
Goldrutenkraut   15 g
Löwenzahnwurzel   15 g
Zubereitung und Anwendung wie
bei Rezept 24.

Rezept 28

Holunderblüten   15 g
Pfefferminzblätter   15 g
Ackerschachtelhalm   15 g
Bohnenschalen   15 g
Brennesselblätter   15 g
Sennesblätter   15 g
Katzenpfötchen   10 g
Sandelholz   10 g
Zubereitung und Anwendung wie
bei Rezept 24.

Rezept 29

Birkenblätter   15 g
Fenchelfrüchte   15 g
Hagebuttenfrüchte   15 g
Hibiskusblüten   15 g
Kamillenblüten   15 g
Lindenblüten   15 g
Löwenzahnwurzel   15 g
Melissenblätter   15 g
Pfefferminzblätter   15 g
Stiefmütterchenkraut   15 g
Zubereitung und Anwendung wie
bei Rezept 24.

Blutreinigung   51

Rezept 30

Brennesselkraut	25 g
Holunderblüten	25 g
Schlehendornblüten	25 g
Birkenblätter	45 g

2mal täglich 1 Tasse.

Rezept 31

Löwenzahn	45 g
Schafgarbe	25 g
Gundelrebe	25 g
Bachbunge	15 g
Schöllkraut	25 g

3mal täglich 1 Tasse.

Rezept 32

Stiefmütterchen	25 g
Pfefferminze	25 g
Schafgarbe	15 g
Tausendguldenkraut	15 g
Birkenblätter	15 g
Wermut	10 g

1mal morgens, 1mal abends 1 Tasse.

Rezept 33

Mistel	25 g
Attichwurzel	25 g
Holunderblüten	25 g
Faulbaumrinde	25 g
Brennessel	15 g
Schlehdorn	15 g
Erdbeerblätter	15 g
Wacholderbeeren	10 g

Anwendung wie bei Rezept 32.

Rezept 34

Bitterklee	25 g
Holunderblüten	25 g
Brunnenkresse	25 g
Löwenzahnwurzel	25 g
Schafgarbe	25 g
Sennesblätter	25 g
Schlehenblüten	25 g

Anwendung wie bei Rezept 32.

Rezept 35

Faulbaumrinde	55 g
Bohnenschalen	25 g
Pfefferminze	25 g
Süßholz	15 g
Holunderblüten	10 g
Walnußblätter	10 g

Anwendung wie bei Rezept 32.

Rezept 36

Sennesblätter	45 g
Kamille	25 g
Kümmel	25 g
Anis	10 g

Anwendung wie bei Rezept 32.

Rezept 37

Faulbaumrinde	30 g
Anis	30 g
Schafgarbe	30 g
Sennesblätter	30 g

Anwendung wie bei Rezept 32.

Rezept 38

Löwenzahnwurzel	20 g
Erdrauch	20 g
Brennessel	25 g
Schafgarbe	20 g
Salbei	15 g
Tausendguldenkraut	15 g
Sennesblätter	15 g

Anwendung wie bei Rezept 32.

Venenleiden I: Hämorrhoiden

Symptome und Ursachen: Bei Hämorrhoiden handelt es sich um eine anlagebedingte Erkrankung der Venen im Analbereich. Hauptursache für die Ausbildung von Hämorrhoiden ist eine allgemeine konstitutionelle Bindegewebsschwäche. Besonders bei sitzender Tätigkeit auf schlechten, harten und kalten Unterlagen, durch zu langes Stehen oder bei Schwangerschaft werden die Venen belastet. Dadurch treten Blutungen, Schwellungen, Schmerzen und Schleimabsonderungen auf. Im fortgeschrittenen Stadium kommt es zu *Entzündungen der Analschleimhaut* mit *Ekzembildung* und *Vorfall der schmerzhaft vergrößerten Venenknoten.* Eines der ersten Symptome der Hämorrhoiden sind leichte hellrote, nicht mit dem Stuhlgang vermischte Blutungen. Länger andauernde Blutungen können auch bei dieser Erkrankung Blutarmut mit allen Komplikationen hervorrufen.

Auf jeden Fall sind genaue fachärztliche Untersuchungen erforderlich, um das Krankheitsbild abklären zu können. Aus sonst geringfügigen Anlässen können äußere Hämorrhoiden Thrombosen und äußerst starke Schmerzen hervorrufen. Das kann nach dem Heben von schweren Lasten, nach körperlichen Anstrengungen, Niesen und Hustenreiz oder Geburten der Fall sein.

Im Alter von über fünfzig Jahren leidet annähernd die Hälfte der Bevölkerung an Hämorrhoiden. Komplikationen bestehen in der Thrombosegefahr, in Analfisteln sowie in Afterabszessen. Auch bösartige Entartungen des ständig entzündeten Gewebes kommen vor.

Der Fall: Anke V. aus Malmö war erblich mit Hämorrhoiden belastet. Fast jedes weibliche Familienmitglied litt an Stuhlverstopfung, verbunden mit schmerzhaften Venenknoten. Anke V. mußte ihren einträglichen Beruf als Kontoristin aufgeben, da das stundenlange Sitzen die prall angefüllten, blaurot bis dunkelrot gefärbten Knoten heftig schmerzen ließ. Anke V. entschloß sich zu einer Operation, da sie keinen anderen Ausweg mehr wußte. Da erfuhr sie durch Zufall von den Teemischungen. Schon in kürzester Zeit trat eine spürbare Besserung ein. Anke V. konnte nach drei Monaten wieder so gut wie früher arbeiten. Die Verdauung erfolgte schmerzfrei und problemlos.

Hämorrhoiden

Rezept 1

Johanniskraut	25 g
Kamille	20 g
Kastanienblüten	25 g
Königskerze	20 g
Mariendistel	20 g
Schafgarbe	25 g

Auf 1 Tasse Wasser 1 Eßlöffel, 1mal morgens, 1mal abends 1 Tasse.

Rezept 2

Spitzwegerich	35 g
Faulbaumrinde	30 g
Quecke	25 g
Roßkastanienrinde	30 g
Schafgarbe	15 g

Zubereitung und Anwendung wie bei Rezept 1.

Rezept 3

Brennesselblätter	55 g
Königskerze	25 g
Roßkastanienblätter	20 g

Zubereitung und Anwendung wie bei Rezept 1.

Rezept 4

Wiesenkopf	35 g
Hirtentäschelkraut	25 g
Schafgarbe	30 g
Mistel	30 g

Zubereitung und Anwendung wie bei Rezept 1.

Rezept 5

Gloriosa superba	20 g
Brennessel	15 g
Blutwurz	15 g
Wollblumen	15 g

Rezept 6

Arnika	15 g
Stiefmütterchen	40 g
Schafgarbe	45 g

Auf 1 Tasse Wasser 1 Teelöffel, 1mal morgens, 1mal abends 1 Tasse.

Rezept 7

Kamille	20 g
Königskerze	15 g
Johanniskraut	15 g
Schafgarbe	20 g
Mariendistel	15 g
Roßkastanie	15 g

Auf $1/4$ Liter Wasser 1 Eßlöffel, tagsüber schluckweise trinken.

Rezept 8

Ackerwinde	15 g
Engelsüß	15 g
Bittersüß	10 g
Wegwarte	20 g
Schafgarbe	20 g
Heidelbeerblätter	15 g
Klettenwurzel	15 g
Löwenzahnwurzel	15 g

Zubereitung und Anwendung wie bei Rezept 6.

Rezept 9

Eibischwurzel	20 g
Kamille	20 g
Walnußblätter	5 g
Fenchel	15 g
Faulbaumrinde	40 g

Zubereitung und Anwendung wie bei Rezept 6.

Erkrankungen des Blutes und der Blutgefäße

Rezept 10

Süßholz	20 g
Faulbaumrinde	20 g
Fenchel	25 g
Schafgarbe	25 g

1–2mal täglich 1 Tasse.

Rezept 11

Hirtentäschelkraut	20 g
Schlehdorn	20 g
Schafgarbe	25 g
Kamille	25 g
Mistel	25 g

1mal morgens, 1mal abends 1 Tasse.

Rezept 12

Faulbaumrinde	30 g
Arnika	15 g
Schafgarbe	10 g
Schlehdorn	10 g
Melisse	5 g

2–3mal täglich 1 Tasse.

Rezept 13

Wegwarte	15 g
Kamille	25 g
Brennessel	15 g
Ipomoea aquatica	25 g
Seeblumen	10 g

Rezept 14

Frauenmantel	15 g
Spitzwegerich	30 g
Bärlapp	15 g
Gänseblümchen	25 g
Crinum latifolium	25 g
Homonoia riparia	25 g
Luffa acutangula	15 g

Rezept 15

Wacholder	20 g
Löwenzahn	10 g
Spitzwegerich	30 g
Seeblumen	15 g
Schellkraut	25 g

Auf 1 Liter Wasser 3 Eßlöffel, tagsüber schluckweise.

Rezept 16

Taubnesselblüten	25 g
Taubnesselblätter	25 g

Mit 1 Liter Wasser kochen, 2mal täglich 1 Tasse.

Rezept 17

Königskerzenblüten	45 g

Zubereitung und Anwendung wie bei Rezept 16.

Rezept 18

Ocimum basilicum	15 g
Fluggea virosa	15 g
Alantwurzel	20 g
Schafgarbe	30 g
Brennesselkraut	25 g

Rezept 19

Lungenkraut	45 g

Zubereitung und Anwendung wie bei Rezept 16.

Rezept 20

Hirtentäschelkraut	25 g
Schachtelhalm	20 g
Schafgarbe	30 g
Katzenpfötchen	25 g

Zubereitung und Anwendung wie bei Rezept 6.

Krampfadern   55

Rezept 21

Alantwurzel	10 g
Königskerze	15 g
Schafgarbe	45 g
Löwenzahn	10 g
Brennesselkraut	15 g

Zubereitung und Anwendung wie bei Rezept 15.

Rezept 22

Alantwurzel	35 g
Andornkraut	25 g
Faulbaumrinde	20 g
Tausendguldenkraut	15 g
Wermut	3 g

Zubereitung und Anwendung wie bei Rezept 15.

Rezept 23

Brennessel	25 g
Andorn	25 g
Sauerampfer	10 g
Schafgarbe	25 g
Knabenkrautwurzel	10 g

Zubereitung und Anwendung wie bei Rezept 15.

Rezept 24

Wegwarte	15 g
Erdrauch	20 g
Wermut	2 g
Andorn	25 g
Gänseblümchen	15 g
Quecke	10 g

Zubereitung und Anwendung wie bei Rezept 15.

Venenleiden II: Krampfadern

Symptome und Ursachen: Krampfadern sind abnormal erweiterte und vorstehende Venen, die Ausbuchtungen aufweisen. Hier haben sich die Venenklappen krankhaft ausgedehnt. Oft stellen Fehl- oder Überernährung sowie Bewegungsmangel die Ursache dar. Bei etwa zwanzig Prozent aller Krampfaderpatienten läßt sich diese Krankheit auch in der Familie nachweisen. Wenn Krampfadern bereits in der Kindheit auftreten, sind fehlende oder zu schwache Venenklappen die Ursache. Bei zu hohen Belastungen oder einem zu starken Druck, Schwangerschaft oder zum Beispiel Bauchwassersucht kann es ebenfalls zu *Venenerweiterungen* kommen. Die meisten Patienten mit Krampfadern haben nur geringe Beschwerden, und die treten hauptsächlich nach längerem Stehen auf. Am Abend kommt es meist zu geschwollenen Beinen, aber über Nacht gehen die Schwellungen wieder zurück. Bestehen Krampfadern jedoch über längere Zeit und werden sie dazu noch falsch behandelt, können sich zahlreiche Komplikationen ergeben, die bis zu *Venenentzündungen* führen. Deshalb kommt es auf eine rechtzeitige und ausreichende Behandlung an, um eine Geschwürbildung von vornherein zu verhindern.

56   *Erkrankungen des Blutes und der Blutgefäße*

Der Fall: Frau Cilly T. aus Wien hatte jeden Abend Beschwerden im rechten Unterschenkel und Fuß. Es kam zu Brennen, Schwellungen, Rötungen, und bald platzte die Haut rund um den Unterschenkel auf. Eine eingehende Untersuchung ergab den dringenden Verdacht auf Rotlauf und Thrombose. Aber kein Medikament brachte Linderung. Da entdeckte die Wienerin die Teemischungen und versuchte ihr Glück. Schon bald normalisierte sich die Hautfarbe des Unterschenkels, und das Spannungsgefühl wich langsam. Nach wenigen Wochen konnte Cilly T. bereits ohne Stützstrümpfe gehen. Das Geschwür heilte ab, und die Krampfaderbeschwerden traten auch nach Belastung nicht mehr auf.

Rezept 1

Bärlapp	25 g
Pfefferminze	25 g
Raute	25 g
Achras sapota	25 g

Rezept 2

Baldrian	15 g
Kamille	30 g
Ringelblume	15 g
Ajuga bracteosa	15 g
Anserine	25 g
Cicca acida	15 g

Rezept 3

Pfefferminze	25 g
Beinwell	10 g
Ringelblume	25 g
Cassia alata	15 g

Rezept 4

Tausendguldenkraut	15 g
Kamille	25 g
Schafgarbe	25 g
Angelika	25 g
Drynaria quercifolia	15 g

Rezept 5

Rosmarin	15 g
Kamille	25 g
Pfefferminze	25 g
Queckenwurzel	25 g
Cyperus iria	15 g
Derristrifoliata	15 g

Rezept 6

Beinwell	15 g
Melisse	25 g
Salbei	15 g
Calendula	15 g
Chenopodium ambrosioides	10 g
Lantana camara	15 g

Rezept 7

Brennessel	35 g
Schafgarbe	25 g
Stiefmütterchen	25 g
Klette	25 g
Walnußblätter	25 g

Auf 1 Tasse Wasser 1 Eßlöffel 10 Minuten ziehen lassen, abseihen, 2mal täglich 1 Tasse.

Krampfadern

Rezept 8

Arnikablüten	15 g
Baldrian	15 g
Beinwellwurzel	25 g
Eichenrinde	15 g
Schafgarbe	15 g
Walnußblätter	15 g
Stiefmütterchen	15 g
Tausendguldenkraut	15 g

Zubereitung und Anwendung wie bei Rezept 7.

Rezept 9

Berberitze	25 g
Erdrauch	25 g
Beinwell	25 g
Ringelblume	25 g
Schachtelhalm	25 g
Odermennig	25 g
Salbei	25 g

Zubereitung und Anwendung wie bei Rezept 7.

Rezept 10

Berberitze	55 g
Roßkastanie	45 g
Zypresse	35 g

Auf $1/4$ Liter Wasser 1 Eßlöffel, 3mal täglich 1 Tasse.

Rezept 11

Benediktenkraut	25 g
Vogelmiere	25 g
Wiesenkönigin	25 g
Melisse	25 g

Auf 1 Tasse 1 Eßlöffel, 10 Minuten ziehen lassen, abseihen, 1mal 1 Tasse nach jeder Mahlzeit.

Rezept 12

Zinnkraut	35 g
Salbei	35 g
Tormentill	30 g

Zubereitung und Anwendung wie bei Rezept 11.

Rezept 13

Rosmarin	25 g
Rainfarn	15 g
Kamille	35 g
Hopfen	15 g
Lavendel	15 g
Thymian	25 g

Auf 1 Liter Wasser 4 Eßlöffel, 15 Minuten ziehen lassen, mit dem Absud ein Bad bereiten.

Rezept 14

Farnkraut	35 g
Bärlapp	35 g
Eberwurz	15 g
Goldwurzel	35 g
Tausendguldenkraut	15 g

Zubereitung und Anwendung wie bei Rezept 13.

Rezept 15

Bärlapp	25 g
Schafgarbe	25 g
Frauenmantel	25 g
Pfefferminze	15 g
Melisse	25 g
Raute	15 g

Auf 1 Liter Wasser 4 Eßlöffel, 15 Minuten ziehen lassen, abseihen, tagsüber trinken.

Rezept 16		Rezept 17	
Kamille	25 g	Birke	35 g
Baldrian	22 g	Hagebutten	25 g
Anserine	25 g	Bohnenschalen	25 g
Kümmel	15 g	Goldrute	25 g
Küchenschelle	15 g	Vogelknöterich	65 g
Schafgarbe	25 g	Schachtelhalm	25 g
Adonisröschen	15 g	Wacholderbeeren	15 g

Zubereitung und Anwendung wie bei Rezept 15.

Auf ½ Liter Wasser 1 Teelöffel, tagsüber schluckweise trinken.

Venenleiden III: Venenentzündung und Venenthrombose

Symptome und Ursachen: Bei diesen beiden Venenerkrankungen handelt es sich um weitverbreitete Leiden. Unter einer Thrombose versteht man den mehr oder weniger vollständigen Verschluß von Gefäßen durch Blutpfropfen. Diese Pfropfen entstehen meist in Blutadern und gelangen dann über die rechte Seite des Herzens in die Lungenstrombahn.

Die meisten Blutpfropfen sitzen in den unteren Extremitäten. Oberflächliche Venenthromben, wie zum Beispiel die Krampfadern, haben meist nur örtliche Bedeutung. Die tiefen Blutpfröpfe in den Hauptblutleitern führen dagegen an der Fußsohle und an der Wade zu Spannungen und Schmerzen. Weitere Folgen sind bläuliche Verfärbungen und Beinödeme. Daneben kann es zu leichten Fieberanfällen und zur Pulsbeschleunigung kommen.

Der Fall: Iris S. aus Stuttgart litt seit geraumer Zeit an geschwollenen Beinen und einer Venenentzündung, die ihr starke Schmerzen bereitete. Sie hatte alles mögliche versucht, von Medikamenten bis zu elastischen Binden und Gummistrümpfen, doch nichts wollte helfen. Sie traute sich schließlich mit den dickumwickelten Beinen kaum mehr unter Menschen. Nachdem ihr mehrere Ärzte zur Operation geraten hatten, ließ sie einen Operationstermin ansetzen. Kurz davor aber erfuhr Frau S. von den Teerezepten. Sie trank die Mischungen und bemerkte schon nach kurzer Zeit ein Nachlassen der Schmerzen in den Beinen. Auch die Schwellungen gingen zu-

Venenentzündung und Venenthrombose 59

rück. Nach einiger Zeit konnte sie ohne Binden und Gummi-
strümpfe längere Strecken zurücklegen. Die Beschwerden ließen
dann soweit nach, daß sie den Operationstermin absagen konnte.

Rezept 1

Huflattich	35 g
Ringelblume	30 g
Arnika	35 g

3mal täglich 1 Tasse.

Rezept 2

Johanniskraut	35 g
Schafgarbe	35 g
Arnika	30 g

Auf 1 Tasse Wasser 1 Eßlöffel, 3mal
täglich 1 Tasse.

Rezept 3

Berberitze	35 g
Faulbaum	35 g
Beinwell	45 g
Ringelblume	35 g

Zubereitung und Anwendung wie
bei Rezept 2.

Rezept 4

Klette	25 g
Nußblätter	25 g
Brennessel	25 g
Stiefmütterchen	20 g
Schafgarbe	35 g

Zubereitung und Anwendung wie
bei Rezept 2.

Rezept 5

Baldrian	25 g
Kamille	35 g
Schafgarbe	35 g
Hopfen	35 g
Mate	20 g

Zubereitung und Anwendung wie
bei Rezept 2.

Rezept 6

Bärlapp	35 g
Baldrian	25 g
Kamille	45 g
Beinwell	35 g

Zubereitung und Anwendung wie
bei Rezept 2.

Rezept 7

Ehrenpreis	15 g
Löwenzahn	25 g
Huflattich	15 g
Schafgarbe	25 g
Brennessel	30 g

Zubereitung und Anwendung wie
bei Rezept 2.

Rezept 8

Faulbaum	35 g
Enzian	15 g
Steinklee	25 g
Angelika	45 g

Zubereitung und Anwendung wie
bei Rezept 2.

Rezept 9

Schwarzwurz	25 g
Steinklee	25 g
Huflattich	30 g

Zubereitung und Anwendung wie
bei Rezept 2.

4. Erkältungskrankheiten, Erkrankungen der Atmungsorgane

Asthma

Symptome und Ursachen: Charakteristisch für Asthma sind wiederkehrende Anfälle von Atemnot mit schwergehender Atmung, pfeifendem Atemgeräusch, Lufthunger, Schweiß- und Angstausbrüchen. Bei nicht weniger als der Hälfte aller Erkrankten läßt sich eine Allergie gegen bestimmte Umweltstoffe feststellen, so zum Beispiel gegen Pollen, Schimmel, Hausstaub, Tierhaare, einzelne Nahrungsmittel oder Medikamente. Die Krankheit ist oft auch seelisch bedingt. Außerdem gibt es Familien, in denen Asthma schon über Generationen aufgetreten ist. Hier kann von einer vererbten Neigung gesprochen werden

Häufigkeit und Schweregrad der Anfälle werden unter anderem durch Temperaturwechsel, unterschiedliche Luftfeuchtigkeit, Erschöpfung und Müdigkeit, Streßsituationen und das Einatmen von Chemikalien bestimmt. Die besondere körperliche Verfassung in der Pubertät oder während der Schwangerschaft beeinflußt sie ebenfalls. Asthma kann sich allmählich entwickeln, zum Beispiel im Verlauf einer Bronchitis, kann aber auch ganz plötzlich auftreten, so durch den Kontakt mit dem Allergen. Die ohne Vorwarnung einsetzenden Anfälle können zwischen wenigen Minuten und ein paar Tagen andauern.

Wird Asthma bereits im Kindesalter festgestellt, so ist die Ursache meist in einer Allergie gegen bestimmte Nahrungsmittel zu suchen. Bei Patienten zwischen dem zwölften und dem fünfundzwanzigsten Lebensjahr liegt die Ursache häufig im Inhalieren unverträglicher Stoffe. Nach dem vierzigsten Lebensjahr ist es oft die Folge einer Infektion.

Der Fall: Der Angestellte Herbert G. aus Hannover wurde jahrelang von Atemnot und Schlaflosigkeit geplagt. Trotz aller möglichen Gegenmittel verschlimmerte sich sein Gesundheitszustand. So zeigte Kortison sichtbare Nebenwirkungen. Erst als er regelmäßig die Teemischungen trank, setzte eine Besserung ein. Bald konnte er nachts wieder durchschlafen, die Atemnot ließ nach, und das Ge-

Asthma 61

fühl des Erstickens verschwand völlig. Der Angestellte trinkt auch heute noch den Tee. »So kann ich wohl verhindern, daß die Krankheit wieder ausbricht«, sagt er.

Rezept 1

| Eibisch | 50 g |
| Thymian | 50 g |

Auf 1 Tasse 1 Teelöffel, 3mal täglich 1 Tasse.

Rezept 2

Spitzwegerich	25 g
Holunder	25 g
Veilchen	20 g
Huflattich	20 g
Fenchel	20 g
Kümmel	20 g

Zubereitung und Anwendung wie bei Rezept 1.

Rezept 3

Spitzwegerich	15 g
Stiefmütterchen	20 g
Sonnentau	25 g
Kastanie	25 g
Thymian	20 g
Johannisbeerblätter	15 g
Süßholz	15 g

Zubereitung und Anwendung wie bei Rezept 1.

Rezept 4

Kastanienblätter	25 g
Sonnentau	25 g
Veilchen	20 g
Thymian	20 g

Zubereitung und Anwendung wie bei Rezept 1.

Rezept 5

Bibernelle	20 g
Sonnentau	15 g
Huflattich	25 g
Andorn	20 g
Thymian	15 g
Anis	15 g
Isländisch Moos	25 g

Zubereitung und Anwendung wie bei Rezept 1.

Rezept 6

Veilchen	25 g
Huflattich	25 g
Fenchel	15 g
Kümmel	15 g
Holunder	25 g
Spitzwegerich	25 g

3mal täglich 1 Tasse.

Rezept 7

Fenchel	25 g
Sonnentau	20 g
Gänsefingerkraut	20 g
Kreuzblume	15 g
Andorn	20 g

Anwendung wie bei Rezept 6.

Rezept 8

Gänsefingerkraut	40 g
Bibernelle	45 g
Raute	15 g

Anwendung wie bei Rezept 6.

62 Erkältungskrankheiten, Erkrankungen der Atmungsorgane

Rezept 9

Benediktenkraut	25 g
Bittersüß	25 g
Isländisch Moos	20 g
Tausendguldenkraut	20 g

Anwendung wie bei Rezept 6.

Rezept 10

Lungenkraut	15 g
Eibischblätter	15 g
Eibischwurzel	15 g
Königskerze	15 g
Sonnentau	10 g
Malve	10 g
Thymian	10 g
Süßholz	15 g
Isländisch Moos	15 g

Anwendung wie bei Rezept 6.

Rezept 11

Ehrenpreis	25 g
Gundelrebe	25 g
Süßholz	25 g
Bittersüß	25 g
Huflattich	20 g

2–3mal täglich 1 Tasse.

Rezept 12

Salbei	10 g

Mit 1 Liter Wasser aufkochen, abseihen, 1mal abends 1 Tasse.

Rezept 13

Anissamen	10 g

Anwendung wie bei Rezept 12.

Rezept 14

Königskerze	10 g

Anwendung wie bei Rezept 12.

Rezept 15

Salbei	25 g
Birke	20 g
Brennessel	30 g
Johanniskraut	25 g

Auf 1 Liter 3 Eßlöffel, 1mal abends 1 Tasse.

Rezept 16

Lorbeer	30 g
Efeu	35 g
Ehrenpreis	25 g

Auf 1 Liter 4 Eßlöffel, 3mal täglich $1/2$ Tasse.

Rezept 17

Holunder	25 g
Kümmel	25 g
Veilchen	25 g
Fenchel	25 g
Huflattich	25 g
Spitzwegerich	20 g
Isländisch Moos	20 g

Auf 1 Tasse 1 Eßlöffel, 3mal täglich 1 Tasse.

Rezept 18

Andorn	25 g
Alant	10 g
Bibernelle	25 g
Lungenkraut	25 g
Schachtelhalm	25 g
Wasserfenchel	15 g
Sonnentau	15 g
Veilchen	15 g

Zubereitung und Anwendung wie bei Rezept 17.

Asthma   63

Rezept 19

Bibernelle	45 g
Gänsefingerkraut	35 g
Raute	25 g

Zubereitung und Anwendung wie bei Rezept 17.

Rezept 20

Ehrenpreis	35 g
Lorbeeren	25 g
Weißdorn	15 g
Efeu	35 g

Zubereitung und Anwendung wie bei Rezept 17.

Rezept 21

Lavendel	25 g
Schafgarbe	25 g
Malve	25 g
Huflattich	25 g

Zubereitung und Anwendung wie bei Rezept 17.

Rezept 22

Andorn	35 g
Eukalyptus	55 g
Baldrian	35 g
Pfefferminze	35 g

Zubereitung und Anwendung wie bei Rezept 17.

Rezept 23

Lavendel	25 g
Schafgarbe	25 g
Malve	25 g
Huflattich	25 g

Zubereitung und Anwendung wie bei Rezept 17.

Rezept 24

Eibisch	15 g
Huflattich	15 g
Königskerze	15 g
Alant	15 g
Fenchel	15 g
Isländisch Moos	15 g
Spitzwegerich	15 g
Süßholz	10 g
Knöterich	15 g

Zubereitung und Anwendung wie bei Rezept 17.

Rezept 25

Gundelrebe	25 g
Schlüsselblume	25 g
Bibernelle	25 g
Leinsamen	15 g

Zubereitung und Anwendung wie bei Rezept 17.

Rezept 26

Bibernelle	15 g
Eukalyptus	15 g
Mistel	15 g
Alant	15 g
Ehrenpreis	15 g
Meisterwurz	25 g
Gundelrebe	15 g

Auf 1 Liter 4 Teelöffel abseihen, 2–3 Tassen nach der Mahlzeit.

Rezept 27

Fenchel	25 g
Holunder	25 g
Grindeliskraut	15 g
Spitzwegerich	25 g
Huflattich	15 g

2–3mal täglich 1 Tasse.

64   *Erkältungskrankheiten, Erkrankungen der Atmungsorgane*

Rezept 28	
Isländisch Moos	25 g
Schachtelhalm	25 g
Veilchenwurzel	25 g
Lungenkraut	25 g
Anwendung wie bei Rezept 27.	

Rezept 29	
Acalypha indica	25 g
Acanthus ilifolicus	25 g
Apium graveolens	15 g
Pistia stratiotes	25 g
Zingiber officinale	25 g
Plumiera accuminata	15 g
Vernonia cinerea	25 g
Anwendung wie bei Rezept 27.	

Rezept 30	
Eibisch	25 g
Thymian	25 g
Baldrian	25 g
Holunder	25 g
Spitzwegerich	25 g
Anwendung wie bei Rezept 27.	

Rezept 31	
Alantwurzel	15 g
Ehrenpreis	25 g
Efeu	10 g
Weißdornblüten	25 g
Bibernelle	25 g
Anwendung wie bei Rezept 27.	

Grippe

Symptome und Ursachen: Grippe ist eine hochinfektiöse Krankheit, die durch Viren hervorgerufen wird. Kennzeichnend sind Fieber, Schwäche, Schmerzen und Entzündungen der Schleimhäute. Die Krankheit kann sporadisch auftreten oder in Epidemien, die sich etwa alle ein bis vier Jahre ausbreiten. Die Grippe greift schnell um sich, da die Inkubationszeit von einem bis zu drei Tagen sehr kurz ist. Von einer Stunde auf die andere klagt der Erkrankte über Frösteln, Kopfschmerzen, Augenbrennen, Muskelschmerzen, Fieber und Halsweh. Es kann zusätzlich zu einer Mittelohr- und Nasennebenhöhlenvereiterung kommen sowie zu Bronchitis und zu einer herdförmigen Lungenentzündung. Bei einem unkomplizierten Krankheitsverlauf gehen die Symptome und Beschwerden meist nach einer Woche zurück. Die Nacherholung kann allerdings viele Wochen in Anspruch nehmen.

Der Fall: Karin S. aus Heilbronn gehörte zu jenen Menschen, die bei jeder Grippewelle als erste erkranken. Sie mußte Tage, wenn nicht gar Wochen das Bett hüten. Trotz verschiedener Antibiotika und einer ganzen Reihe von Hausmitteln änderte sich nichts an

Grippe　　　　　　　　　　　　　　　　　　　　　65

ihrer Grippeanfälligkeit. Endlich empfahl ihr ein Bekannter spezielle Teemischungen. Schon nach kurzer Zeit spürte Frau S. eine
wohltuende Wirkung. Bereits von der nächsten Grippewelle blieb
sie verschont. Es kam nur zu einer leichten Erkältung, wegen der sie
ihre Arbeit nicht unterbrechen mußte. Jetzt ist sie schon seit drei
Jahren ohne eine Grippeinfektion geblieben.

Allgemeine Tees:

Rezept 1

Salbei	35 g
Bibernelle	35 g
Lindenblüten	15 g
Löffelkraut	15 g
Haselnußblätter	15 g
Schließgras	25 g

Auf 1 Liter Wasser 3 Eßlöffel,
3–4mal täglich 1 Tasse schluckweise.

Rezept 2

Tausendguldenkraut	15 g
Angelika	35 g
Baldrian	25 g
Schafgarbe	35 g
Pfefferminze	15 g
Schließgras	25 g

Zubereitung und Anwendung wie
bei Rezept 1.

Rezept 3

Kalmus	15 g
Kamille	35 g
Bockshornklee	20 g
Benediktenwurz	35 g
Frauenmantel	15 g
Schließgras	25 g

Zubereitung und Anwendung wie
bei Rezept 1.

Rezept 4

Stechpalme	15 g
Wermut	5 g
Salbei	25 g
Angelika	25 g
Benediktenwurz	25 g
Schließgras	55 g

Zubereitung und Anwendung wie
bei Rezept 1.

Rezept 5

Schafgarbe	35 g
Huflattichblätter	15 g
Isländisch Moos	20 g
Ehrenpreis	40 g
Veilchen	15 g
Schließgras	25 g

Zubereitung und Anwendung wie
bei Rezept 1.

Rezept 6

Spitzwegerich	30 g
Salbei	30 g
Quecke	25 g
Kreuzblume	20 g
Süßholz	15 g
Schließgras	25 g

Zubereitung und Anwendung wie
bei Rezept 1.

66 Erkältungskrankheiten, Erkrankungen der Atmungsorgane

Rezept 7

Anis	15 g
Pfefferminze	25 g
Bibernelle	35 g
Hohlzahn	35 g
Königskerzenblüten	15 g
Schließgras	25 g

Zubereitung und Anwendung wie bei Rezept 1.

Rezept 8

Huflattichblätter	25 g
Hauhechelwurzel	35 g
Spitzwegerich	25 g
Veilchenwurzel	35 g

Auf 1 Tasse Wasser 1 Eßlöffel, 1–3mal täglich 1 Tasse.

Rezept 9

Holunderblätter	20 g
Angelikawurzel	25 g
Kamille	25 g
Lindenblüten	20 g
Wollblume	20 g
Johanniskraut	30 g
Weidenblüten	25 g
Aniswurzel	30 g
Knoblauch	20 g

Auf $1/4$ Liter Wasser 1 Teelöffel, 2mal täglich 1 Tasse.

Rezept 10

Kamille	35 g
Walderdbeeren	35 g
Buchsbaum	10 g
Schafgarbe	40 g
Kornelkirsche	35 g

Auf $1/4$ Liter Wasser 1 Eßlöffel, 3mal täglich 1 Tasse.

Rezept 11

Pfefferminze	40 g
Enzian	40 g
Wermut	10 g

Zubereitung und Anwendung wie bei Rezept 10.

Rezept 12

Huflattich	50 g
Holunderblüten	45 g
Löwenzahnwurzel	45 g
Lindenblüten	25 g
Spitzwegerich	25 g

Zubereitung und Anwendung wie bei Rezept 10.

Rezept 13

Spitzwegerich	30 g
Schafgarbe	30 g
Zinnkraut	25 g
Wermut	5 g

Mit 1 Liter Wasser aufkochen, 3mal täglich 1 Tasse.

Rezept 14

Johannisbeerblätter	30 g
Schwarzdornblätter	35 g
Borretsch	15 g
Weißdornblüten	10 g

Zubereitung und Anwendung wie bei Rezept 13.

Rezept 15

Malvenblüten	10 g
Pfefferminzblätter	10 g
Schlüsselblumenkraut	10 g

Zubereitung und Anwendung wie bei Rezept 13.

Grippe   67

Rezept 16

Pfingstrosenblüten	2 g
Süßholzwurzel	10 g
Pfefferminzblätter	10 g
Königskerzenblüten	10 g
Kamillenblüten	10 g
Geißbartblüten	20 g
Lindenblüten	30 g
Holunderblüten	30 g
Weidenrinde	50 g

Mit 1 Liter Wasser kochen, tagsüber $^1/_2$ Liter schluckweise.

Rezept 17

Hauhechelwurzel	25 g
Huflattichblätter	35 g
Spitzwegerich	25 g
Veilchenwurzel	35 g

Auf $^1/_4$ Liter Wasser 1 Eßlöffel.

Rezept 18

| Schafgarbe | 35 g |
| Fenchel | 10 g |

Mit $^1/_4$ Liter Wasser kochen, 3mal täglich 1 Tasse.

Rezept 19

Fichtennadeln	25 g
Holunderwurzeln	45 g
Thymian	25 g
Ysop	45 g

Auf 1 Tasse Wasser 1 Eßlöffel, 3mal täglich 1 Tasse.

Rezept 20

Eukalyptusblätter	25 g
Lindenblüten	50 g
Salbei	25 g

Zubereitung und Anwendung wie bei Rezept 19.

Gegen Fieber:

Rezept 21

Meisterwurz	25 g
Johanniskraut	25 g
Lindenblüten	25 g
Caesalpinia sepiaria	10 g

2–3mal täglich 1 Tasse.

Rezept 22

Bibernelle	25 g
Wermut	15 g
Löwenzahn	25 g
Lansium domesticum	15 g

Anwendung wie bei Rezept 21.

Rezept 23

Sida acuta	25 g
Emilia sonchifolia	15 g
Momordica charantia	15 g
Kamille	25 g
Lindenblüten	25 g

Anwendung wie bei Rezept 21.

Rezept 24

Silbermantel	25 g
Frauenmantel	25 g
Tausendguldenkraut	25 g
Geißbart	25 g
Quecke	15 g
Toddalia asiatica	15 g
Pluchea indica	15 g

Anwendung wie bei Rezept 21.

Rezept 25

Lantana camara	15 g
Viola adorata	25 g
Silbermantel	25 g
Bibernelle	15 g

Anwendung wie bei Rezept 21.

68 Erkältungskrankheiten, Erkrankungen der Atmungsorgane

Rezept 26

Lindenblüte	20 g
Kamille	25 g
Weide	25 g
Faulbaumrinde	25 g
Hagebutten	20 g

2–3mal täglich 1 Tasse.

Rezept 27

Chinarinde	15 g
Sennesblätter	10 g
Eibischwurzel	15 g
Süßholzwurzel	15 g
Lindenblüten	10 g
Holunderblüten	5 g
Pfefferminze	10 g

1–2mal täglich 1 Tasse.

Rezept 28

Meisterwurz	25 g
Bibernelle	25 g
Geißbart	25 g
Johanniskraut	20 g
Lindenblüten	25 g
Schließgras	35 g

Auf 1 Liter Wasser 3 Eßlöffel, tagsüber schluckweise.

Rezept 29

Silbermantel	25 g
Frauenmantel	20 g
Bibernelle	20 g
Geißbart	25 g
Quecke	15 g
Eisenhut	20 g

Zubereitung und Anwendung wie bei Rezept 28.

Rezept 30

Bibernelle	45 g
Wermut	5 g
Löwenzahn	25 g
Efeu	20 g
Tausendguldenkraut	25 g

Mit $1^1/_2$ Liter Apfelwein kochen, abseihen, tagsüber schluckweise $1/_4$ Liter.

Rezept 31

Bibernelle	35 g
Stechpalme	45 g
Silbermantel	55 g

Auf 1 Tasse Wasser 2 Teelöffel, 3mal täglich 1 Tasse.

Rezept 32

Stechpalme	30 g
Eisenkraut	20 g
Holunderblätter	30 g
Veilchenblätter	20 g
Rosmarinblüten	15 g

2–3mal täglich 1 Tasse

Zum Schweißtreiben:

Rezept 33

Chinarinde	5 g
Holunderblüten	20 g
Kardobenediktenkraut	20 g
Lindenblüten	25 g
Pfefferminze	15 g
Veilchenblätter	20 g
Wacholderbeeren	15 g

Auf $1/_4$ Liter Wasser 2 Eßlöffel, aufkochen, 10 Minuten ziehen lassen, täglich $1/_4$–$1/_2$ Liter trinken.

Grippe 69

Rezept 34

Pfefferminzblätter	25 g
Holunderblüten	20 g
Kamillen	25 g
Lindenblüten	30 g

2–3 Tassen trinken.

Rezept 35

Kamillenblüten	25 g
Holunderblüten	35 g
Kornblumenkraut	50 g

Auf ¹/₄ Liter Wasser 2 Eßlöffel, warm trinken.

Rezept 36

Borretsch	100 g

Mit ¹/₂ Liter Wasser kochen, 15 Minuten ziehen lassen, abseihen, so heiß wie möglich trinken.

Rezept 37

Holunderblüten	30 g
Lindenblüten	35 g
Kamille	25 g
Birkenblätter	20 g

Auf ¹/₄ Liter Wasser 1 Teelöffel, möglichst heiß trinken.

Rezept 38

Holunderblüten	25 g
Pestwurz	20 g
Bibernelle	30 g
Meisterwurz	20 g
Lindenblüten	25 g

Auf 1 Liter Wasser 3–4 Eßlöffel, ¹/₂ Liter möglichst heiß trinken.

Rezept 39

Schafgarbe	25 g
Lindenblüten	30 g
Holunderblüten	25 g
Angelikawurzel	20 g
Bitterklee	15 g

Zubereitung und Anwendung wie bei Rezept 38.

Rezept 40

Schlehdornblüten	10 g
Wollblumen	5 g
Jaborandiblätter	10 g
Kamille	20 g
Spierstaudenblüten	10 g
Lindenblüten	25 g
Holunderblüten	25 g
Weidenrinde	25 g

1 Tasse mehrmals täglich.

Rezept 41

Lindenblüten	25 g
Holunder	20 g
Kamille	20 g
Pfefferminze	30 g

1 Tasse vor dem Schlafengehen.

Rezept 42

Weide	30 g
Lindenblüten	25 g
Holunder	20 g
Kamille	25 g
Wiesengeißbart	10 g
Schlehdorn	5 g
Königskerze	10 g

Anwendung wie bei Rezept 41.

Halsbeschwerden I: Allgemeine Halsentzündungen, Heiserkeit, Kehlkopf- und Rachenkatarrh

Symptome und Ursachen: Zu den häufigsten Halsbeschwerden gehören Entzündungen, besonders Kehlkopfentzündungen, Rachenkatarrh und Angina. Viren greifen meist den Hals- und Rachenbereich an. Die Beschwerden beginnen mit Brennen und Trockenheit im Hals, Heiserkeit, Lymphknotenschwellungen und Behinderungen beim Schlucken.

Schon eine Erkältung kann zur *Kehlkopfentzündung* führen. Eine weitere Ursache sind angegriffene Mandeln. Es kann sich aber auch um eine Begleiterscheinung von Bronchitis, Keuchhusten, Lungenentzündung, Grippe und Masern handeln. Hauptsymptom ist gewöhnlich eine unnatürliche Veränderung der Stimme mit häufiger *Heiserkeit.* Die Stimme kann dabei fast vollständig verlorengehen.

Der *Rachenkatarrh* ist meist eine Folge langanhaltender Reizung, die zum Beispiel durch Erkrankungen benachbarter Organe verursacht wird.

Der Fall: Günther C. aus Wanne-Eickel litt seit langem an einer immer wiederkehrenden Heiserkeit, die manchmal so schlimm wurde, daß er kaum noch verständlich sprechen konnte. Bei einer genauen Untersuchung des Kehlkopfes konnte jedoch lediglich eine leichte Reizung festgestellt werden. Herr C. bekam verschiedene Tabletten verordnet, die zumindest den ständigen Drang, sich zu räuspern, verringerten. Die leichte Linderung war jedoch nicht von Dauer. Als er eines Morgens kein Wort mehr herausbrachte, riet ihm ein Freund, es mit der Naturheilkunde zu versuchen. Für Herrn C. wurde eine genaue Kräutermischung zusammengestellt, deren Aufguß er gurgeln sollte. Schon nach wenigen Tagen fühlte sich der Patient besser, und nach wenigen Wochen klang seine Stimme wieder normal. Die Heiserkeit war fast gänzlich verschwunden. Nach zwei Monaten wurde die tägliche Dosis reduziert, bis alle Symptome restlos beseitigt waren.

Halsentzündungen, Heiserkeit, Kehlkopf- und Rachenkatarrh 71

Bei allgemeinen Halsentzündungen und Heiserkeit:

Rezept 1

Frauenmantel	20 g
Salbei	30 g
Bibernelle	35 g
Eibisch	15 g
Leinsamen	10 g

Auf $^1/_2$ Liter Wasser 3 Teelöffel, 1mal täglich 1 Tasse, außerdem mehrmals täglich mit dem Absud gurgeln.

Rezept 2

Eibischkraut	25 g
Kamille	15 g
Frauenmantel	15 g
Königskerze	25 g
Lungenkraut	20 g

Zubereitung und Anwendung wie bei Rezept 1.

Rezept 3

Heidnischwundkraut	25 g
Malve	10 g
Blutwurz	10 g
Veilchen	30 g
Frauenmantel	25 g

Zubereitung und Anwendung wie bei Rezept 1.

Rezept 4

Veilchen	15 g
Malve	20 g
Salbei	25 g
Spitzwegerich	30 g
Holunderblüten	25 g

Zubereitung und Anwendung wie bei Rezept 1.

Rezept 5

Anis	15 g
Kamille	20 g
Holunderblüten	15 g
Königskerze	40 g
Eibisch	20 g

Zubereitung und Anwendung wie bei Rezept 1.

Rezept 6

Ehrenpreis	20 g
Bibernelle	15 g
Spitzwegerich	10 g
Meisterwurz	25 g
Thymian	15 g
Veilchen	10 g

Zubereitung und Anwendung wie bei Rezept 1.

Rezept 7

Ehrenpreis	45 g
Königskerze	15 g
Bibernelle	20 g
Eibisch	15 g
Salbei	20 g

Zubereitung und Anwendung wie bei Rezept 1.

Rezept 8

Blutwurz	25 g
Salbei	20 g
Kamille	10 g

Mehrmals täglich gurgeln.

Rezept 9

Brombeerblätter	45 g
Odermennig	25 g
Schachtelhalm	30 g

Anwendung wie bei Rezept 8.

72 Erkältungskrankheiten, Erkrankungen der Atmungsorgane

Rezept 10

Malvenblätter	20 g
Holunder	25 g
Salbei	25 g

Anwendung wie bei Rezept 8.

Bei Kehlkopf- und Rachenkatarrh:

Rezept 11

Kalmuswurzel	50 g

Mit 1 Tasse Wasser 1 Teelöffel ansetzen, über Nacht ziehen lassen, aufkochen, mehrmals täglich gurgeln.

Rezept 12

Holunderblüten	15 g
Huflattichblüten	20 g
Schlüsselblumenblüten	15 g
Salbei	20 g
Spitzwegerich	15 g
Johanniskraut	15 g

Auf $^1/_4$ Liter Wasser 1 Eßlöffel, mit Honig gesüßt tagsüber schluckweise trinken.

Rezept 13

Isländisch Moos	35 g
Lindenblüten	15 g
Bibernelle	25 g
Spitzwegerich	25 g
Kamille	10 g

Auf 1 Liter Wasser 3 Eßlöffel, tagsüber schluckweise trinken.

Rezept 14

Lungenkraut	15 g
Wollblumen	25 g
Eibisch	25 g
Beifuß	10 g
Salbei	20 g

Zubereitung und Anwendung wie bei Rezept 13.

Rezept 15

Kamille	20 g
Salbeiblätter	20 g
Odermennig	20 g

Auf 1 Tasse Wasser 1 Teelöffel, mehrmals täglich gurgeln.

Rezept 16

Malvenblätter	25 g
Brombeerblätter	25 g
Huflattich	20 g
Salbei	30 g

Zubereitung und Anwendung wie bei Rezept 15.

Rezept 17

Bibernelle	20 g
Kreuzblume	25 g
Salbei	45 g
Bockshornklee	40 g
Malve	25 g

Auf $^1/_2$ Liter Wasser 2 Eßlöffel, 2mal täglich gurgeln.

Rezept 18

Benediktenkraut	20 g
Benediktenwurzel	20 g
Silbermantel	45 g
Spitzwegerich	15 g
Königskerze	35 g

Zubereitung und Anwendung wie bei Rezept 17.

Halsentzündungen, Heiserkeit, Kehlkopf- und Rachenkatarrh

Rezept 19

Malve	45 g
Odermennig	15 g
Salbei	20 g
Frauenmantel	25 g
Bibernelle	25 g

Zubereitung und Anwendung wie bei Rezept 17.

Rezept 20

Königskerze	25 g
Blutwurz	25 g
Wallwurz	35 g
Malve	35 g
Leinsamen	40 g

Zubereitung und Anwendung wie bei Rezept 17.

Rezept 21

Bibernelle	25 g
Wollkraut	20 g
Eibisch	25 g
Meisterwurz	20 g
Katzenschwanz	25 g

Auf $1/2$ Liter Wasser 20 g der Mischung, mehrmals täglich gurgeln.

Rezept 22

Eibischwurzel	25 g
Eibischkraut	20 g
Huflattich	25 g
Salbei	15 g
Königskerze	25 g

Zubereitung und Anwendung wie bei Rezept 21.

Rezept 23

Anissamen	15 g
Kamille	20 g

Walnuß	20 g
Silbermantel	10 g
Schafgarbe	15 g
Meisterwurz	25 g

Zubereitung und Anwendung wie bei Rezept 21.

Rezept 24

Hohlzahn	35 g
Huflattich	25 g
Lungenkraut	35 g

Auf 1 Tasse Wasser 1 Eßlöffel, 1mal täglich 1 Tasse.

Rezept 25

Beifuß	15 g
Erdbeerblätter	10 g
Kamille	30 g
Lungenkraut	25 g
Waldmeister	15 g
Salbei	15 g

Zubereitung und Anwendung wie bei Rezept 24.

Rezept 26

Anis	15 g
Eibisch	35 g
Huflattich	25 g
Königskerze	15 g
Süßholz	20 g

Zubereitung und Anwendung wie bei Rezept 24.

Rezept 27

Baldrian	15 g
Eibisch	50 g
Schafgarbe	25 g
Süßholz	25 g

Zubereitung und Anwendung wie bei Rezept 24.

74 Erkältungskrankheiten, Erkrankungen der Atmungsorgane

Rezept 28

Lindenblüten	20 g
Odermennig	15 g
Salbei	45 g
Vogelknöterich	15 g

Zubereitung und Anwendung wie bei Rezept 24.

Rezept 29

Angelikawurzel	20 g
Isländisch Moos	35 g
Kamille	25 g
Lindenblüten	10 g
Rosmarin	25 g

Zubereitung und Anwendung wie bei Rezept 24.

Rezept 30

Kamille	15 g
Lindenblüten	20 g
Schafgarbe	35 g
Salbei	20 g
Vogelknöterich	15 g

Zubereitung und Anwendung wie bei Rezept 24.

Rezept 31

Anis	20 g
Holunderblüten	15 g
Huflattichblüten	20 g
Seifenkraut	15 g
Veilchen	10 g

Zubereitung und Anwendung wie bei Rezept 24.

Rezept 32

Eibisch	20 g
Huflattichblüten	15 g
Isländisch Moos	20 g
Königskerze	20 g
Schachtelhalm	15 g
Tausendguldenkraut	20 g
Veilchen	15 g

Zubereitung und Anwendung wie bei Rezept 24.

Rezept 33

Eibischwurzel	30 g
Fenchel	30 g
Isländisch Moos	25 g

Zubereitung und Anwendung wie bei Rezept 24.

Rezept 34

Knöterich	20 g
Geißbart	15 g
Lindenblüte	15 g
Odermennig	10 g
Salbei	25 g
Benediktenwurzel	20 g
Bibernelle	15 g
Ebereschenbeeren	25 g

Auf 1 Liter Wasser 3 Eßlöffel, tagsüber trinken.

Halsbeschwerden II: Mandelentzündung

Symptome und Ursachen: Bei der Mandelentzündung oder *Angina* kommt es meist sehr schnell zu Fieber, Schüttelfrost und Schwäche, begleitet von einem ausgeprägten Krankheitsgefühl. Die Erreger sind in der Mehrzahl aller Fälle Streptokokken. In ganz seltenen Fällen handelt es sich um Viren. Charakteristische Symptome sind Fieber, Halsschmerzen und allgemeine Schluckbeschwerden. Die Schmerzen strahlen zum Kieferwinkel und manchmal bis in die Ohren aus. Oft kommt es zu Appetitlosigkeit, bei Kindern zur Nahrungsverweigerung. Die Mandeln sind vergrößert, geschwollen und stark gerötet.

Eine Angina kann ernsthafte Komplikationen mit sich bringen. So kann sie zu einer Entzündung der Innenwand des Herzens führen, und auch die Nieren können angegriffen werden. Dann kommt es zum Blutdruckanstieg und zur Eiweißausscheidung im Harn. Wenn die Angina nicht ausheilt, können nach einer bestimmten Zeit sämtliche Gelenke von einer gefährlichen rheumatischen Entzündung befallen werden.

Das führt nach Jahren schließlich zur Bewegungsunfähigkeit. Selbst eine harmlose Angina sollte deshalb nicht zu leicht genommen werden. Der Kranke sollte sich schonen und auf eine sorgfältige Behandlung bedacht sein.

Der Fall: Gerhard Z. aus München hatte immer wieder Halsbeschwerden: Entzündungen, Schwellungen im Halsbereich mit einer eitrigen Absonderung. Schließlich wurde er von einer heftigen fieberhaften Angina befallen, die ihn zehn Tage lang ans Bett fesselte. Gerhard Z. erkannte, daß es sich um mehr als eine akute Erkältung handeln mußte, und suchte Dr. Hochenegg auf. Dank der verordneten Teesorten trat eine deutliche Besserung ein. Seit zwei Jahren kam es zu keinem neuen Ausbruch der Krankheit mehr.

Rezept 1		*Rezept 2*	
Thymian	25 g	Holunderblüten	20 g
Ringelblumen	25 g	Salbei	20 g
Kamille	30 g	Bockshornklee	20 g
Salbei	25 g	Schlüsselblumenblüten	25 g

76   Erkältungskrankheiten, Erkrankungen der Atmungsorgane

Rezept 3

Averrhoa carambola	20 g
Michelia champaca	25 g
Chamomillae	25 g
Salbei	25 g

Rezept 4

Meisterwurz	25 g
Bibernellwurzel	25 g
Ehrenpreis	10 g
Eibischkraut	15 g
Schlehenblüten	10 g

Rezept 5

Kamillenblüten	20 g
Lindenblüten	20 g
Melissenblätter	20 g
Hagebutten	20 g

Rezept 6

Salbeiblätter	50 g

Auf 1 Tasse Wasser 1 Teelöffel, mehrmals täglich lauwarm gurgeln.

Rezept 7

Fenchel	10 g
Pfefferminzblätter	20 g
Kamille	20 g
Salbei	20 g

Zubereitung und Anwendung wie bei Rezept 6.

Rezept 8

Bockshornkleesamen	25 g
Holunderblüten	20 g
Salbei	30 g
Schlüsselblumen	25 g

Auf 1/4 Liter Wasser 2 Eßlöffel, tagsüber schluckweise trinken.

Rezept 9

Kamille	25 g
Salbei	25 g

Auf 1/4 Liter Wasser 2 Teelöffel, mehrmals täglich warm gurgeln.

Rezept 10

Kamillenblüten	20 g
Huflattich	20 g
Blutwurz	15 g

Zubereitung und Anwendung wie bei Rezept 9.

Rezept 11

Kamille	20 g
Salbei	10 g
Heidelbeeren	5 g
Huflattich	10 g
Arnika	10 g

Zubereitung und Anwendung wie bei Rezept 9.

Rezept 12

Kamille	15 g
Fenchel	10 g
Heidelbeeren	10 g
Huflattich	15 g

Zubereitung und Anwendung wie bei Rezept 9.

Rezept 13

Kamille	15 g
Lindenblüten	15 g
Melisse	15 g
Hagebutte	25 g

Auf 1/4 Liter Wasser 2 Teelöffel, 15 Minuten ziehen lassen, lauwarm mit 1 Eßlöffel Honig schluckweise trinken.

Mandelentzündung 77

Rezept 14

Schafgarbe	25 g
Zitronenmelisse	25 g
Eibisch	25 g
Malve	25 g

Zubereitung und Anwendung wie bei Rezept 13.

Rezept 15

Eibisch	50 g
Malve	50 g

Auf $^1/_4$ Liter Wasser 1 Eßlöffel, mit 1 Eßlöffel Honig vermischt warm gurgeln.

Rezept 16

Odermennig	50 g
Brombeerblätter	50 g

Zubereitung und Anwendung wie bei Rezept 15.

Rezept 17

Melisse	15 g
Baldrian	10 g
Bohnenschalen	25 g
Lavendel	20 g
Maiblumen	10 g
Silbermantel	15 g
Benediktenwurz	15 g
Raute	15 g
Mistel	10 g
Küchenschelle	15 g

2–3mal täglich 1 Tasse.

Rezept 18

Gänseblümchen	55 g

Mit 1 Liter Wasser kochen, 3mal täglich 1 Tasse.

Rezept 19

Süßholz	100 g
Eibisch	100 g
Fenchel	100 g
Huflattich	100 g
Malve	50 g

Auf $^1/_2$ Liter Wasser 3 Teelöffel, 2 Stunden ziehen lassen, abseihen, tagsüber schluckweise trinken.

Rezept 20

Goldrute	25 g
Huflattich	20 g
Blutwurz	20 g
Veilchen	25 g
Eichenblätter	20 g

Mit 1 Liter Weißwein 50 g der Mischung ansetzen, aufkochen, 10 Minuten ziehen lassen, abseihen, auspressen, 4–5mal täglich 1 Eßlöffel.

Rezept 21

Eibischwurzel	20 g
Leinsamen	25 g
Malvenblätter	25 g
Bockshornklee	15 g
Eibischkraut	20 g

Zubereitung und Anwendung wie bei Rezept 20.

Rezept 22

Katzenschwanz	15 g
Knöterich	35 g
Salbei	25 g
Bibernelle	20 g
Silbermantel	25 g

Zubereitung und Anwendung wie bei Rezept 20.

Husten und Bronchitis

Symptome und Ursachen: Etwa zehn Prozent der erwachsenen Bevölkerung leiden mehr oder weniger an *chronischer Bronchitis.* Diese Krankheit ist mit hartnäckigem *Husten* und Auswurf verbunden. Sie wird als chronisch diagnostiziert, wenn eine Verschleimung seit mindestens drei Monaten in zwei aufeinanderfolgenden Jahren besteht. Dabei besteht die Neigung, daß die Bronchitis immer zu einer bestimmten Jahreszeit – häufig im Winter – auftritt. Es kommt zu Atembeschwerden, Druck in der Brust und auch Kopfschmerzen. Bei Kindern oder bei älteren Personen ist das Allgemeinbefinden stark beeinträchtigt.

Wird die Bronchitis nicht rechtzeitig behandelt, so treten schwere Veränderungen an der Lunge auf. Die chronische Bronchitis zeigt sich in Schwäche, Müdigkeit, Kräfteverfall und üblem Mundgeruch. Erst in fortgeschrittenen Fällen bilden sich sogenannte Trommelschlägerfinger. Sie sind das Zeichen für ein inzwischen chronisches Lungenleiden. Als Ursache kommen Staubeinwirkungen, Herz- und Nierenkrankheiten, wiederholte Infektionen sowie chronischer Alkohol- und Nikotinmißbrauch in Frage. Zum Krankheitsbild gehören Schnupfen, Frösteln, leichte Temperaturerhöhung, Rücken-, Muskel- und Halsschmerzen.

Der Fall: Karl H. aus Frankfurt arbeitete in einer Farbenfabrik, wo er täglich giftigen Dämpfen ausgesetzt war. Wegen familiärer Sorgen und anderer Probleme stieg sein Alkohol- und Zigarettenkonsum beträchtlich an. Zunächst achtete Karl H. nicht darauf, daß er immer öfter husten mußte und dabei zähflüssigen Schleim absonderte. Bei Anstrengungen wurde der Arbeiter immer schneller atemlos. Zudem verschlechterte sich sein Allgemeinzustand. Trotz der Einnahme einer Reihe von Antibiotika in hoher Dosierung hatte er immer wieder heftige Rückfälle mit beängstigender Atemnot. Schließlich probierte Karl H. sämtliche hier für Bronchitis angeführten Teesorten, und langsam zeigte sich eine leichte Besserung. Nach vielen Wochen war die Bronchitis endlich überwunden und der lästige Hustenreiz vergangen. Karl H. änderte seine Lebensgewohnheiten und gab den übermäßigen Alkohol- und Tabakkonsum auf. Von den Teemischungen trinkt Karl H. vorwiegend die der Rezepte Nummer 3 und Nummer 7.

Husten und Bronchitis

Bei Husten und Bronchitis:

Rezept 1

Isländisch Moos	35 g
Silbermantel	20 g
Kamille	45 g
Schafgarbe	25 g
Hibiscus mutabilis	35 g

Rezept 2

Anis	25 g
Kreuzblume	20 g
Zinnkraut	20 g
Lygodium japonicum	20 g

Rezept 3

Eibischblätter	35 g
Eibischwurzel	20 g
Bergschafgarbe	20 g
Gamanderkraut	35 g
Pistia stratiotes	20 g

Rezept 4

Huflattichblüten	35 g
Ginseng	25 g
Zinnkraut	20 g
Ysop	20 g
Premna odorata	35 g

Rezept 5

Anserine	25 g
Knöterich	35 g
Süßholz	20 g
Jasminum sambac	35 g

Rezept 6

Eibisch	20 g
Bergschafgarbe	35 g
Zinnkraut	20 g
Huflattich	35 g
Cassia tora	15 g

Rezept 7

Frauenmantel	25 g
Lungenkraut	35 g
Vogelknöterich	35 g
Emilia sonchifolia	25 g

Rezept 8

Angelikawurzel	35 g
Knöterich	35 g
Leinsamen	15 g
Königskerze	35 g
Veilchenblätter	35 g
Sesbania grandiflora	20 g

Rezept 9

Süßholzwurzel	35 g
Rautenblätter	35 g
Salbei	20 g
Glaskraut	35 g
Eukalyptusblätter	20 g
Kaempferia galanga	20 g
Ocimum sanctum	25 g

Rezept 10

Anis	35 g
Eibischwurzel	20 g
Lungenkraut	35 g
Isländisch Moos	45 g
Flacourtia indica	20 g

Rezept 11

Wegerich	25 g
Schafgarbe	25 g
Quecke	25 g
Gundelrebe	25 g

Auf $1/4$ Liter Wasser 2 Eßlöffel, 3mal täglich 1 Tasse.

Rezept 12

Augentrost	35 g
Alantwurzel	30 g
Isländisch Moos	20 g
Stechpalme	20 g

Zubereitung und Anwendung wie bei Rezept 11.

Rezept 13

Malve	25 g
Lavendel	20 g
Isländisch Moos	25 g
Augentrost	25 g
Holunder	25 g
Breitwegerich	20 g
Schafgarbe	20 g

Mit $1/4$ Liter Wasser 1 Eßlöffel über Nacht ansetzen, morgens mit 2 Eßlöffel Honig aufkochen, 10 Minuten ziehen lassen, 3mal täglich 1 Tasse.

Rezept 14

Thymianblätter	20 g
Huflattich	25 g
Eibisch	25 g
Fenchel	20 g

Zubereitung und Anwendung wie bei Rezept 13.

Rezept 15

Huflattich	25 g
Wollblume	20 g
Malve	25 g
Eibisch	30 g

Auf $1/2$ Liter Wasser 3 Eßlöffel, 1 Stunde ziehen lassen, alle 2 Stunden 1 Eßlöffel nehmen.

Rezept 16

Alantwurzel	25 g

Mit $1/4$ Liter Wasser kochen, 2 Stunden ziehen lassen, abseihen, alle 2 Stunden 1 Eßlöffel nehmen.

Rezept 17

Eibisch	50 g
Huflattich	55 g
Fenchel	45 g

Auf $1/4$ Liter Wasser 1 Eßlöffel, 2 Stunden ziehen lassen, alle 15–20 Minuten 1 Eßlöffel nehmen.

Rezept 18

Anis	25 g
Fenchel	20 g
Süßholz	30 g
Majoran	25 g

Auf $1/4$ Liter Wasser 1 Eßlöffel, 2 Stunden ziehen lassen, abseihen, nach dem Essen trinken.

Rezept 19

Alantwurzel	25 g
Huflattich	25 g
Beinwell	25 g
Schafgarbe	25 g

Auf $1/4$ Liter Wasser 1 Eßlöffel, 15 Minuten ziehen lassen, abseihen, schluckweise trinken.

Rezept 20

Huflattich	20 g
Schafgarbe	20 g
Zwiebel	40 g
Linde	30 g

Zubereitung und Anwendung wie bei Rezept 19.

Husten und Bronchitis   81

Rezept 21

Kamille	30 g
Schafgarbe	30 g
Walderdbeerblätter	30 g
Tausendguldenkraut	20 g

Zubereitung und Anwendung wie bei Rezept 19.

Rezept 22

Alant	5 g
Edelkastanie	5 g
Quendel	5 g

Zubereitung und Anwendung wie bei Rezept 19.

Rezept 23

Holunder	20 g
Wegerich	25 g
Edelkastanie	20 g
Sonnentau	15 g
Quendel	20 g

Zubereitung und Anwendung wie bei Rezept 19.

Rezept 24

Fenchel	5 g
Isländisch Moos	10 g
Ysop	10 g
Pfefferminze	25 g
Huflattich	20 g
Eibisch	25 g
Malve	20 g

Auf $^1/_2$ Liter Wasser 3 Eßlöffel, 2 Stunden ziehen lassen, abseihen, stündlich 1 Eßlöffel.

Rezept 25

Spitzwegerich	25 g
Huflattich	20 g
Eibisch	25 g
Fenchel	20 g

Zubereitung und Anwendung wie bei Rezept 24.

Rezept 26

Holunder	35 g
Thymian	30 g
Eibisch	35 g
Salbei	15 g
Anis	15 g
Schlüsselblume	25 g

1mal täglich 1 Tasse schluckweise.

Rezept 27

Holunder	25 g
Sonnentau	20 g
Spitzwegerich	30 g
Veilchen	25 g

1–2mal täglich 1 Tasse.

Rezept 28

Linde	15 g
Anis	10 g
Schwertlilie	15 g
Süßholz	30 g
Bittersüß	30 g
Koriander	40 g
Carrageen	45 g

2–3mal täglich 1 Tasse.

Rezept 29

Holunder	25 g
Eibisch	25 g
Thymian	20 g
Anis	10 g
Sonnentau	10 g

Anwendung wie bei Rezept 28.

82 Erkältungskrankheiten, Erkrankungen der Atmungsorgane

Rezept 30

Süßholz	15 g
Anis	10 g
Fenchel	15 g
Spitzwegerich	20 g
Huflattich	20 g

Anwendung wie bei Rezept 28.

Rezept 31

Isländisch Moos	45 g
Süßholz	25 g
Eibisch	20 g

Anwendung wie bei Rezept 28.

Rezept 32

Leinsamen	25 g
Süßwurz	15 g
Eibisch	15 g
Malve	15 g

Anwendung wie bei Rezept 28.

Rezept 33

Lungenkraut	25 g
Schachtelhalm	20 g
Huflattich	25 g
Veilchen	20 g
Spitzwegerich	20 g
Süßholz	20 g

Anwendung wie bei Rezept 28.

Rezept 34

Thymian	25 g
Huflattich	15 g
Königskerze	15 g
Senega	10 g

Auf ¼ Liter Wasser 1–2 Teelöffel, 2–3mal täglich 1 Tasse.

Rezept 35

Schafgarbe	35 g
Thymian	20 g
Spitzwegerich	15 g
Lungenkraut	15 g
Süßholz	15 g
Eibisch	10 g
Salbei	15 g
Fenchel	5 g
Anis	5 g

Auf 1 Tasse Wasser 1 Teelöffel, 4mal täglich 1 Tasse.

Rezept 36

Kamille	25 g
Eibisch	25 g
Huflattich	20 g
Brombeerblätter	30 g

Auf ½ Liter Milch 1 Teelöffel, 2mal täglich 1 Tasse mit Honig gesüßt trinken.

Rezept 37

Schlüsselblume	35 g
Anis	15 g
Huflattich	15 g
Fenchel	10 g

Auf ¼ Liter Wasser 2 Teelöffel, 2mal täglich 1 Tasse mit Honig gesüßt trinken.

Rezept 38

Schlüsselblume	35 g
Anis	15 g
Huflattich	15 g
Fenchel	10 g

Auf ¼ Liter Wasser 2 Teelöffel, 3mal täglich 1 Tasse.

Husten und Bronchitis

Rezept 39

Schlüsselblume	35 g
Fenchel	10 g
Anis	15 g
Weißdorn	25 g
Huflattich	15 g

Zubereitung und Anwendung wie bei Rezept 38.

Rezept 40

Bockshornklee	15 g
Fenchel	10 g
Holunder	15 g
Linde	25 g
Stiefmütterchen	20 g
Veilchen	35 g

3mal täglich 1 Tasse.

Rezept 41

Spitzwegerich	10 g
Kreuzblume	15 g
Ehrenpreis	35 g
Stiefmütterchen	35 g

Anwendung wie bei Rezept 40.

Rezept 42

Anis	15 g
Fenchel	10 g
Thymian	20 g
Leinsamen	15 g

Anwendung wie bei Rezept 40.

Rezept 43

Lungenkraut	30 g
Huflattich	25 g
Zinnkraut	25 g

Anwendung wie bei Rezept 40.

Rezept 44

Isländisch Moos	25 g
Schafgarbe	25 g
Süßholz	25 g
Zinnkraut	25 g

Anwendung wie bei Rezept 40.

Rezept 45

Anis	20 g
Pfefferminze	25 g
Isländisch Moos	25 g
Huflattich	20 g
Fenchel	20 g

Anwendung wie bei Rezept 40.

Rezept 46

Kreuzblume	20 g
Anis	25 g
Fenchel	25 g
Hohlzahn	20 g
Huflattich	25 g
Isländisch Moos	20 g
Süßholz	25 g
Fenchel	20 g

Anwendung wie bei Rezept 40.

Rezept 47

Beifuß	25 g
Erdbeerblätter	20 g
Kamille	25 g
Waldmeister	25 g
Salbei	25 g
Lungenkraut	25 g

Anwendung wie bei Rezept 40.

Rezept 48

Spitzwegerich	30 g
Brennessel	35 g
Schafgarbe	35 g

Anwendung wie bei Rezept 40.

84   *Erkältungskrankheiten, Erkrankungen der Atmungsorgane*

Rezept 49

Engelsüß	15 g
Gamander	35 g
Leinsamen	35 g

Anwendung wie bei Rezept 40.

Rezept 50

Eibisch	40 g
Huflattich	25 g
Süßholz	30 g
Kreuzblume	10 g

Anwendung wie bei Rezept 40.

Rezept 51

Kreuzblume	30 g
Pfefferminze	45 g
Ysop	30 g
Lorbeeren	35 g

Anwendung wie bei Rezept 40.

Rezept 52

Kamille	20 g
Knöterich	15 g
Salbei	25 g
Schafgarbe	40 g
Linde	20 g

Anwendung wie bei Rezept 40.

Rezept 53

Linde	25 g
Odermennig	20 g
Salbei	45 g
Knöterich	15 g

Anwendung wie bei Rezept 40.

Rezept 54

Eibisch	60 g
Süßholz	15 g

Anwendung wie bei Rezept 40.

Rezept 55

Angelika	20 g
Rosmarin	25 g
Isländisch Moos	40 g
Kamille	25 g
Linde	10 g

Anwendung wie bei Rezept 40.

Rezept 56

Eibisch	55 g
Schafgarbe	25 g
Süßholz	20 g
Baldrian	10 g

Anwendung wie bei Rezept 40.

Rezept 57

Eibisch	25 g
Huflattich	25 g
Veilchen	20 g
Lungenkraut	25 g
Isländisch Moos	15 g
Königskerze	20 g

Anwendung wie bei Rezept 40.

Rezept 58

Anis	15 g
Eibisch	45 g
Huflattich	25 g
Malve	15 g
Süßholz	20 g
Veilchen	5 g

Anwendung wie bei Rezept 40.

Rezept 59

Seifenkraut	25 g
Salbei	35 g
Majoran	30 g
Myrte	25 g

Anwendung wie bei Rezept 40.

Husten und Bronchitis

Rezept 60

Glaskraut	30 g
Anis	35 g
Raute	25 g
Salbei	20 g
Veilchen	30 g

Anwendung wie bei Rezept 40.

Rezept 61

Anis	35 g
Eibisch	40 g
Eukalyptus	35 g
Frauenhaar	30 g
Isländisch Moos	55 g
Pfefferminze	35 g
Majoran	30 g

Anwendung wie bei Rezept 40.

Rezept 62

Tüpfelfarn	15 g
Anis	20 g
Eibisch	20 g
Efeu	15 g
Lungenkraut	25 g
Huflattich	20 g

Anwendung wie bei Rezept 40.

Rezept 63

Huflattich	10 g
Wollblume	5 g
Malve	15 g
Klatschmohn	10 g
Eibisch	15 g
Huflattich	15 g
Thymian	15 g
Anis	5 g
Süßholz	25 g

Anwendung wie bei Rezept 40.

Bei Keuchhusten:

Rezept 64

Spitzwegerich	35 g
Holunder	35 g
Sonnentau	25 g
Veilchen	20 g

Anwendung wie bei Rezept 40.

Rezept 65

Quendel	35 g
Sonnentau	15 g
Fenchel	55 g
Kastanie	15 g
Spitzwegerich	15 g

Auf $1/4$ Liter Wasser 1 Eßlöffel, mit Honig gesüßt schluckweise trinken.

Rezept 66

Thymian	25 g
Veilchen	20 g
Efeu	30 g
Wollblume	15 g
Ehrenpreis	20 g

Auf 1 Liter Wasser 3 Eßlöffel, tagsüber schluckweise trinken.

Rezept 67

Melisse	15 g
Sonnentau	10 g
Anis	5 g
Spitzwegerich	5 g
Alant	15 g
Thymian	15 g
Senega	5 g
Tausendguldenkraut	5 g

Auf $1/4$ Liter Wasser 2 Teelöffel, 3mal täglich 1 Tasse.

Luftröhrenleiden

Symptome und Ursachen: Das häufigste Luftröhrenleiden ist der *Luftröhrenkatarrh.* Es handelt sich um eine akute Infektion der Atemwege, die oft mit Atemnot, Bronchitis und hohem Fieber verbunden ist. Am häufigsten tritt diese Krankheit im Winter oder auch zu Frühjahrsbeginn auf. Durch eine banale Erkältung kann das Eindringen von Viren und Bakterien begünstigt werden, die einen Katarrh hervorrufen. Zu Beginn der Krankheit ist die Haut des Patienten gerötet, der Kranke ist erregt, hustet fast ununterbrochen und ringt nach Atem.

Der Fall: Karin V. aus Freiburg plagte seit langem eine chronische Entzündung der Luftröhre. Es kam gleichzeitig zu erhöhter Schleimabsonderung und zu einem ständigen quälenden Hustenreiz. Frau V. wendete alle möglichen Medikamente an, aber die Entzündung blieb hartnäckig. Auf gutes Zureden einer Freundin hin versuchte sie dann eine bestimmte Mischung aus Kräutern. Nach konsequenter Einnahme dieses Tees und spezieller Naturheilmittel verschwanden die Reizung in der Luftröhre und der unangenehme Auswurf. Der Husten klang dann völlig ab.

Rezept 1

Alant	15 g
Leinsamen	15 g
Isländisch Moos	35 g
Bittersüß	35 g
Königskerze	25 g

Auf 1 Tasse Wasser 1 Teelöffel, 10 Minuten ziehen lassen, abseihen, schluckweise täglich 1 Tasse.

Rezept 2

Bittersüß	35 g
Koriander	35 g
Eberesche	35 g
Gundelrebe	35 g

Huflattich	15 g
Süßholz	15 g

Zubereitung und Anwendung wie bei Rezept 1.

Rezept 3

Ehrenpreis	35 g
Eberesche	35 g
Leinsamen	25 g
Gamander	15 g
Veilchen	35 g
Alant	15 g

Zubereitung und Anwendung wie bei Rezept 1.

Luftröhrenleiden 87

Rezept 4

Wallwurz	25 g
Spitzwegerich	25 g
Schafgarbe	30 g
Eberesche	35 g
Brennessel	15 g

Zubereitung und Anwendung wie bei Rezept 1.

Rezept 5

Salbei	35 g
Eibisch	25 g
Kamille	25 g
Frauenmantel	25 g
Beifuß	15 g

Zubereitung und Anwendung wie bei Rezept 1.

Rezept 6

Ehrenpreis	25 g
Lungenkraut	15 g
Eibisch	35 g
Huflattich	15 g
Malve	35 g

Zubereitung und Anwendung wie bei Rezept 1.

Rezept 7

Hohlzahn	25 g
Bibernelle	25 g
Meisterwurz	25 g
Kreuzblume	20 g
Isländisch Moos	25 g

Zubereitung und Anwendung wie bei Rezept 1.

Rezept 8

Fenchel	25 g
Süßholz	15 g
Hohlzahn	25 g
Bibernelle	35 g
Anis	25 g

Zubereitung und Anwendung wie bei Rezept 1.

Rezept 9

Ehrenpreis	25 g
Bibernelle	15 g
Veilchen	25 g
Eberesche	25 g
Thymian	20 g
Königskerze	10 g

Auf $1/2$ Liter Wasser 2 Eßlöffel, 10 Minuten ziehen lassen, abseihen, 2mal täglich 1 Tasse schluckweise.

Rezept 10

Lungenkraut	35 g
Königskerze	15 g
Spitzwegerich	35 g
Isländisch Moos	15 g
Huflattich	20 g

Auf $1/4$ Liter Wasser 1 Teelöffel, schluckweise mit 1 Teelöffel Honig trinken.

Lungenkrankheiten

Symptome und Ursachen: Zu den häufigsten Leiden gehört die *Lungenentzündung.* Sie wird von sogenannten Pneumokokken ausgelöst, deren Aktivität durch Vitamin-C-Mangel und Erkältungseinflüsse begünstigt wird. Auch andere Erreger können zu dieser Entzündung führen, die sich oft in der Folge einer Bronchitis oder Grippe entwickelt. Symptome sind plötzlich auftretende Mattigkeit, Brustschmerzen, Husten, Kopfweh, Fieber und Appetitlosigkeit.

Die Ärzte unterscheiden die gewöhnliche von der herdförmigen Lungenentzündung. Die *gewöhnliche* Entzündung verläuft im wesentlichen wie eine Infektionskrankheit. Sie beginnt heftig, und zwar mit Hustenreiz, beschleunigter Atmung, Schüttelfrost, Benommenheit, Fieber und erhöhtem Puls. Am zweiten Tag wird ein bluthaltiges, zähflüssiges Sekret ausgeworfen. Bei der *herdförmigen* Lungenentzündung erkrankt nicht ein ganzer Lungenlappen, sondern es treten rings um die Bronchien viele kleine Entzündungsherde auf. Sie beginnt nicht so plötzlich wie die gewöhnliche Lungenentzündung. Auch fehlen die Schmerzen im Brustfell. Das Fieber schwankt, und der Auswurf ist eitrig-schleimig.

Ein anderes Lungenleiden ist die *Lungenblähung, das Emphysem.* Sie wird durch eine ständige Luftüberfüllung der Lunge verursacht. Infolge des dadurch eingeschränkten Volumens zur Aufnahme von Frischluft gelangen nur etwa zwanzig Prozent der Sauerstoffmenge ins Blut, die ein gesunder Mensch einatmen könnte. Am häufigsten tritt diese Erkrankung bei solchen Berufen wie Glasbläser oder Trompeter auf. Krankheitszeichen sind heftige Atemnot bei Anstrengungen, Husten und vor allem eine erschwerte Ausatmung.

Der Fall: Jürgen G., siebenundvierzig, aus Berlin, war an einer schweren Lungenentzündung erkrankt und mußte mit Fieber und Schüttelfrost im Bett bleiben. Da für ihn alle chemischen Medikamente in hohem Maße unverträglich waren, bekam er durch die verabfolgten Antibiotika am ganzen Körper einen lästigen roten Nesselausschlag. Er mußte also auf Naturheilmittel umsteigen, von denen er viele ausprobierte, aber ein spürbarer Heilerfolg kam nicht zustande. Das änderte sich erst, als er auf die Teemischungen von Dr. Hochenegg stieß. Bereits nach kürzester Zeit hörte der Schüttelfrost auf, und das Fieber ging zurück. Bei einer Nachunter-

Lungenkrankheiten 89

suchung wurde bestätigt, daß Jürgen G. die Entzündung ohne Schaden überstanden hatte.

Allgemein wirkende Lungentees:

Rezept 1

Huflattich	25 g
Isländisch Moos	25 g
Spitzwegerich	25 g
Lungenkraut	20 g
Süßholz	20 g
Schachtelhalm	20 g
Hirtentäschelkraut	20 g
Veilchen	15 g

1–2mal täglich 1 Tasse schluckweise.

Rezept 2

Thymian	5 g
Kreuzblume	1 g
Huflattich	25 g
Hohlzahn	25 g
Brombeerblätter	15 g
Malve	15 g
Pfefferminze	5 g
Fenchel	10 g
Carrageen	15 g
Süßholz	25 g

Anwendung wie bei Rezept 1.

Rezept 3

Schachtelhalm	45 g
Löwenzahn	45 g
Knöterich	40 g
Strohblume	15 g
Süßholz	25 g
Huflattich	25 g

Anwendung wie bei Rezept 1.

Bei Lungenabszeß:

Rezept 4

Wallwurz	25 g
Alant	25 g
Blutwurz	25 g
Meisterwurz	20 g
Bibernelle	25 g

Auf 1 Tasse Wasser 1 Teelöffel, 10 Minuten ziehen lassen, schluckweise 1 Tasse täglich.

Bei Lungenasthma:

Rezept 5

Aurikel	25 g
Gundelrebe	25 g
Huflattich	35 g
Meisterwurz	25 g
Leinsamen	25 g
Bibernelle	25 g

Zubereitung und Anwendung wie bei Rezept 4.

Rezept 6

Löffelkraut	25 g
Huflattich	35 g
Myrte	25 g
Bittersüß	25 g
Kerbel	25 g
Schlüsselblume	25 g

Zubereitung und Anwendung wie bei Rezept 4.

90 Erkältungskrankheiten, Erkrankungen der Atmungsorgane

Bei Lungenblähung:

Rezept 7

Salbei	35 g
Eukalyptus	15 g
Ysop	35 g
Alant	45 g

Auf 1 Liter Wasser 4 Eßlöffel, 15 Minuten kochen, abseihen, 3–4mal täglich 1 Tasse.

Bei Lungenblutung:

Rezept 8

Spitzwegerich	15 g
Weihwedel	25 g
Mistel	25 g
Wallwurz	25 g
Blutwurz	25 g
Katzenschwanz	15 g

Auf ¹/₂ Liter Wasser 1 Eßlöffel, 10 Minuten ziehen lassen, abseihen, tagsüber schluckweise trinken.

Lungenleiden bei Bronchitis:

Rezept 9

Leinsamen	15 g
Königskerze	15 g
Gamander	15 g
Bittersüß	15 g
Bibernelle	15 g
Isländisch Moos	35 g
Gundelrebe	15 g
Alant	15 g

Zubereitung und Anwendung wie bei Rezept 8.

Rezept 10

Hohlzahn	35 g
Kreuzblume	15 g
Huflattich	15 g
Goldwurzel	20 g
Fenchel	20 g
Isländisch Moos	35 g

Zubereitung und Anwendung wie bei Rezept 8.

Rezept 11

Wallwurz	15 g
Spitzwegerich	15 g
Veilchen	15 g
Meisterwurz	15 g
Thymian	25 g
Königskerze	15 g
Eibisch	15 g
Huflattich	15 g
Süßholz	10 g

Zubereitung und Anwendung wie bei Rezept 8.

Bei Lungeneiterung:

Rezept 12

Wallwurz	25 g
Johanniskraut	15 g
Bibernelle	25 g
Alant	25 g
Meisterwurz	35 g
Katzenschwanz	25 g

Auf ¹/₂ Liter Wasser 1 Eßlöffel, 10 Minuten ziehen lassen, abseihen, tagsüber schluckweise trinken.

Rezept 13

Ysop	15 g
Katzenschwanz	15 g

Lungenkrankheiten 91

Bibernelle 35 g
Wallwurz 25 g
Lungenkraut 15 g
Meisterwurz 25 g
Zubereitung und Anwendung wie
bei Rezept 12.

Bei Lungenentzündung:

Rezept 14

Stechpalme 25 g
Bibernelle 25 g
Alant 20 g
Meisterwurz 25 g
Wallwurz 25 g
Zubereitung und Anwendung wie
bei Rezept 12.

Rezept 15

Bibernelle 35 g
Spitzwegerich 15 g
Meisterwurz 25 g
Johanniskraut 15 g
Leinsamen 35 g
Zubereitung und Anwendung wie
bei Rezept 12.

Rezept 16

Glaskraut 35 g
Mohnblüten 35 g
Lungenkraut 45 g
Primelblüten 35 g
Stiefmütterchen 35 g
Auf 1 Tasse Wasser 1 Eßlöffel,
10 Minuten ziehen lassen, absei-
hen, 4–5mal täglich 1 Tasse mit Ho-
nig gesüßt trinken.

Rezept 17

Gundelrebe 30 g
Bibernelle 30 g
Leinsamen 15 g
Schlüsselblume 25 g
Zubereitung und Anwendung wie
bei Rezept 16.

Rezept 18

Eukalyptus 20 g
Huflattich 30 g
Grindella 15 g
Königskerze 25 g
Malve 25 g
Lavendel 15 g
Zubereitung und Anwendung wie
bei Rezept 16.

Rezept 19

Efeu 35 g
Eukalyptus 35 g
Isländisch Moos 35 g
Eibisch 45 g
Zubereitung und Anwendung wie
bei Rezept 16.

Rezept 20

Kreuzblume 50 g
Venushaar 35 g
Pinie 25 g
Eibisch 35 g
Zubereitung und Anwendung wie
bei Rezept 16.

Rezept 21

Huflattich 30 g
Malve 30 g
Schafgarbe 30 g
Lavendel 30 g
Zubereitung und Anwendung wie
bei Rezept 16.

92   *Erkältungskrankheiten, Erkrankungen der Atmungsorgane*

Rezept 22

Raute	25 g
Gänsefinger	45 g
Bibernelle	50 g

Zubereitung und Anwendung wie bei Rezept 16.

Rezept 23

Ackerschachtelhalm	35 g
Spitzwegerich	25 g
Kreuzblume	25 g
Salbei	25 g

Zubereitung und Anwendung wie bei Rezept 16.

Bei Lungentuberkulose:

Rezept 24

Johanniskraut	15 g
Hohlzahn	35 g
Meisterwurz	35 g
Engelsüß	15 g
Aurikel	15 g
Kerbel	15 g

Zubereitung und Anwendung wie bei Rezept 16.

Rezept 25

Bibernelle	25 g
Himbeerblätter	15 g
Meisterwurz	35 g
Quecke	15 g
Hohlzahn	30 g

Zubereitung und Anwendung wie bei Rezept 16.

Rezept 26

Kerbel	15 g
Bibernelle	25 g
Veilchen	15 g
Meisterwurz	25 g
Aron	25 g
Aurikel	25 g

Zubereitung und Anwendung wie bei Rezept 16.

Rezept 27

Spitzwegerich	35 g
Bibernelle	25 g
Katzenschwanz	15 g
Wallwurz	30 g
Blutwurz	25 g

Zubereitung und Anwendung wie bei Rezept 16.

Rezept 28

Katzenschwanz	35 g
Knöterich	15 g
Lungenkraut	25 g
Salbei	15 g
Hohlzahn	30 g

Auf $1/2$ Liter Wasser 3 Teelöffel, 10 Minuten ziehen lassen, abseihen, tagsüber schluckweise trinken.

Rezept 29

Isländisch Moos	35 g
Süßholz	15 g
Thymian	25 g
Bibernelle	15 g
Katzenschwanz	35 g

Zubereitung und Anwendung wie bei Rezept 28.

Lungenkrankheiten 93

Rezept 30

Wallwurz	35 g
Lungenkraut	15 g
Bibernelle	15 g
Schafgarbe	25 g
Isländisch Moos	30 g

Zubereitung und Anwendung wie bei Rezept 28.

Rezept 31

Wallwurz	35 g
Hohlzahn	35 g
Isländisch Moos	15 g
Knöterich	15 g
Salbei	15 g
Spitzwegerich	25 g

Zubereitung und Anwendung wie bei Rezept 28.

Rezept 32

Hohlzahn	55 g
Knöterich	45 g
Schachtelhalm	75 g

Auf 5 Tassen Wasser 4 Eßlöffel, auf 3 Tassen zusammenkochen, 3mal täglich 1 Tasse.

Rezept 33

Knöterich	25 g
Schachtelhalm	200 g
Lungenkraut	200 g

Zubereitung und Anwendung wie bei Rezept 32.

Rezept 34

Primel	45 g
Spitzwegerich	55 g
Schachtelhalm	100 g

Auf 1 Tasse Wasser 1 Eßlöffel, 3mal täglich 1 Tasse.

Rezept 35

Eibisch	25 g
Frauenhaar	10 g
Ysop	10 g
Brennessel	10 g
Huflattich	10 g
Süßholz	10 g
Malve	25 g
Anis	15 g
Königskerze	25 g

Zubereitung und Anwendung wie bei Rezept 34.

Bei Verschleimung der Lunge:

Rezept 36

Andorn	30 g
Eberesche	10 g
Veilchen	5 g
Johanniskraut	10 g
Lindenblüten	10 g
Spitzwegerich	5 g
Meisterwurz	10 c
Huflattich	10 g
Schafgarbe	5 g
Eibisch	10 g
Bibernelle	20 g
Lungenkraut	10 g
Salbei	10 g
Süßholz	10 g
Odermennig	5 g
Engelsüß	10 g
Kreuzblume	5 g
Katzenschwanz	5 g
Gundermann	5 g
Ysop	10 g

Auf $1/2$ Liter Wasser 2 Eßlöffel, 10 Minuten ziehen lassen, abseihen, 2mal täglich 2 Tassen.

Rippenfellentzündung

Symptome und Ursachen: Eine Rippenfellentzündung beginnt mit Appetitverlust, Schwächeanfällen, Engegefühl in der Brust, Seitenschmerzen und Seitenstechen, Brustschmerzen und Fieberanfällen. Es kommt zu Atemnot, zumeist im Bereich der befallenen Seite. Bei *eitriger* Rippenfellentzündung ist hohes Fieber eines der wichtigsten Kennzeichen. Der Puls ist schwach tastbar, unregelmäßig und viel zu schnell.

Bei *trockener* Rippenfellentzündung, das heißt ohne Auswurf, liegt der Kranke lieber auf der gesunden Seite, bei *feuchter* Rippenfellentzündung lieber auf der kranken Seite. Verursacht wird diese Entzündung durch verschiedene Bakterienarten. Sie kann aber auch die Folge einer Lungenentzündung sein sowie nach einer Lungenembolie oder einem chronischen Bronchialkatarrh auftreten.

Der Fall: Herbert K. aus Zürich arbeitete als Zollbeamter am Flughafen und war ständig Kälte und Zugluft ausgesetzt. Herr. K war zudem ein starker Raucher, und er trank pro Tag zwanzig bis dreißig Tassen Kaffee. Eine Zeitlang hielt der Körper diese Belastung durch. Aber als sich seine Freudin von ihm trennte, kam es zum körperlichen und seelischen Zusammenbruch. Herr K. begann zu husten, konnte nicht mehr essen und hatte Schmerzen hauptsächlich in der rechten Brusthälfte. Seine Temperatur lag abends bei 39,6 Grad Celsius. Der Hausarzt wollte ihn sofort ins Krankenhaus einweisen, doch das lehnte Herr. K. energisch ab. Durch Zufall fand Herr K. einige Tabletten eines hochwirksamen Penizillinpräparates. Nach drei Tagen war das Fieber auf 37,5 Grad abgesunken, die restlichen Beschwerden wie Seitenstechen und Schwächegefühl konnte Herr K. durch bestimmte Kräuterteesorten beseitigen. Drei Wochen nach der akuten Erkrankung ging der Zöllner wieder seiner Arbeit am Flughafen nach.

Rezept 1		Rezept 2	
Glaskraut	30 g	Maisbärte	30 g
Kamille	20 g	Kamille	45 g
Holunderwurzel	30 g	Silbermantel	20 g
Mädesüß	30 g	Gänseblümchenblätter	30 g
Jasminum bifarium	5 g	Leonurus sibiricus	30 g

Schnupfen   95

Rezept 3

Mäusedornwurzeln	30 g
Schachtelhalm	30 g
Kamille	20 g
Sonnenblumenblätter	25 g
Zinnkraut	40 g
Lonicera japonica	25 g

Rezept 4

Huflattich	30 g
Lungenkraut	20 g
Zinnkraut	30 g
Schafgarbe	35 g
Königsfarnwurzeln	20 g
Oxalis repens	30 g

Rezept 5

Tausendguldenkraut	30 g
Kamille	45 g
Schachtelhalm	30 g
Birkenblätter	30 g
Lungenkraut	35 g
Languas speciosa	30 g

Rezept 6

Schafgarbe	35 g
Wacholderspitzen	20 g
Johanniskraut	35 g
Schachtelhalm	30 g
Brennessel	30 g
Lungenkraut	30 g
Solanum ferox	30 g

Rezept 7

Wacholderbeeren	30 g
Liebstöckelwurzel	30 g
Queckenwurzel	20 g
Schafgarbe	20 g
Lungenkraut	20 g
Salix tetrasperma	30 g

Rezept 8

Kamille	40 g
Tausendguldenkraut	30 g
Lungenkraut	30 g
Schafgarbe	35 g
Huflattich	20 g
Lantana camara	25 g

Schnupfen

Symptome und Ursachen: Es gibt nicht weniger als fünfunddreißig verschiedene Virenarten, die bisher als Erreger für einen Schnupfen nachgewiesen werden konnten. Beim Schnupfen kommt es zu einer Entzündung der oberen Luftwege, besonders des Rachens, der Nase und der Nebenhöhlen. Die Nasenschleimhäute schwellen an, wobei ein dick- oder dünnflüssiges Sekret abgesondert wird. Während des Schnupfens ist der Geruchs- oder Geschmackssinn stark beeinträchtigt. Ist die Infektion besonders hartnäckig, kann zusätzlich eine Schwellung der Rachen- und Gaumenmandeln auftreten.

Zu einer Erkrankung kommt es aufgrund einer verminderten Abwehrkraft des gesamten Organismus. Kann sich der Körper nicht wieder vollständig erholen, so ist eine gesteigerte Anfälligkeit gegenüber Schnupfenviren (Rhinoviren) die Folge. Einen *schweren* Verlauf nimmt der Schnupfen, wenn die Luftröhre in Mitleidenschaft gezogen wird oder die Stirnhöhlen vereitern.

Der Fall: Marion P. aus Marburg arbeitete als Bankangestellte täglich acht Stunden in Räumen mit ausgesprochen trockener Luft. Alljährlich erkrankte Marion P. an einem besonders hartnäckigen Schnupfen. Keine Behandlung wollte helfen. Zuletzt ließ sie sich sogar Kortisonpräparate geben. Doch durch diese Medikamente verschlechterte sich ihr Befinden nur noch weiter, so daß die Entzündungen auf andere Organe übergriffen. Ihre Schnupfenanfälligkeit war zum Schluß so ausgeprägt, daß auch die verordneten Teerezepte nur langsam eine Wirkung zeigten. Inzwischen ist Marion P., abgesehen von einer gelegentlichen leichten Erkältung, von dem hartnäckigen Schnupfen befreit. Es ist auch seit Beginn der Behandlung vor vier Jahren zu keinem Rückfall mehr gekommen.

Rezept 1

Kamille	30 g
Frauenmantel	25 g
Pentapetes phoenicea	15 g
Salbei	25 g

Rezept 2

Brombeerblätter	25 g
Schafgarbe	25 g
Johanniskraut	25 g
Kamille	25 g
Celosia argentea	25 g

Rezept 3

Kamille	25 g
Veilchenwurzel	20 g
Salbei	25 g
Pteris ensiformis	15 g

Rezept 4

Majoran	35 g
Pfefferminze	35 g
Frauenmantel	40 g

Auf 1 Tasse Wasser 1 Eßlöffel, 3–4mal täglich 1 Tasse.

Rezept 5

Salbei	45 g
Meisterwurz	25 g
Frauenhaar	25 g

Zubereitung und Anwendung wie bei Rezept 4.

Rezept 6

Kamille	30 g
Holunder	30 g
Pfefferminze	30 g
Linde	30 g

Zubereitung und Anwendung wie bei Rezept 4.

Schnupfen

Rezept 7

Augentrost	25 g
Leinsamen	25 g
Anis	25 g
Veilchen	20 g
Wermut	20 g

Zubereitung und Anwendung wie bei Rezept 4.

Rezept 8

Gundelrebe	25 g
Kamille	30 g
Holunder	20 g
Salbei	20 g
Rosmarin	30 g

Zubereitung und Anwendung wie bei Rezept 4.

Rezept 9

Thymian	25 g
Meisterwurz	25 g
Rosmarin	25 g
Kamille	25 g
Salbei	20 g

Auf $1/2$ Liter Wasser 2 Eßlöffel, tagsüber schluckweise trinken.

Rezept 10

Benediktenwurz	15 g
Gundermann	15 g
Schließgras	15 g
Thymian	25 g
Schafgarbe	15 g
Meisterwurz	15 g
Silbermantel	25 g
Salbei	15 g

Zubereitung und Anwendung wie bei Rezept 9.

Rezept 11

Augentrost	25 g
Wacholder	45 g
Pestwurz	25 g
Schlehe	15 g
Wermut	15 g

Zubereitung und Anwendung wie bei Rezept 9.

Rezept 12

Seifenkraut	20 g
Katzenschwanz	20 g
Holunder	15 g
Meisterwurz	20 g
Ehrenpreis	45 g

Zubereitung und Anwendung wie bei Rezept 9.

Rezept 13

Salbei	20 g
Linde	15 g
Ehrenpreis	25 g
Thymian	25 g
Pfefferminze	15 g
Blutwurz	15 g
Katzenschwanz	15 g

Zubereitung und Anwendung wie bei Rezept 9.

5. Ernährungsstörungen

Fettsucht

Symptome und Ursachen: Die Fettsucht kann man bei uns als eine Zivilisationskrankheit ansehen. Sie ist weit verbreitet und macht sich meist im mittleren Lebensalter bemerkbar. Bei einem Übergewicht von zwanzig Kilogramm wird im allgemeinen bereits von Fettsucht gesprochen. Hier gibt es jedoch Unterschiede; diese Angabe gilt zum Beispiel nicht mehr bei stark ausgebildeter Muskulatur.

Die Fettsucht hat eine ebenso einfache wie unmittelbare Ursache: Die Kalorienzufuhr übersteigt ständig den Kalorienverbrauch. Dies kann organisch, aber auch seelisch bedingt sein. Psychische Faktoren, wie zum Beispiel nervöse Spannungen, Enttäuschungen oder auch Erziehungsfehler in der Kindheit, können sich in verstärkter Eßlust ausdrücken. Selten hingegen sind endokrine Ursachen – wie etwa eine Unterfunktion der Schilddrüse – für die Fettsucht verantwortlich. Ebenfalls selten entsteht Übergewicht durch eine Störung des Appetitzentrums in der Tiefe des Gehirns.

Bei fortgeschrittener Übergewichtigkeit kann das Fett innerhalb des Bauchraumes auf das Zwerchfell drücken, die Atmung und gleichzeitig die Herztätigkeit lähmen. Es kommt erstaunlich oft zu plötzlichem Herzstillstand in relativ jungen Jahren. Weitere Folgen sind Zuckerkrankheit, Thrombosen, Krampfadern, offene Beine und erhöhter Blutdruck. Vor allem aber verkürzt Übergewicht die Lebensdauer.

Der Fall: Lydia V. war mit achtzehn Jahren über 97 Kilogramm schwer. Sie versuchte alles mögliche, um ihre 25 Kilogramm an Fettpolstern loszuwerden. Appetitzügler halfen jedoch nur über einen Zeitraum von einer Woche, dann wurde der Hunger immer schlimmer, und schon nach wenigen Tagen war das ursprüngliche Gewicht wieder erreicht. Das Mädchen verfiel immer stärker in Depressionen. Ihr anscheinend auswegloser Kampf gegen das Übergewicht hatte erst ein Ende, als sie die Heilkräuterrezepte kennenlernte. Bereits innerhalb eines Monats ging ihr Gewicht von 97 auf

Fettsucht   99

90 Kilogramm zurück. In weiteren vier Monaten sank es auf 65 Kilogramm. Damit begann für Lydia V. ein neues Leben.

Rezept 1

Rosmarin	35 g
Salbei	30 g
Wermut	35 g

3mal täglich 1 Tasse.

Rezept 2

Schlehdorn	30 g
Zinnkraut	30 g

3mal täglich 1 Tasse.

Rezept 3

Wegwarte	55 g

3mal täglich 1 Tasse.

Rezept 4

Anis	25 g
Erdrauch	25 g
Gottesgnadenkraut	20 g
Seifenwurzel	25 g
Süßholz	25 g

3mal täglich 1 Tasse.

Rezept 5

Anis	25 g
Erdrauch	15 g
Gottesgnadenkraut	15 g
Löwenzahnwurzel	15 g
Odermennig	15 g
Schafgarbe	25 g
Seifenwurzel	25 g
Süßholzwurzel	25 g

3mal täglich 1 Tasse.

Rezept 6

Angelikawurzel	25 g
Salbei	15 g
Wacholderbeeren	25 g
Wegwartewurzel	25 g
Wermut	35 g

3mal täglich 1 Tasse.

Rezept 7

Blasentang	55 g
Blaukrautwurzel	25 g
Holunderwurzel	35 g
Spargelwurzel	45 g

3mal täglich 1 Tasse.

Rezept 8

Zinnkraut	10 g
Rosmarinblätter	10 g
Wermutblätter	5 g
Petersilie	5 g
Schlehdornblätter	5 g

Auf 1 Liter Wasser, 3mal täglich 1 Tasse.

Rezept 9

Liebstöckel	10 g
Wacholderbeeren	10 g
Blasentang	15 g
Sennesblätter	15 g
Faulbaumrinde	25 g
Schafgarbe	55 g

1–2 Tassen am Morgen.

100   *Ernährungsstörungen*

Rezept 10

Schlehdorn	30 g
Rosmarin	30 g
Salbei	30 g
Wermut	30 g

3mal täglich 1 Tasse.

Rezept 11

Schafgarbe	45 g
Johanniskraut	45 g
Blasentang	25 g

2mal täglich 1 Tasse.

Rezept 12

Faulbaumrinde	35 g
Sennesblätter	25 g
Hagebutten	15 g
Schachtelhalm	15 g
Bruchkraut	15 g
Hauhechel	15 g
Bibernelle	15 g

Mehrmals täglich 1 Tasse.

Rezept 13

Faulbaumrinde	55 g
Sennesblätter	55 g
Pfefferminze	25 g
Löwenzahnwurzel	25 g
Löwenzahnblätter	25 g

Mehrmals täglich 1 Tasse.

Rezept 14

Sennesblätter	35 g
Fenchel	25 g
Anis	15 g
Süßholzwurzel	25 g

2mal täglich 1 Tasse kalt trinken.

Rezept 15

Sennesblätter	25 g
Holunderblüten	25 g
Süßholz	20 g
Faulbaumrinde	25 g
Anis	20 g
Fenchel	15 g

1 Teelöffel auf 1 Tasse Wasser, morgens und abends 1 Tasse.

Rezept 16

Faulbaumrinde	35 g
Schlehdornblüten	35 g
Rhabarber	100 g

Morgens und abends 1 Tasse.

Rezept 17

Dornschlehblüten	30 g
Löwenzahnwurzel	30 g
Faulbaumrinde	35 g
Brennesselblätter	25 g

2mal täglich 1 Tasse.

Rezept 18

Bockshornkleepulver	25 g
Aloepulver	30 g
Rharbarberpulver	30 g
Sennesblätter	15 g
Süßholz	25 g

Alles mischen, in 1 Liter 68prozentigem Alkohol ansetzen, 10 Tage stehenlassen und dann abseihen. 5mal täglich etwa 20 Tropfen oder als Teeaufguß.

Rezept 19

Frauenmantel	25 g
Bärlapp	25 g

1 Tasse nach dem Essen.

Fettsucht 101

Rezept 20

Rosmarin	15 g
Schlehe	25 g
Salbei	15 g
Canscora diffusa	25 g
Averrhoa carambola	15 g
Dillenia indica	25 g

2–3mal täglich 1 Tasse.

Rezept 21

Blasentang	25 g
Birkenblätter	25 g
Bohnenschalen	25 g
Benediktenwurz	15 g
Cordia dichotoma	25 g
Cynodon dactylon	25 g

2mal täglich 1 Tasse.

Rezept 22

Argemone mexicana	25 g
Tagetes erecta	25 g
Pistia stratiotes	25 g
Euphorbia thymifolia	15 g

2–3mal 1 Tasse.

Rezept 23

Bixa orellana	25 g
Cicca acida	25 g
Mollugo lotoides	25 g

Zubereitung und Anwendung wie bei Rezept 22.

Rezept 24

Sanddorn	25 g
Salbei	15 g
Canscora diffusa	25 g
Averrhoa carambola	15 g
Dillenia indica	25 g

Rezept 25

Birkenblätter	25 g
Salbei	25 g
Faulbaum	15 g
Silbermantel	10 g
Pandanus odoratissmus	15 g

3mal täglich 1 Tasse.

Rezept 26

Melisse	15 g
Walnußblätter	25 g
Blasentang	10 g
Schlehenblüten	15 g
Merremia peltata	25 g
Mirabilis jalapa	15 g

2–3mal täglich 1 Tasse.

Rezept 27

Andorn	25 g
Birke	25 g
Faulbaum	35 g
Maisstempel	25 g
Sauerampfer	25 g

3mal täglich 1 Tasse.

Magerkeit

Symptome und Ursachen: Unter *Magerkeit* wird die Neigung zu Gewichtsverlust verstanden, die entweder erblich bedingt sein kann oder auf eine Fehlfunktion innersekretorischer Organe zurückzuführen ist. Bei der krankhaften *Magersucht* führen seelische Belastungen zur Gewichtsabnahme, aber auch körperliche Faktoren spielen oft eine Rolle.

Die Magerkeit kann auch ein Symptom verschiedenartiger Erkrankungen sein. So ist zum Beispiel bei der Zuckerkrankheit ein enormer Gewichtsverlust möglich, obwohl die Nahrungsaufnahme ausreichend ist. Auch bei Schilddrüsenerkrankungen kommt es zu einer schnellen Abmagerung. Die häufigste Ursache der Abmagerung im Erwachsenenalter liegt in einer bösartigen Erkrankung.

Im allgemeinen gilt, daß Gewichtsverlust größere diagnostische Probleme aufwirft als Gewichtszunahme. Es kann angenommen werden, daß Magerkeit bei ausreichender Nahrungszufuhr auf eine Schilddrüsenerkrankung oder auf eine Zuckerkrankheit hinweist. Geringe Nahrungsaufnahme hingegen läßt eher an psychosomatische Erkrankungen oder an einen Tumor denken.

Der Fall: Erika E. litt seit ihrem sechzehnten Lebensjahr an Appetitlosigkeit, Brechreiz und Magerkeit. Trotz ihrer Körpergröße von 176 Zentimetern wog Erika E. nur noch 46 Kilogramm. Sie suchte zahlreiche Heilpraktiker auf und probierte viele Medikamente aus, die sie dann wieder absetzte. Nichts konnte helfen, denn die Abneigung, etwas zu essen, wurde immer stärker. Als sich die ersten Symptome einer *Kachexie* (also einer Auszehrung mit Gewebsschwund, Organstörungen und allgemeinem Kräfteverfall) einstellten, bekamen es die Eltern mit der Angst zu tun. Dann hörten sie von der Teekur nach Dr. Hocheneggs Rezepten. In den ersten Wochen zeigte sich noch keine deutliche Besserung. Doch nach insgesamt sechs Wochen waren erste Erfolge erkennbar. Die Wangen von Erika bekamen wieder eine rosarote Farbe, und ihr Gesicht wirkte frischer und jugendlicher. Nach weiteren fünf Wochen machte sich eine Gewichtszunahme deutlich bemerkbar. Die Abneigung gegenüber dem Essen verschwand völlig. Erika hält jetzt ihr Gewicht konstant bei 65 Kilogramm.

Mangelerscheinung Frühjahrsmüdigkeit 103

Rezept 1

Fenchel	20 g
Kamille	45 g
Chinarinde	35 g
Eisenkraut	20 g
Hibiscus tiliaceus	20 g

Rezept 2

Wermut	15 g
Kamille	45 g
Eisenkraut	20 g
Centella asiatica minor	35 g

Rezept 3

Frauenmantel	20 g
Habichtskraut	35 g
Enzianwurzel	35 g
Schafgarbe	20 g
Clerodendron inerme	20 g

Rezept 4

Wallwurz	20 g
Meisterwurz	20 g
Bärlapp	20 g
Pfefferminze	35 g
Capparis horrida	20 g

Rezept 5

Bockshornklee	20 g
Knabenkrautwurzel	45 g
Ginseng	45 g

Rezept 6

Schafgarbe	35 g
Wacholderspitzen	20 g
Johanniskraut	35 g
Bockshornklee	20 g
Quassia amara	20 g

Rezept 7

Schafgarbe	15 g
Rosmarin	20 g
Adenanthera pavonina	20 g
Achras sapota	15 g
Cynodon dactylon	20 g

Rezept 8

Frauenmantel	20 g
Bitterklee	15 g
Baldrian	25 g
Schafgarbe	35 g
Habichtskraut	35 g
Kalanchoe laciniata	20 g

Mangelerscheinung Frühjahrsmüdigkeit

Symptome und Ursachen: Die sogenannte Frühjahrsmüdigkeit läßt sich medizinisch schwer beurteilen. Sie weist eine Vielzahl von Symptomen und Ursachen auf. Typische Anzeichen sind zum Beispiel Schwäche, Blässe, Abgeschlagenheit, Unlust, Antriebs- und Interesselosigkeit, Blutarmut, Vitamin- und Eisenmangel, Ratlosigkeit, hohe Fehlerquoten bei jeglicher Tätigkeit, Schulversagen, Streitsucht und Gereiztheit. Die Ärzte sind sich heute einig, daß Frühjahrsmüdigkeit an sich keine Krankheit ist, sondern eine Mangeler-

104 Ernährungsstörungen

scheinung, hervorgerufen durch einseitige Ernährung und Bewegungsarmut während des Winters. Sehr oft ist der sehr wichtige Vitamin-C-Gehalt abgesunken, im Körper haben sich Schlacken gebildet. Die Folge sind neben den beschriebenen Symptomen Stoffwechsel- und Kreislaufstörungen sowie eine wesentlich höhere Anfälligkeit gegenüber Krankheiten aller Art.

Der Fall: Die zwanzigjährige Susanne E. aus München fühlte sich matt, hatte keine Energie und bekam depressive Anfälle. Sie konnte sich nicht erklären, woher diese Beschwerden kamen, und meinte schließlich, daß alles auf die »berühmte« Frühjahrsmüdigkeit zurückzuführen sei. Sie wollte auf das – wie sie meinte – natürliche Abklingen dieser Symptome warten. Doch die Beschwerden wurden immer heftiger. Susanne E. wurde völlig apathisch und ging ihrer Arbeit nicht mehr nach. Die Eltern überredeten sie schließlich doch, einen Arzt aufzusuchen. Dieser aber konnte nichts finden und stempelte die junge Frau »als eine Scheinkranke« ab. Die Eltern gaben nicht auf und sahen sich nun nach Naturheilmitteln um, bis sie auf eine Teemischung stießen, die genau für die Symptome zusammengestellt war, an denen ihre Tochter litt. Das Teerezept verfehlte seine Wirkung nicht, und heute trinkt Susanne E. diese Mischung weiterhin zur Vorbeugung. Antriebslosigkeit und Depressionen kennt sie seit drei Jahren nicht mehr.

Rezept 1	
Löwenzahn	50 g
Brennesselkraut	50 g
1mal morgens, 1mal mittags 1 Tasse.	

Rezept 3	
Ingwer	50 g
Ginseng	50 g
2mal täglich 1 Tasse.	

Rezept 2	
Kamille	30 g
Schafgarbe	40 g
Brennessel	30 g
2mal täglich 1 Tasse.	

Rezept 4	
Centella asiatica	30 g
Löwenzahn	50 g
Bergschafgarbe	100 g
3mal täglich 1 Tasse Tee trinken.	

6. Pathologische Veränderungen der Gehirnfunktionen

Beginnende Geisteskrankheit

Symptome und Ursachen: Typisch bei dieser Krankheit sind Störungen der Gedankengänge. Das Denken der betroffenen Person erscheint oft unklar, zerfahren und für Außenstehende nicht mehr nachvollziehbar, da Beziehungen und Zusammenhänge zwischen den einzelnen Gliedern einer Gedankenkette nur schwer oder gar nicht festzustellen sind. Zudem ist der Patient in seiner imaginären Vorstellungswelt völlig verfangen. Auffallend ist ein ausgeprägter Hang zu Wortneuschöpfungen und zugleich die krankhafte Neigung zu Verallgemeinerungen. Dem Gesunden sind derartige Denkformen nicht fremd, denn im Traum oder im Halbschlaf kommt es zu einem ähnlichen Überspringen von Erfahrung und Logik.

Der an beginnender Geisteskrankheit leidende Patient wirkt nicht selten gefühlskalt und oft grundlos gereizt. Bemerkenswert ist auch eine eigentümliche Gleichgültigkeit. Aktive Patienten sind oft eifrig mit Verbesserungen verschiedenster Art beschäftigt.

Der Fall: Wolfgang G. aus Stuttgart war ein guter Schüler auf dem Gymnasium, hatte vielfältige Interessen und viele Freunde. Diesen fiel seit einiger Zeit eine sonderbare Veränderung an Wolfgang auf. Er drückte sich immer unverständlicher und unlogischer aus. Dann stellten auch die Lehrer eine Wesensänderung an Wolfgang fest. Oft saß er still da und brütete vor sich hin. Seine Leistungen fielen rapide ab. Seiner Mutter wurde er immer fremder, und auf Vorhaltungen, wieder mehr zu lernen, gab er lediglich zur Antwort, daß man mit ihm Großes vorhabe. Die Mutter wandte sich an ihren Hausarzt, der »ganz zufällig« vorbeikommen wollte. In der Wohnung versuchte der Arzt, mit dem Jungen in ein normales Gespräch zu kommen. Doch dieser zeigte sich schweigsam, stand hin und wieder auf und ließ plötzlich einen langen Redeschwall auf den Arzt los. Er erzählte von verschiedenen Dingen, die er vorhabe. Es waren absolut phantastische Vorstellungen. Der Arzt verordnete eine Rezeptur aus Heilkräutern, da er den Jungen zunächst nicht den Nebenwirkungen von chemischen Präparaten aussetzen wollte. Die Teemischung wirkte sofort. Der Zustand des Gymnasiasten besserte sich von Tag zu Tag, und schon bald verschwanden die krankhaften Eigentümlichkeiten.

Rezept 1		*Rezept 2*	
Engelsüß	35 g	Rauwolfia	30 g
Lavendel	35 g	Baldrian	80 g
3mal täglich 1 Tasse.		Hopfen	50 g
		3mal täglich 1 Tasse Tee trinken.	

Epilepsie

Symptome und Ursachen: Unter Epilepsie versteht der Arzt Anfälle, die aus einer abnormen Gehirnübererregbarkeit entstehen. Bei sogenannten »großen Anfällen« kommt es zu Bewußtlosigkeit und zu Schüttelkrämpfen (Konvulsionen). Bei kurzzeitigen Bewußtseinsstörungen wird von »kleinen Anfällen« gesprochen. Das Gehirnstrombild (EEG) liefert dem Arzt die notwendigen Daten über den Verlauf der Krankheit. Zur Behandlung wird eine Reihe von chemischen Substanzen eingesetzt, die unter dem Sammelbegriff Antikonvulsiva bekannt sind. Ein großer Nachteil dieser Medikamente sind ihre gefährlichen Nebenwirkungen. Einen Ausweg bieten die hier erwähnten Kräuterteemischungen, denn bei ihrer Einnahme kann die Dosis von Antikonvulsiva meistens eingeschränkt werden.

Der Fall: Detlef G. aus Remscheid litt seit fünfunddreißig Jahren an einer schweren Epilepsie. Besonders unangenehm war es für den Patienten, daß er die verordneten antiepileptischen Medikamente äußerst schlecht vertrug. Trotz dieser Belastung kam er mit der Zeit auf insgesamt achtzehn Tabletten am Tag, die er nur mit größtem Widerwillen einnahm. Schließlich hörte er von der Möglichkeit einer alternativen Behandlung mit Heilkräutertees und versuchte es kurzentschlossen mit ihnen. In der ersten Woche behielt er die gewohnte Therapie noch bei. Doch bereits gegen Ende der vierten Woche konnte er die Antikonvulsiva deutlich reduzieren. Inzwischen ist Herr G. schon seit zwei Jahren frei von Anfällen. Am meisten freut er sich darüber, daß er wieder ohne Angst Auto fahren kann.

Epilepsie

Allgemeine Tees:

Rezept 1

Veilchen	25 g
Meisterwurz	25 g
Arnika	15 g
Beifuß	10 g
Mistel	15 g
Päonienwurzel	10 g

Auf 1 Tasse Wasser 1 Teelöffel, aufkochen, ziehen lassen, abseihen, 1–2mal täglich 1 Tasse schluckweise.

Rezept 2

Gartenraute	25 g
Baldrian	20 g
Melissenblätter	25 g
Kamille	25 g

2–3mal täglich 1 Tasse.

Rezept 3

Wermut	10 g
Weinrebe	10 g
Labkraut	15 g

2–3mal täglich 1 Tasse mit Honig gesüßt schluckweise trinken.

Rezept 4

Mistel	20 g
Kamille	20 g
Päonienwurzel	15 g
Poloonisia icosandra	20 g

Rezept 5

Hopfen	35 g
Baldrian	25 g
Melisse	35 g
Solanum torvum	20 g

Rezept 6

Kalmus	40 g
Kamille	25 g
Salbei	35 g
Bergschafgarbe	60 g
Solanum torvum	15 g

Rezept 7

Tausendguldenkraut	50 g
Kamille	35 g
Caesalpinia crista	20 g
Crataeva religiosa	20 g
Brassica integrifolia	15 g

Rezept 8

Wohlriechendes Veilchen	20 g
Meisterwurz	20 g
Arnika	5 g
Beifuß	20 g
Desmodium triflorum	20 g

Rezept 9

Labkraut	25 g
Lavendel	15 g
Wermut	20 g
Ziestkraut	15 g
Micromelum compressum	20 g

Das folgende Rezept eignet sich besonders für die Behandlung der Epilepsie beim Kind:

Rezept 10

Weinrebenblätter	25 g
Wermut	20 g
Peperomia pellucida	15 g
Salbei	15 g

108   *Pathologische Veränderungen der Gehirnfunktionen*

Gedächtnisstörungen

Symptome und Ursachen: Man unterscheidet im wesentlichen das Kurzzeit- vom Langzeitgedächtnis. Das *Kurzzeitgedächtnis* behält die Ereignisse, die sich innerhalb der letzten vierundzwanzig Stunden abgespielt haben. Die Kapazität des *Langzeitgedächtnisses* reicht hingegen bis in die frühe Kindheit zurück. Dieses Erinnerungsvermögen ist nur bei sehr schweren Gehirnerkrankungen gestört. Sobald die Krankheit überwunden ist, kehrt es vollständig zurück. Dagegen ist das Kurzzeitgedächtnis sehr empfindlich gegenüber jeder Art von Störungen. Gifte jeder Art wirken sich sofort aus, so zum Beispiel Nikotin, Kaffee und Alkohol. Bei einer Gehirnerschütterung ist eines der wichtigsten Symptome die Störung des Kurzzeitgedächtnisses. Auch chronische Krankheiten können zu Beeinträchtigungen führen. Ist die Krankheit überwunden, kehrt auch das Kurzzeitgedächtnis zurück. Durch bestimmte Teemischungen kann die Gehirndurchblutung angeregt und das Kurzzeit-, aber auch das Langzeitgedächtnis aktiviert werden.

Der Fall: Bernhard Z. aus Kassel hielt sich durch Ausgleichssport fit und war als Baumaschinenfabrikant außerordentlich tüchtig. Das einzige Leiden, das ihm immer mehr zu schaffen machte, war die Gedächtnisschwäche. Sie brachte ihn bei Verhandlungen mit Geschäftspartnern des öfteren in peinliche Situationen. Er versuchte nun, mit verschiedenen chemischen Mitteln sein Gedächtnis wieder zu mobilisieren. Doch eine Besserung blieb aus, dafür kam es zu einer Reihe von unangenehmen Nebenwirkungen, wie etwa Schwindelanfällen und Kreislaufstörungen. Schließlich probierte Herr Z. Naturheilmittel aus. Es dauerte zwar eine Zeit, bis die empfohlene Teemischung voll wirkte, aber nach zwei Monaten strikter Einnahme des Tees verschwand allmählich die Gedächtnisschwäche. Heute kann sich Herr Z. wieder voll auf sein Gedächtnis verlassen.

Rezept 1	*Rezept 2*
Melisse 35 g	Rosmarin 35 g
Mit 1 Liter Wasser aufkochen, 3mal täglich 1 Tasse.	Zubereitung und Anwendung wie bei Rezept 1.

Gedächtnisstörungen 109

Rezept 3

Melisse	35 g
Benediktenwurzel	25 g
Veilchen	25 g
Betonie	15 g
Mistel	15 g
Päonienwurzel	15 g

In 1$^1/_2$ Liter Weißwein zirka 14 Tage ansetzen, auspressen, 5–6mal täglich 1 Eßlöffel voll einnehmen.

Rezept 4

Ehrenpreis	25 g
Kalmus	20 g
Melisse	25 g
Rosmarin	20 g
Weißdorn	20 g
Wermut	20 g

3mal täglich 1 Tasse.

Rezept 5

Melisse	50 g
Wermut	50 g

1–2mal täglich 1 Tasse.

Rezept 6

Melisse	25 g
Kalmus	30 g
Immergrün	25 g
Kamille	30 g
Eclipta alba	25 g

Rezept 7

Johanniskraut	40 g
Kamille	30 g
Lavendel	30 g
Immergrün	20 g
Eriosema chinensis	20 g

Rezept 8

Ehrenpreis	30 g
Kamille	45 g
Johanniskraut	20 g
Alant	30 g
Gloriosa superba	20 g

Rezept 9

Arnikablüten	10 g
Immergrün	30 g
Ringelblumenkraut	30 g
Ehrenpreis	25 g
Kamille	40 g
Centella asiatica	20 g

Rezept 10

Brombeerblätter	20 g
Immergrün	25 g
Kamille	45 g
Johanniskraut	30 g
Clausenia excavata	20 g

Rezept 11

Klettenwurzel	30 g
Kamille	35 g
Löwenzahn	30 g
Brunnenkresse	30 g
Spitzwegerich	30 g
Hibiscus sabdariffa	20 g

7. Erkrankungen der Geschlechtsorgane

Beschwerden in den Wechseljahren

Symptome und Ursachen: Als *Klimakterium* oder Wechseljahre bezeichnet man die Übergangsphase der Frau, in der die Monatsblutungen aufhören. Das ist gewöhnlich zwischen dem vierzigsten und fünfzigsten Lebensjahr der Fall. In dieser Zeit stellen sich die innersekretorischen (endokrinen) Drüsen in ihrer Tätigkeit um. Sie erzeugen von jetzt an weniger Hormone, und folglich läßt die Funktion der Eierstöcke (Ovarien) immer mehr nach – mit anderen Worten: Die Fortpflanzungsfähigkeit der Frau erlischt.

Diese Umstellung im weiblichen Hormonhaushalt ist die Ursache zahlreicher unangenehmer Beschwerden. Häufig kommt es zu Atemnot, Schwindelgefühl, Verstopfung, Harndrang, erhöhtem Blutdruck, Depressionen, Schlafstörungen und Angstzuständen. Je rascher die Ovarien zu arbeiten aufhören, desto heftiger und gravierender sind die Beschwerden.

In Ausnahmefällen kann es bereits vom fünfundzwanzigsten Lebensjahr an zu einem sogenannten *vorzeitigen Klimakterium* kommen. Im allgemeinen handelt es sich dabei um eine verfrühte Erschöpfung der Eierstöcke, doch können die zu zeitig eingetretenen Wechseljahre und die damit verbundenen Beschwerden auch die Folge einer Operation sein.

Der Fall: Frau Lisbeth F. aus Wien war durch Beruf und einen großen Familienhaushalt mit fünf Kindern doppelt belastet. Nach einer Myomoperation traten mit aller Stärke Wechseljahresbeschwerden auf. Frau F. litt immer häufiger an Schlafstörungen. Das Denken erforderte große Anstrengungen, und bei der kleinsten Belastung brach sie in Tränen aus. Nach der Konsultation eines Nervenarztes nahm Frau F. starke Psychopharmaka, die aber nur vorübergehend wirkten. Ihr Zustand, an dem auch eine stationäre Behandlung in einer Klinik nichts änderte, verschlimmerte sich sogar noch. Durch eine Bekannte wurde Frau F. auf die Teemischungen aufmerksam, und sobald sie mit der Teekur angefangen hatte, besserte sich der Zustand. Schlaflosigkeit, Depressionen, Angst und Hitzewallungen gehören nun der Vergangenheit an.

Beschwerden in den Wechseljahren 111

Rezept 1

Baldrianwurzel	20 g
Melisse	25 g
Thymian	25 g
Kamille	25 g
Anona squamosa	15 g

Rezept 2

Ringelblumenblüten	25 g
Baldrianwurzel	25 g
Stiefmütterchen	25 g
Anona reticulata	15 g
Fenchel	10 g

Rezept 3

Malvenblüten	25 g
Hirtentäschelkraut	25 g
Süßholzwurzel	15 g
Alglaia odorata	15 g

Rezept 4

Baldrianwurzel	20 g
Kamille	25 g
Bryopyllum pinnatum	15 g
Schafgarbe	25 g

Rezept 5

Melisse	25 g
Kamille	15 g
Mistel	15 g
Brennessel	25 g
Bacopa moniera	15 g

Rezept 6

Tormentillwurzel	15 g
Schafgarbe	25 g
Melisse	15 g
Mistel	15 g
Malvenblüten	15 g

Rezept 7

Raute	20 g
Rosmarin	30 g
Arnika	10 g
Baldrian	55 g

Auf 1 Tasse Wasser 1 Eßlöffel, 1–2mal täglich 1 Tasse.

Rezept 8

Rosmarin	30 g
Raute	30 g
Johanniskraut	20 g
Schafgarbe	20 g

Zubereitung und Anwendung wie Rezept 7.

Rezept 9

Weißdorn	25 g
Schafgarbe	30 g
Wermut	10 g
Rauwolfia	25 g
Baldrian	20 g

Auf 1 Tasse Wasser 1 Teelöffel, 2mal täglich 1 Tasse.

Rezept 10

Arnika	15 g
Anis	25 g
Baldrian	10 g
Bruchkraut	15 g
Faulbaumrinde	25 g
Bohnenschale	25 g
Holunder	15 g
Hauhechel	25 g

Zubereitung wie bei Rezept 10, 1mal täglich 1 Tasse nach dem Essen.

Erkrankungen der Geschlechtsorgane

Rezept 11

Baldrian	20 g
Frauenmantel	25 g
Melisse	45 g
Thymian	25 g

Auf 1 Tasse Wasser 1 Teelöffel, 10 Minuten ziehen lassen, abseihen, 3mal täglich 1 Tasse.

Rezept 12

Baldrian	25 g
Pfefferminze	45 g
Kamille	45 g

Zubereitung wie bei Rezept 11, 3mal täglich 1 Tasse.

Rezept 13

Malve	25 g
Ringelblume	25 g
Stiefmütterchen	15 g
Sennesblätter	20 g
Baldrian	25 g
Sandsegge	10 g
Süßholz	15 g

Zubereitung wie bei Rezept 11, 1mal täglich 1 Tasse nach dem Essen.

Rezept 14

Baldrian	15 g
Attich	25 g
Süßholz	15 g
Hirtentäschelkraut	15 g
Faulbaum	45 g
Schafgarbe	15 g
Fenchel	15 g

Zubereitung wie bei Rezept 11, 1mal abends 1 Tasse.

Rezept 15

Süßholz	20 g
Bohnenschale	20 g
Ringelblume	2 g
Malve	2 g
Bruchkraut	3 g
Anis	3 g
Sandsegge	2 g
Sennesblätter	15 g
Faulbaumrinde	15 g
Anis	5 g
Stiefmütterchen	10 g
Guajakholz	15 g
Holunder	10 g
Sandelholz	10 g

2–3mal täglich 1 Tasse.

Rezept 16

Schöllkraut	20 g
Gänsefinger	25 g
Arnika	25 g
Schafgarbe	30 g

2mal täglich 1 Tasse.

Rezept 17

Arnika	20 g
Baldrian	50 g
Raute	35 g
Rosmarin	45 g

2mal täglich 1 Tasse.

Rezept 18

Hirtentäschelkraut	25 g
Schafgarbe	30 g
Mistel	25 g
Taubnessel	20 g
Schachtelhalm	25 g
Brennessel	25 g

Anwendung wie bei Rezept 17.

Beschwerden in den Wechseljahren   113

Rezept 19

Schafgarbe	25 g
Waldmeister	25 g
Sennesblätter	15 g
Faulbaum	20 g
Quecke	15 g

Anwendung wie bei Rezept 17.

Rezept 20

Melisse	25 g
Frauenmantel	20 g
Rosmarin	15 g
Kamille	25 g
Schachtelhalm	15 g

Anwendung wie bei Rezept 17.

Rezept 21

Faulbaum	55 g
Blasentang	15 g
Attich	25 g
Fenchel	20 g
Süßholz	15 g

Anwendung wie bei Rezept 17.

Rezept 22

Melisse	100 g

3mal täglich 1 Tasse.

Rezept 23

Johanniskraut	15 g
Melisse	15 g
Weißdorn	15 g
Löwenzahn	15 g
Schafgarbe	15 g
Orangenblüte	15 g
Hagebutte	15 g

Auf 1/4 Liter Wasser 2 Teelöffel, 2mal täglich 1 Tasse.

Rezept 24

Tormentill	35 g
Baldrian	35 g
Hirtentäschel	30 g
Mistel	30 g
Schafgarbe	30 g

2–3mal täglich 1 Tasse.

Rezept 25

Attich	15 g
Blasentang	15 g
Erdrauch	35 g
Faulbaum	25 g
Kreuzdorn	25 g

3mal täglich 1 Tasse.

Rezept 26

Gundelrebe	50 g

Anwendung wie bei Rezept 25.

Rezept 27

Anserine	25 g
Frauenmantel	15 g
Mistel	15 g
Nußblätter	5 g
Kamille	15 g
Totenblume	15 g
Benediktenwurz	15 g
Taubnessel	15 g
Katzenschwanz	5 g

Auf 1 Liter Wasser 4 Eßlöffel, tagsüber schluckweise trinken.

Rezept 28

Salbei	25 g

Mit 1 Liter Wasser kochen, 10 Minuten ziehen lassen, abseihen, 3mal täglich 1 Tasse.

114   *Erkrankungen der Geschlechtsorgane*

Brustdrüsenentzündung

Symptome und Ursachen: Die Brustdrüsenentzündung wird durch auf der Haut befindliche Bakterien, meist Staphylokokken, verursacht. Sie können durch leichte Quetschungen oder Verletzungen in die Brust eindringen. Die Entzündung äußert sich vor allem in einer Schwellung und durch starke Schmerzen in der Brust. Sie kann sich auch aus einer *Milchstauung* entwickeln, wobei die reichlich stehende Milch von Krankheitskeimen befallen wird.

Meistens tritt diese Entzündung jedoch ohne Milchstauung zwischen der zweiten Nachgeburtswoche und dem fünften Nachgeburtsmonat auf. Besonders gefährdet sind Frauen in der zweiten und dritten Nachgeburtswoche. Fast immer ist nur eine Brust betroffen, wobei die Entzündung an einer äußeren Seite auftritt. Diese Stelle wird dann rot, hart und schmerzt stark. Es kommt zu Fieberschüben.

Der Fall: Margot M. aus Bonn freute sich über ihr neugeborenes Kind, das aber sehr temperamentvoll war und beim Stillen heftig an der Brust zog. Über Nacht entzündete sich das Brustdrüsengewebe. Die Brust schwoll an und verhärtete sich.

Auch Umschläge mit Kamillenextrakt nutzten wenig, denn die Entzündung hatte sich in das innere Gewebe verlagert. Selbst die Teerezepte, auf die Frau M. dann zurückgriff, halfen nicht gleich. Erst am dritten Tag löste sich die Spannung, und die Brustdrüsenentzündung ging zurück.

Rezept 1	
Aufrechtes Glaskraut	55 g
Fenchel	45 g
Beide Kräuter ganz klein schneiden und mischen, daraus mehrmals täglich einen Umschlag machen.	

Rezept 2	
Zwiebeln	100 g
Lilienzwiebeln	100 g
Holunderblätter	35 g
Malvenblätter	35 g
Alles mischen, mit etwas Wasser zu einem Brei kochen, mehrmals täglich Umschläge.	

Eierstockentzündung

Symptome und Ursachen: Werden durch eingedrungene Entzündungserreger die weiblichen Keimdrüsen betroffen, so spricht der Arzt von einer Eierstockentzündung. Die *akute* Form dieser Entzündung wird von Fieberanfällen, Schwäche, Schwellungen und Krämpfen begleitet, zudem von heftigem Druckschmerz. Bisweilen wird eine Schwellung im rechten oder linken Unterbauch seitwärts beobachtet. Nicht ungewöhnlich sind bei dieser Erkrankung Reizerscheinungen im benachbarten Bauchfell. Meistens sind die umgebenden Bindegewebssträge ebenfalls entzündet. Dann spricht man in der Medizin von einer *Adnexitis.* Bleibt sie unbehandelt, kann sich die Entzündung soweit ausdehnen, daß es zu verstärkten Blutungen, Darmkrämpfen und eitrigen Verklebungen kommt, die schließlich zur Unfruchtbarkeit führen können. Es ist deshalb unbedingt eine rasche fachärztliche Untersuchung erforderlich.

Der Fall: Heike Z., dreiundvierzig Jahre, aus Düsseldorf, trieb seit ihrer Kindheit viel Sport. In späteren Jahren beurteilte sie allerdings ihre körperlichen Reserven falsch. Infolgedessen setzten Schmerzen in der rechten Leistengegend ein. Die Beschwerden erwiesen sich als hartnäckig und traten dann auch linksseitig auf. Wegen krampfartiger Schmerzen mußte Frau Z. schließlich ihren Lieblingssport, das Schwimmen, aufgeben. Die verordneten Antibiotika brachten keine Besserung, sondern riefen Allergien hervor. Hinzu kamen Blutbildschäden und Verdauungsbeschwerden. Ihr Mann überredete Frau Z., eine Kräuterteekur zu machen. Nach einigen Wochen nahmen die Beschwerden langsam ab. Die apfelgroßen Schwellungen beidseitig neben den Darmbeinen bildeten sich allmählich zurück, und Frau Z. konnte sich wieder sportlich betätigen. Allerdings achtet sie seit dieser Erkrankung darauf, nicht mehr in extrem kühlem Wasser zu schwimmen.

Rezept 1		*Rezept 2*	
Johanniskraut	45 g	Bibernelle	45 g
Silbermantel	20 g	Fenchel	20 g
Kamille	45 g	Bergschafgarbe	20 g
Melisse	20 g	Frauenmantel	35 g
Cordia dichotoma	20 g	Dioscorea bulbifera	35 g

Rezept 3

Anserine	25 g
Mistel	20 g
Blutwurz	20 g
Adenostemma lavenia	20 g

Rezept 4

Ehrenpreis	20 g
Ginseng	25 g
Zinnkraut	20 g
Bibernelle	20 g
Ipomoea pes tigridis	25 g

Rezept 5

Silbermantel	20 g
Knöterich	35 g
Leinsamen	15 g
Blutwurz	35 g
Polanisia icosandra	35 g

Rezept 6

Alantwurzel	20 g
Bergschafgarbe	35 g
Zinnkraut	20 g
Kamille	20 g
Lawsonia inermis	20 g

Rezept 7

Frauenmantel	25 g
Melisse	20 g
Bockshornsamen	35 g
Litsea glutinosa	15 g

Rezept 8

Anserine	25 g
Knöterich	35 g
Ringelblume	20 g
Homonoia riparia	35 g

Geschlechtliche Übererregbarkeit

Symptome und Ursachen: Häufig liegen hier seelische Konflikte zugrunde, die bis in die Kindheit zurückreichen und in einem gestörten Verhältnis zur eigenen Sexualität und zum anderen Geschlecht bestehen. Die verdrängte Sexualität bricht endlich unkontrolliert hervor und äußert sich in geschlechtlicher Übererregbarkeit. Allerdings kann diese Störung auch durch eine gesteigerte Hormonproduktion verursacht werden oder durch eine allgemeine Nervosität. Eine sexuelle Reizüberflutung durch die Massenmedien sowie sitzende Tätigkeiten mit einem zu geringen sportlichen Ausgleich können ebenfalls verursachend wirken. Symptome sind Unruhe, Schlaflosigkeit, Tagträume, Arbeitsunlust und Konzentrationsschwächen.

Der Fall: Albin P. war ein netter junger Mann, der viele Hobbys hatte und erfolgreich seiner Arbeit als Buchhändler nachging. Seit einiger Zeit jedoch plagten ihn erotische Halluzinationen, die ihn als religiösen Menschen mit hohen moralischen Prinzipien stark belasteten und die er sich nicht erklären konnte, da er mit seiner Freundin glücklich war. Als sich sein Zustand verschlimmerte, suchte er einen Arzt auf, der ihm aber lediglich ein Beruhigungsmittel verschrieb. Ein befreundeter Priester riet ihm schließlich, es mit Naturheilmitteln zu versuchen. Herr P. probierte eine für ihn zusammengestellte Teemischung, und schon nach einer Woche nahmen die erotischen Zwangsvorstellungen ab. Nach zwei weiteren Wochen regelmäßigen Teetrinkens verschwanden auch die letzten Symptome.

Rezept 1	
Baldrianwurzel	50 g
Hopfenblüten	50 g
Auf 1 Tasse Wasser 1 Eßlöffel, 1mal morgens, 1mal abends 1 Tasse.	

Rezept 2	
Hopfenblüten	30 g
Baldrianwurzel	30 g
Majoran	25 g
Pfefferminze	25 g
Enzian	15 g
Zubereitung und Anwendung wie bei Rezept 1.	

Menstruationsbeschwerden

Symptome und Ursachen: Sehr viele Frauen leiden unter verschiedenen Störungen und Beschwerden vor und während der Menstruation. Am häufigsten sind zu starke oder zu schwache Blutungen, wobei Schmerzen empfunden werden. Die Beschwerden gehen meist von der Gebärmutter aus. Zu weiteren Schmerzen kommt es durch Gefäßkrämpfe infolge einer Mangeldurchblutung der Bauchorgane. Es können noch andere Faktoren beteiligt sein, zum Beispiel das Ausscheiden von abgestorbenen Geweben durch einen zu engen Gebärmutterhals, einen zu engen Muttermund. Auch eine zu starke Rückwärtskrümmung der Gebärmutterachse kann Beschwerden hervorrufen.

Zum Krankheitsbild gehören Reizbarkeit, seelische Labilität, Kreuzschmerzen, Kopfschmerzen, Schwindel, Schwellungen, Brustschmerzen, Aufgedunsenheit, Mattigkeit, Gewichtszunahme und Depressionen. Manche Frauen erleben nur einen Teil dieser Symptome, andere spüren sie alle in verstärktem Ausmaß. Jüngere Frauen haben diese Beschwerden meist während der ganzen Periode, ältere hauptsächlich einige Tage vor Beginn der Blutung.

Der Fall: Marion E. aus Berlin litt seit ihrem zwölften Lebensjahr an überaus heftigen *Periodenschmerzen.* Die Beschwerden nahmen trotz aller möglichen Therapieversuche eher zu als ab. Marion E. suchte sämtliche Spezialisten der Umgebung auf, doch Marion E. lehnte die meisten der verordneten Medikamente ab, weil sie Nebenwirkungen befürchtete. Schließlich begann sie eine Teekur. Täglich trank sie die verordneten Teemischungen, worauf sie sich etwas besser fühlte. Endgültig von ihrem Leiden befreit war sie nach etwa einem halben Jahr.

Allgemeine Tees:

Rezept 1

Baldrian	20 g
Kamille	35 g
Schafgarbe	30 g
Pfefferminze	25 g

Auf 1 Tasse Wasser 1 Eßlöffel, 4–5mal täglich 1 Tasse.

Rezept 2

Rhabarber	15 g
Thymian	25 g
Schafgarbe	45 g
Fenchel	15 g
Pfingstrose	15 g
Gänsefinger	35 g

Zubereitung und Anwendung wie bei Rezept 1.

Rezept 3

Hopfen	25 g
Schafgarbe	45 g
Baldrian	20 g

Zubereitung und Anwendung wie bei Rezept 1.

Rezept 4

Akelei	15 g
Rhabarber	10 g
Schafgarbe	20 g
Sarsaparill	20 g
Fenchel	10 g
Pfingstrose	5 g
Frauenmantel	20 g

Zubereitung und Anwendung wie bei Rezept 1.

Menstruationsbeschwerden 119

Rezept 5

Kamille	30 g
Heidekraut	15 g
Pfefferminze	30 g
Birke	10 g
Baldrian	30 g
Faulbaum	10 g

Zubereitung und Anwendung wie bei Rezept 1.

Rezept 6

Baldrian	25 g
Pfefferminze	25 g
Melisse	25 g
Gänsefinger	25 g

Auf 1 Tasse Wasser 2 Teelöffel, 3–4mal täglich 1 Tasse.

Rezept 7

Kamille	25 g
Kümmel	25 g
Schafgarbe	25 g
Hopfen	25 g

Zubereitung und Anwendung wie bei Rezept 6.

Rezept 8

Baldrian	30 g
Kamille	30 g
Birke	10 g
Heidekraut	15 g
Faulbaum	10 g
Pfefferminze	25 g

3mal täglich 1 Tasse.

Rezept 9

Blutwurz	20 g
Kamille	25 g
Frauenmantel	35 g
Achras sapota	25 g

Rezept 10

Hirtentäschelkraut	25 g
Rosmarin	15 g
Schachtelhalm	15 g
Schafgarbe	25 g

1–2mal täglich 1 Tasse.

Rezept 11

Johanniskraut	25 g
Thymian	25 g
Ysop	20 g
Andorn	10 g
Tausendguldenkraut	20 g

2mal täglich 1 Tasse.

Rezept 12

Schafgarbe	35 g
Kamille	45 g
Silbermantel	25 g
Andropogon zizanoides	25 g

Rezept 13

Hirtentäschelkraut	25 g
Blutwurz	35 g
Kamille	25 g
Katzenschwanz	25 g
Asplenium microphyllum	25 g

Rezept 14

Melisse	45 g
Meisterwurz	25 g
Liebstöckel	15 g
Pfefferminze	35 g
Bixa orellana	25 g

Rezept 15

Fenchel	25 g
Kamille	45 g
Schließgras	15 g
Melisse	35 g
Bryophyllum pinnatum	25 g

120   *Erkrankungen der Geschlechtsorgane*

Rezept 16

Schafgarbe	35 g
Wacholderspitzen	25 g
Johanniskraut	35 g
Gartenraute	25 g
Argemone mexicana	20 g

Rezept 17

Faulbaumrinde	15 g
Rosmarin	25 g
Queckenwurzel	20 g
Schafgarbe	25 g
Arenga pinnata	25 g

Rezept 18

Brunnenkresse	25 g
Bitterklee	15 g
Baldrian	25 g
Schafgarbe	35 g
Pfefferminze	25 g
Corchorus olitorius	25 g

Bei Ausbleiben der Blutung:

Rezept 19

Wegdorn	20 g
Alant	20 g
Faulbaum	20 g
Raute	20 g
Kamille	25 g
Hirtentäschel	25 g
Wegdorn	20 g

Auf $1/2$ Liter Wasser 2 Eßlöffel, tagsüber schluckweise.

Rezept 20

Alant	25 g
Kamille	25 g
Rosmarin	20 g
Raute	20 g
Zitronenmelisse	20 g

Auf $1/4$ Liter Wasser 1 Eßlöffel, abends trinken.

Rezept 21

Baldrian	30 g
Pfefferminze	35 g
Kamille	45 g

Auf $1/2$ Liter Wasser 4 Eßlöffel, tagsüber schluckweise trinken.

Rezept 22

Ringelblume	30 g
Hirtentäschel	25 g
Kamille	30 g
Pfefferminze	25 g

Zubereitung und Anwendung wie bei Rezept 21.

Bei schmerzhafter Blutung:

Rezept 23

Faulbaum	15 g
Heidekraut	15 g
Himbeerblätter	10 g
Birke	15 g
Pfefferminze	25 g
Baldrian	25 g
Schafgarbe	25 g

Auf 1 Tasse Wasser 1 Teelöffel, 3–4mal täglich 1 Tasse.

Rezept 24

Rosmarin	45 g
Hirtentäschel	15 g
Raute	40 g

3mal täglich 1 Tasse.

Menstruationsbeschwerden 121

Rezept 25

Kamille	25 g
Raute	25 g
Gänsefinger	20 g
Alant	20 g
Melisse	20 g

Aus $^1/_4$ Liter Wasser 1 Teelöffel, 3–4mal täglich 1 Tasse.

Rezept 26

Kümmel	15 g
Kamille	35 g
Baldrian	30 g
Pfefferminze	30 g

Zubereitung und Anwendung wie bei Rezept 25.

Rezept 27

Quecke	20 g
Schafgarbe	30 g
Faulbaum	15 g

Zubereitung und Anwendung wie bei Rezept 25.

Rezept 28

Kamille	35 g
Pfefferminze	35 g
Baldrian	30 g

Zubereitung und Anwendung wie bei Rezept 25.

Rezept 29

Gänsefinger	25 g
Alant	15 g
Raute	15 g
Kamille	15 g
Melisse	30 g

Zubereitung und Anwendung wie bei Rezept 25.

Rezept 30

Schlehdorn	45 g
Alant	25 g
Wacholder	25 g
Brennessel	25 g
Tausendguldenkraut	35 g
Schafgarbe	35 g

Zubereitung und Anwendung wie bei Rezept 25.

Rezept 31

Baldrian	15 g
Alant	20 g
Andorn	20 g
Johanniskraut	25 g
Gänsefingerkraut	25 g
Schafgarbe	25 g

Zubereitung und Anwendung wie bei Rezept 25.

Bei zu schwacher Blutung:

Rezept 32

Raute	100 g

Auf 1 Tasse Wasser 1 Teelöffel, 2mal täglich 1 Tasse.

Rezept 33

Rosmarin	100 g

Zubereitung und Anwendung wie bei Rezept 32.

Rezept 34

Raute	45 g
Faulbaumrinde	15 g
Rosmarin	40 g

Zubereitung und Anwendung wie bei Rezept 32.

Erkrankungen der Geschlechtsorgane

Rezept 35

Wacholder	25 g
Schafgarbe	25 g
Raute	20 g
Süßholz	25 g
Johanniskraut	25 g

Zubereitung und Anwendung wie bei Rezept 32.

Rezept 36

Schlehdorn	50 g
Johanniskraut	50 g

Zubereitung und Anwendung wie bei Rezept 32.

Rezept 37

Gänsefinger	25 g
Wermut	35 g
Wacholder	35 g
Raute	25 g

Zubereitung und Anwendung wie bei Rezept 32.

Rezept 38

Hopfen	15 g
Kamille	35 g
Schafgarbe	25 g
Brennessel	25 g

1mal täglich 1 Tasse am Abend.

Rezept 39

Faulbaum	25 g
Melisse	20 g
Fenchel	25 g
Rosmarin	30 g
Schafgarbe	20 g

Zubereitung und Anwendung wie bei Rezept 38.

Rezept 40

Bitterklee	20 g
Löwenzahn	35 g
Kalmus	10 g
Schafgarbe	25 g

Zubereitung und Anwendung wie bei Rezept 38.

Rezept 41

Blutwurz	25 g
Kamille	15 g
Mistel	45 g
Katzenschwanz	15 g
Hirtentäschelkraut	50 g

Auf 1 Liter Wasser 3 Teelöffel, tagsüber schluckweise trinken.

Rezept 42

Meisterwurz	55 g
Kamille	50 g
Melisse	35 g

Mit 1 Liter 68%igem Alkohol 2 Wochen ansetzen, abseihen, auspressen, 5mal täglich zirka 20 Tropfen.

Bei zu starker Blutung:

Rezept 43

Knöterich	35 g
Hirtentäschelkraut	30 g
Mistel	35 g

Auf 1 Tasse Wasser 1 Teelöffel, 2mal täglich 1 Tasse.

Rezept 44

Schachtelhalm	35 g
Hirtentäschelkraut	35 g
Knöterich	30 g

Zubereitung und Anwendung wie bei Rezept 43.

Menstruationsbeschwerden 123

Rezept 45

Tormentill	30 g
Hirtentäschelkraut	30 g
Eichenrinde	25 g
Schafgarbe	15 g

Zubereitung und Anwendung wie bei Rezept 43.

Rezept 46

Kamille	25 g
Pfefferminze	30 g
Baldrian	20 g

Zubereitung und Anwendung wie bei Rezept 43.

Rezept 47

Baldrian	30 g
Heidekraut	25 g
Pfefferminze	20 g
Johanniskraut	25 g
Schafgarbe	30 g

Zubereitung und Anwendung wie bei Rezept 43.

Rezept 48

Schafgarbe	15 g
Hirtentäschelkraut	45 g
Katzenschwanz	15 g
Silbermantel	25 g
Eichenrinde	40 g

Auf 1 Liter Wasser 3 Eßlöffel, tagsüber schluckweise.

Rezept 49

Kamille	25 g
Hirtentäschelkraut	25 g
Blutwurz	25 g
Frauenmantel	25 g

Zubereitung und Anwendung wie bei Rezept 48.

Rezept 50

Mistel	30 g
Blutwurz	25 g
Schachtelhalm	30 g
Hirtentäschelkraut	25 g

Rezept 51

Blutwurz	25 g
Mistel	25 g
Kamille	15 g
Knöterich	15 g
Frauenmantel	35 g
Anserine	15 g

Zubereitung und Anwendung wie bei Rezept 48.

Rezept 52

Eichenrinde	25 g
Kamille	15 g
Mistel	35 g
Taubnessel	15 g
Frauenmantel	25 g
Eichenblätter	15 g

Zubereitung und Anwendung wie bei Rezept 48.

Rezept 53

Baldrian	30 g
Pfefferminze	35 g
Kamille	35 g

Auf 1 Tasse Wasser 1 Eßlöffel, 1mal täglich 1 Tasse.

Rezept 54

Brombeerblätter	25 g
Zinnkraut	35 g
Hirtentäschelkraut	40 g

Auf $1/2$ Liter Wasser 3 Eßlöffel, mehrmals täglich 1 Eßlöffel nehmen.

124   *Erkrankungen der Geschlechtsorgane*

Milchsekretion

Symptome und Ursachen: Über siebzig Prozent aller Mütter sind stillfähig. Sie können ihrem Kind eine hinsichtlich Eiweiß, Kohlehydrate und Salze ideal zusammengesetzte Milch bieten. Auch für die Mütter ist das Stillen gesund, denn dabei bildet sich die durch die Schwangerschaft vergrößerte Gebärmutter besonders gut zurück. Etwa zwei Tage nach der Geburt kommt durch die milchfördernden Hormone der Hirnanhangsdrüse die Milchproduktion in Gang. Sie wird durch das Saugen des Neugeborenen aufrechterhalten. Das Stillen kann aus verschiedenen Gründen erschwert sein, zum Beispiel durch flache oder hohle Brustwarzen und auch durch zu geringe oder zu übermäßige Milchkapazität. Die *mangelhafte* Milchsekretion beruht auf zahlreichen Ursachen, zum Beispiel auf unzureichendem Saugreiz, Infektionen, Mangelernährung, Blutarmut oder seelischen Störungen. Die *überreichliche* Milchsekretion ist relativ selten. Ihre Ursachen sind bis heute noch unbekannt.

Der Fall: Berta C. aus Bochum war jungverheiratet und überglücklich über die Geburt ihres ersten Kindes. Getrübt wurde die Freude durch ein mühseliges und ungenügendes Stillen, das zudem für Frau C. schmerzhaft war. Sie kam allen möglichen Ratschlägen nach und versuchte es auch mit Abpumpen. Aber nichts vermochte die Milchsekretion ausreichend zu steigern. Erst nach Einnahme der speziellen Teemischungen konnte sie schon nach kurzer Zeit mehr Milch abgeben. Auch die Schmerzen beim Stillen ließen nach. Nach wenigen Tagen hatte Frau C. keine Schwierigkeiten mehr, Mutter und Kind sind gesund und glücklich.

Zur Hemmung der Milchsekretion:

Rezept 1		Rezept 2	
Sennes	15 g	Hopfenblüte	45 g
Salbei	35 g	Salbei	45 g
Hopfen	35 g	Nußblätter	20 g
Nußblätter	15 g	2–3 mal täglich 1 Tasse.	
2mal täglich 1 Tasse.			

Zur Steigerung der Milchsekretion:

Rezept 3

Fenchel	35 g
Bockshorn	35 g
Anis	25 g
Dill	25 g

Auf 1 Tasse Wasser 1 Teelöffel, 3–4mal täglich 1 Tasse.

Rezept 4

Anis	15 g
Melisse	20 g
Engelsüß	20 g
Dill	15 g
Raute	25 g
Bockshorn	20 g
Fenchel	15 g

2mal täglich 1 Tasse.

Rezept 5

Fenchel	55 g
Melisse	25 g
Anis	15 g
Engelsüß	25 g

2mal täglich 1 Tasse.

Rezept 6

Dill	55 g
Anis	45 g
Majoran	50 g

2mal täglich 1 Tasse.

Rezept 7

Fenchel	25 g
Melisse	25 g

2–3mal täglich 1 Tasse.

Potenzstörungen, Impotenz

Symptome und Ursachen: Unter Impotenz versteht man das Unvermögen des Mannes, den Sexualakt zu vollziehen. Dieses Leiden kann angeboren oder erworben, andauernd oder nur vorübergehend sein. Die körperlich bedingte Impotenz durch Verstümmelung oder angeborene Fehler kommt recht selten vor, häufiger dagegen handelt es sich um eine gestörte Hodenfunktion mit ungenügender oder fehlender Produktion des Geschlechtshormones Testosteron. Auch die *Altersimpotenz* beruht auf einem Nachlassen der Testosteronproduktion. Auch körperliche Allgemeinerkrankungen wie Diabetes oder infektiöse Prozesse im Rückenmark können den Beischlaf beeinträchtigen und unmöglich machen.

Psychische Ursachen der männlichen Impotenz sind unter anderem Abneigung oder Haß gegen den Geschlechtspartner, aber auch Gewöhnung und Abstumpfung. Schüchternheit und mangelndes Selbstvertrauen können sich ebenso nachteilig auf das Vermögen zum Beischlaf auswirken wie psychoneurotische Angstzustände.

126 · *Erkrankungen der Geschlechtsorgane*

Des weiteren sind als Ursachen für die Impotenz Alkohol- und Drogenmißbrauch oder zu hohe Dosen an Röntgenstrahlen zu nennen.

Der Fall: Dieter E. aus Frankfurt war verzweifelt: Seit Monaten war er nicht mehr fähig, mit seiner Frau zu schlafen. Rückte der Zeitpunkt des Zubettgehens näher, befiel ihn ein panikartiges Gefühl. Er hatte Angst vor dem Alleinsein mit seiner Frau, vor seinen ehelichen Pflichten. Da er dies seiner Frau nicht einzugestehen wagte, flüchtete er sich in Ausreden. Als das Problem immer unerträglicher wurde, ließ sich Herr E. untersuchen. Da kein organischer Schaden festgestellt werden konnte, riet der Hausarzt, einen Psychologen zu konsultieren. Auch bei den Sitzungen beim Psychologen konnte keine Lösung für das Problem gefunden werden. Nun versuchte Herr E. alle möglichen Aphrodisiaka, aber nichts half. Durch einen Zufall entdeckte er dann die Teesorten von Dr. Hochenegg. Zunächst änderte sich nichts an der geschlechtlichen Unlust. Eine Besserung trat erst ein, als Herr E. zu den Teemischungen genau ausgewählte Naturheilmittel einnahm. Wenige Wochen später hatte er keine Schwierigkeiten mehr, mit seiner Frau zu schlafen. Herr E. ist heute Vater von zwei Söhnen.

Rezept 1	
Pfefferminze	20 g
Mit 1 Liter Wasser kochen, 1mal täglich 1 Tasse.	

Rezept 2	
Tüpfeljohanniskraut	20 g
Zubereitung und Anwendung wie bei Rezept 1.	

Rezept 3	
Blutwurz	25 g
Veilchen	20 g
Bärlapp	35 g
Bärentraube	15 g
Koriander	25 g
Knabenkrautwurzel	25 g
Auf 1 Liter Wasser 3 Eßlöffel, 15 Minuten ziehen lassen, abseihen, tagsüber schluckweise trinken.	

Prostataleiden

Symptome und Ursachen: Ein häufiges Leiden ist die *Prostatahypertrophie,* eine gutartige Wucherung der Vorsteherdrüse, die bei fast allen Männern über sechzig Jahren auftritt. Genauer gesagt, vergrö-

Prostataleiden 127

ßert sich nicht die gesamte Prostata, sondern es beginnen nur bestimmte Drüsen im hinteren Harnröhrenbereich zu wuchern, die von den männlichen und von den weiblichen Geschlechtshormonen des Mannes kontrolliert werden. In der Hälfte aller Fälle treten keinerlei Beschwerden auf. Ist die Drüsenwucherung jedoch so stark, daß die Blasenmuskulatur den Druck um die Harnröhre nicht mehr überwinden kann, so kommt es zu einer Harnsperre, das heißt zu Entleerungsstörungen der Harnblase, die unbehandelt zu einer Stauungsniere führen können.

Der Fall: Gustav E. hatte sich die Blase verkühlt, spürte aber zunächst keine Beschwerden. Erst als er für längere Zeit beruflich unter Streß stand, hatte Herr E. Schwierigkeiten beim Wasserlassen. Der Harnstrahl wurde immer dünner, und nachts riß ihn ein unbändiger Harndrang mehrmals aus dem Schlaf. Vor chemischen Mitteln jeglicher Art hatte der Mann eine unerklärliche Abneigung, weshalb er Naturheilmittel bervorzugte. Die ersten erwiesen sich als zu schwach, doch dann entdeckte er mehrere Teesorten, die ihm halfen. Es dauerte auch hierbei allerdings ein paar Wochen, bis eine merkliche Besserung seines Zustands eintrat. Der Urin wurde heller, und der Zwang, nachts Wasser zu lassen, ging zurück. Schließlich konnte Herr E. erstmals wieder eine Nacht durchschlafen. Nach zwei weiteren Wochen stellte ein Urologe bei der Nachuntersuchung fest, daß die Verhärtung im Prostatabereich zurückgegangen war.

Rezept 1

Schlehe	25 g
Bruchkraut	25 g
Zitterpappel	25 g
Liebstöckel	25 g
Bärentraube	20 g

4–5mal täglich 1 Tasse.

Rezept 2

Bohnenschale	25 g
Zinnkraut	25 g
Brennessel	25 g

Birke	*25 g*
Löwenzahn	*20 g*

Anwendung wie bei Rezept 1.

Rezept 3

Weidenrose	100 g

Anwendung wie bei Rezept 1.

Rezept 4

Kürbiskern	100 g

3mal täglich 1 Eßlöffel nehmen.

128   *Erkrankungen der Geschlechtsorgane*

Tripper

Symptome und Ursachen: Der Tripper, eine ansteckende Geschlechtskrankheit, wird durch Gonokokken verursacht. Sie setzen sich zunächst in der Harnröhrenschleimhaut fest und können von hier aus die Geschlechts- und Harnorgane befallen. Am häufigsten wird der Tripper durch Geschlechtsverkehr übertragen, aber auch durch infizierte Hände, Kleider oder Instrumente. Eine Ansteckung ist auch im Badewasser möglich. Die Inkubationszeit der Krankheit beträgt zwischen zwei Tagen und einer Woche. Typische Anzeichen sind ein Kitzeln und Brennen in der Harnröhre, das speziell beim Wasserlassen zu spüren ist. Schließlich tritt ein gelblich-grünliches Sekret aus der Harnröhrenöffnung. Wichtig ist eine sofortige fachärztliche Behandlung, um das Bakterienwachstum zu verhindern und um die Ausbreitung der Infektion zu stoppen.

Der Fall: Hans A. aus Aachen hatte nach einer zu früh abgebrochenen Tripperbehandlung immer wieder Schmerzen beim Harnlassen. Hin und wieder fanden sich Spuren eines Ausflusses in seiner Unterwäsche. Manchmal traten Schmerzen in der Nierengegend auf. Hans A. vertraute nicht mehr der abgebrochenen Therapie mit ihrer hohen Dosierung von Antibiotika. In einem Zeitungsartikel las er von einer bestimmten Kräuterteemischung, die gegen die Krankheit helfen sollte. Bald nachdem er mit dem regelmäßigen Trinken des Tees begonnen hatte, verschwanden die Schmerzen in der Nierengegend, und die Ausscheidungen aus der Harnröhre hörten abrupt auf. Nach einiger Zeit war auch das Brennen beim Harnlassen verschwunden. Seit nunmehr zwei Jahren ist er beschwerdefrei und fühlt sich auch wieder als »richtiger« Mann.

Rezept		Auf 1 Tasse Wasser 1 Teelöffel,
Johanniskraut	25 g	mehrere Stunden ziehen lassen,
Wacholderbeeren	40 g	aufkochen, abseihen, mehrmals
Walnußblätter	25 g	täglich 1 Tasse.

Unterleibsbeschwerden: Scheidenentzündung und Ausfluß

Symptome und Ursachen: Häufig klagen Frauen über Schmerzen im Unterleib, deren Art und Intensität höchst unterschiedlich sein können. Deshalb ist es auch nicht immer leicht, die Ursache festzustellen. Die Schmerzen können durch starke Muskelkontraktionen oder Entzündungen hervorgerufen werden. Auch unmittelbare Reizungen der Nerven und psychische Faktoren sind in Betracht zu ziehen. Die häufigsten Beschwerden sind Scheidenentzündungen und Ausfluß.

Zur *Scheidenentzündung* kommt es meist durch Reizungen der Scheidenschleimhaut, durch Darmwürmer, Tripper oder eine Gebärmutterentzündung. Symptome sind Brennen und Jucken, Schwellungen und ein milchiges oder eitriges Sekret.

Eine bestimmte Menge an *Ausfluß* aus den weiblichen Genitalien gilt im geschlechtsreifen Alter als ganz normal. Eine geringfügig gesteigerte Sekretion zeigt sich bei manchen Frauen als Nebenwirkung der Antibabypille. Ist die Absonderung krankhaft, so kann sie je nach Beimengung von Bakterien oder Blut eine gelbliche bis rötliche Färbung aufweisen. Die häufigsten Erreger sind Trichomonaden, die in Bädern und Saunas weitverbreitet sind. Oft ist ein überreichlicher Ausfluß psychisch bedingt. Wird er durch mechanische Reize hervorgerufen, so stellen sich im allgemeinen ein Juckreiz und Hautrötungen in den benachbarten Zonen ein. Unter Umständen liegt einem anomalen Ausfluß auch eine Diabeteserkrankung zugrunde. Auf jeden Fall sollte er als Alarmsignal betrachtet werden, da er auch Symptom für eine Krebserkrankung sein kann. Bei hormoneller Schwäche tritt meist eine glasklare, geruchlose Flüssigkeit aus. Ist mit dem Ausfluß dagegen ein unangenehmer Geruch verbunden, so ist dieser zumeist auf Bakterien, Viren oder Pilze zurückzuführen.

Der Fall: Maria M. litt seit geraumer Zeit an starkem Ausfluß. Sie nahm Antibiotika und Antiseptika ein und verwendete Deodorants in großen Mengen, doch ohne Erfolg. So stand sie auch den Heilkräutertees zunächst skeptisch gegenüber. Zehn Tage nach Beginn der Behandlung aber schwächten sich die Beschwerden ab, bis der Ausfluß schließlich ganz aufhörte.

130   *Erkrankungen der Geschlechtsorgane*

Bei Ausfluß:

Rezept 1

Eichenrinde	35 g
Kamille	25 g
Birke	15 g
Schachtelhalm	15 g
Efeu	35 g

Auf $1/2$ Liter Wasser 4–5 Eßlöffel, 2mal täglich $1/2$ Tasse trinken.

Rezept 2

Brennessel	35 g
Efeu	35 g
Nußblätter	30 g
Schafgarbe	25 g
Kamille	35 g

Zubereitung und Anwendung wie bei Rezept 1.

Rezept 3

Kalmus	10 g
Spitzwegerich	15 g
Schafgarbe	15 g
Kamille	30 g
Alant	35 g
Nußblätter	25 g

Auf $1/2$ Liter Wasser 2 Eßlöffel, ansonsten wie bei Rezept 1.

Rezept 4

Schachtelhalm	20 g
Hagebutte	20 g
Nußblätter	20 g
Rosmarin	20 g
Minze	20 g

Zubereitung und Anwendung wie bei Rezept 3.

Rezept 5

Brennessel	30 g
Rosmarin	25 g
Schafgarbe	25 g
Gamander	20 g
Kamille	35 g
Salbei	25 g

Auf 1 Liter Wasser 1 Eßlöffel, lauwarm zu Spülungen benutzen.

Rezept 6

Salbei	15 g
Brennessel	15 g
Schafgarbe	45 g
Kamille	45 g

Auf 1 Liter Wasser 3–4 Eßlöffel, ansonsten wie bei Rezept 5.

Rezept 7

Weide	25 g
Kamille	35 g
Majoran	30 g
Salbei	30 g
Gamander	20 g
Taubnessel	25 g
Schafgarbe	25 g

Auf 1 Liter Wasser 5–6 Eßlöffel, anstelle von Wasser trinken.

Rezept 8

Salbei	25 g
Kamille	25 g
Rosmarin	20 g
Taubnessel	20 g
Schafgarbe	25 g

Auf 1 Liter Wasser 8–9 Eßlöffel, lauwarm zu Spülungen benutzen.

Scheidenentzündung und Ausfluß 131

Rezept 9

Gänsefingerkraut	45 g
Kamille	55 g

Auf 1 Liter Wasser 1 Eßlöffel, 10 Minuten ziehen lassen, abseihen, lauwarm zu Spülungen benutzen.

Rezept 10

Kamille	15 g
Schafgarbe	15 g
Brennessel	35 g
Knöterich	35 g
Eichenrinde	15 g
Frauenmantel	35 g

Auf 1 Liter Wasser 2 Eßlöffel, ansonsten wie bei Rezept 9.

Rezept 11

Frauenmantel	25 g
Spierstaude	45 g
Melisse	25 g
Baldrian	25 g

Auf 1 Tasse 1 Eßlöffel, 2mal täglich 1 Tasse schluckweise trinken.

Rezept 12

Pfefferminze	25 g
Taubnessel	35 g
Kamille	40 g

Zubereitung und Anwendung wie bei Rezept 11.

Rezept 13

Enzian	15 g
Salbei	15 g
Eichenrinde	10 g
Eibisch	30 g
Taubnessel	30 g
Schafgarbe	30 g

Zubereitung und Anwendung wie bei Rezept 11.

Rezept 14

Schafgarbe	25 g
Taubnessel	20 g
Brennessel	25 g
Eisenkraut	20 g
Kamille	25 g

2mal täglich 1 Tasse schluckweise.

Rezept 15

Bärentraube	20 g
Knöterich	35 g
Brennessel	20 g
Taubnessel	35 g
Rosmarin	10 g

Anwendung wie bei Rezept 14.

Rezept 16

Salbei	25 g
Malve	15 g
Eichenrinde	20 g
Quendel	10 g

Mit zirka 4 Liter Wasser $1/2$ Stunde kochen lassen, mehrmals täglich lauwarm zu Spülungen benutzen.

Rezept 17

Hirtentäschel	25 g
Myrte	35 g
Nußblätter	45 g
Kamille	25 g
Blutweiderich	35 g

Auf $1/2$ Liter Wasser 2 Eßlöffel, 4–5mal täglich 1 Tasse schluckweise trinken.

Rezept 18

Odermennig	45 g
Brennessel	35 g
Schafgarbe	50 g

Auf 1 Tasse Wasser 1 Teelöffel, 4–5mal täglich 1 Tasse.

Erkrankungen der Geschlechtsorgane

Rezept 19

Brennessel	50 g
Blutwurz	50 g

Mit 1¹/₂ Liter Wasser kochen, lauwarm zu Spülungen benutzen.

Rezept 20

Frauenhaar	35 g
Erdbeerwurz	25 g
Zinnkraut	45 g

Zubereitung und Anwendung wie bei Rezept 19.

Rezept 21

Weidenrinde	50 g
Nußblätter	50 g

Zubereitung und Anwendung wie bei Rezept 19.

Rezept 22

Baldrian	25 g
Melisse	25 g
Zinnkraut	15 g
Taubnessel	25 g
Schafgarbe	25 g
Kamille	25 g

Auf 1 Tasse Wasser 1 Eßlöffel, 2mal täglich 1 Tasse schluckweise trinken.

Rezept 23

Kamille	20 g
Gänsefingerkraut	20 g
Salbei	20 g
Crinum latifolium	25 g

Rezept 24

Brennesselblätter	20 g
Blutwurz	20 g
Ackerschachtelhalm	20 g
Frauenhaarblätter	20 g
Celosia argentea	25 g

Rezept 25

Blutweiderich	20 g
Hirtentäschel	20 g
Kamille	20 g
Odermennig	20 g
Schafgarbe	20 g
Basella rubra	25 g

Rezept 26

Brennessel	25 g
Kamille	20 g
Weidenrinde	20 g
Walnußblätter	15 g
Weiße Taubnessel	20 g
Coldenia procumbens	25 g

Bei Scheidenentzündung:

Rezept 27

Blutwurz	25 g
Beinwell	100 g

Auf 1 Tasse Wasser 1 Eßlöffel, 2mal täglich 1 Tasse trinken.

Rezept 28

Mistel	20 g
Kamille	25 g
Frauenmantel	25 g
Taubnessel	15 g
Anserine	25 g
Blutwurz	20 g

Auf 1 Liter Wasser 4 Eßlöffel ansetzen, aufkochen, 10 Minuten ziehen lassen, abseihen, mehrmals täglich lauwarme Spülungen.

8. Hautkrankheiten und Wunden

Abszeß

Symptome und Ursachen: Die Krankheit beginnt mit einer linsengroßen Rötung und Schwellung der Haut an den verschiedensten Körperstellen. Bereits in diesem Anfangsstadium treten deutliche Schmerzen auf. Der Kranke fühlt sich allgemein schwach und apathisch und leidet an Schlaflosigkeit. Die Abszesse – abgekapselte Eiteransammlungen als Folge einer großherdigen oder mehrerer kleinherdiger Abszedierungen – können sich schließlich über den ganzen Körper verbreiten. Abszedierungen nennt man das Absterben von Gewebe mit nachfolgender Verflüssigung zu Eiter. Dabei kommt es auch zur Bildung stark eiternder Furunkel. Ursache können Stoffwechselstörungen wie Zuckerkrankheit, Gicht oder Blutarmut sein. Begünstigt wird die Krankheit durch falsche Ernährung und allgemein verringerte Widerstandskraft.

Bereits eine Vollwerternährung kann die Neigung zu *Hautentzündungen* vermindern. Um die Reifung und Abheilung des Abszesses zu beschleunigen, helfen Kamilleteepäckchen, die auf die entzündete Stelle gelegt werden. Es kann auch Knoblauch verwendet werden, der jedoch mitunter Schmerzen verursacht.

Der Fall: Der Verwaltungsangestellte Martin G. aus Frankfurt war schwer zuckerkrank. Schließlich traten bei dem Zweiundvierzigjährigen am ganzen Körper Abszesse mit Eiterungen auf. Keine Gegenmaßnahme brachte auf Dauer Linderung, geschweige denn Heilung. Auch die Professoren mehrerer Universitätskliniken waren ratlos. Hilfe fand Martin G. durch die nachfolgende Teemischung Nummer 3. In besonders hartnäckigen Fällen empfiehlt es sich, die Teemischung Nummer 4 anzuwenden.

Dieses Rezept befreite auch Frau Ilse S. aus Düsseldorf von ihrer Qual. Die Krankheit war bei ihr so ausgeprägt, daß immer wieder Abszesse und Furunkel auftraten. Häufig war sie durch die geschwollenen und nässenden Hautpartien zu wochenlangem Daheimbleiben gezwungen. Nun ist sie schon seit fünf Jahren beschwerdefrei.

134   *Hautkrankheiten und Wunden*

Rezept 1

Borretschblätter	25 g
Blutweiderich	25 g
Kamillenblüten	25 g
Artocarpus heterophyllus	15 g

3mal täglich 1 Tasse trinken.

Rezept 2

Desmodium triflorum	25 g
Lonicera japonica	10 g
Dolichos lablab	25 g
Chrysophyllum cainito	5 g
Plumiera acuminata	10 g

Rezept 3

Wegwartwurzeln	25 g
Odermennig	25 g
Crinum latifolium	30 g
Klettenwurzeln	25 g

Dieser Tee sollte 10 Minuten gekocht werden, dann abseihen und warm trinken.

Rezept 4

Bittersüß	25 g
Birkenblätter	25 g
Indigofera tinctoria	25 g
Matricariae	30 g

Akne

Symptome und Ursachen: Schon vielen jungen Menschen in der Pubertät hat die Akne das Leben zur Hölle gemacht. Der Ausschlag, der besonders im Gesicht auftritt, kann wegen der Verunstaltung des Aussehens zu seelischen Problemen, ja zu tiefen Depressionen führen. Die sogenannte *Akne vulgaris* ist die häufigste Form dieser Talgdrüsenerkrankung. Charakteristisch sind an der Hautoberfläche liegende, mit Eiter gefüllte Zysten und Pusteln. Hinzu kommen zentralnervöse Faktoren, Magen- und Darmstörungen. Ursachen dieser Erkrankung sind meist in einer gestörten Drüsenfunktion zu finden oder in der Unverträglichkeit bestimmter Nahrungsmittel wie Schokolade, Schweinefleisch und auch Mehlspeisen. Die eigentliche Ursache aber ist die vermehrte Bildung von geschlechtsspezifischen Hormonen, wie sie eben in der Pubertät erfolgt. Dabei wird auch die Talgdrüsentätigkeit gesteigert. Es kommt zu Pfropfenbildungen, die ein idealer Nährboden für bestimmte Bakterien sind.

Die Akne verschlimmert sich meistens im Winter, im Frühjahr klingt sie dann etwas ab, und im Sommer verschwindet sie oft ganz. Im Herbst fängt es wieder von vorn an. Es gibt eine ganze Reihe

Akne 135

von Therapien, doch fast jede hat große Nachteile und ist mit Rückfällen verbunden. Nicht empfehlenswert ist zum Beispiel die Röntgentherapie und andere Bestrahlungsarten. Sie führen selten zur Ausheilung. Sonnenbestrahlung hat nur eine geringe Tiefenwirkung. Höhensonne kann mehr schaden als nützen. Die verstärkte Einnahme von Vitaminen schließlich kann die Akne sogar noch fördern.

Generell gilt bei Akne: Aufpassen bei der Ernährung! Eine Umstellung auf Vollwertkost kommt auch dem Gesamtorganismus zugute.

Der Fall: Welche Probleme Akne bei jungen Menschen hervorruft, macht besonders die Krankheitsgeschichte der Schülerin Susanne F. aus Darmstadt deutlich. Sie erzählt: »Als sich bei mir die ersten Pickel bildeten, alarmierte mich das nicht besonders. Mit etwas Puder war die Sache schnell behoben. Doch dann verbreitete sich der Ausschlag fast über Nacht. Nichts half mehr, keine noch so teure Gesichtscreme, keine Sonnenbäder.

Als ich dann auch noch spürte, daß sich mein Freund von mir abwenden wollte, suchte ich eine Klinik für Dermatologie auf. Auch dort wußte man bald keinen Rat mehr, die Akne trotzte allen Behandlungen. Erst eine ganz bestimmte Teemischung half mir endlich. Bereits nach wenigen Tagen zeigten sich erste Erfolge. Nach einigen Wochen hatte ich wieder eine ganz zarte Haut.«

Rezept 1

Löwenzahn	25 g
Stiefmütterchen	15 g
Fenchel	25 g
Kamille	15 g

Dieser Tee ist mehrmals täglich zu trinken.

Rezept 2

| Fenchel | 25 g |
| Kamille | 15 g |

Löwenzahn	25 g
Luffa cylindrica	20 g
Carum copticum	20 g
Gangrea maderaspantana	20 g

Den Tee mehrmals täglich trinken.

Rezept 3

Queckenwurzeln	25 g
Sansegge	15 g
Bärlappwurzeln	35 g
Kamille	25 g

Rezept 4

Himbeerblätter	25 g
Hirtentäschelkraut	25 g
Johanniskraut	25 g
Waldmeister	15 g

3mal täglich 1 Tasse trinken.

Rezept 5

Arnikablüten	25 g
Hirtentäschelkraut	25 g
Stiefmütterchen	25 g
Kamille	25 g

Rezept 6

Brennesselblätter	25 g
Kamille	25 g
Johanniskraut	25 g
Salbei	25 g
Ringelblumen	15 g

Dieser Tee wird 3mal täglich heiß getrunken, am besten abwechselnd mit den vorher genannten Teemischungen. Außerdem empfehlen sich zur lokalen Behandlung der Akne Kamillenteeumschläge und heiße Wickel mit Gurkensaft.

Chronische Hautleiden

Symptome und Ursachen: Aufgrund zum Teil ungeklärter Stoffwechselerkrankungen entstehen Störungen beim Hautaufbau, wodurch die Haut gegenüber Krankheiten aller Art anfälliger ist. Manchmal sind die Oberflächenschichten mangelhaft ausgebildet, bei anderen *angeborenen* Hautleiden sind sie verdickt und verhärtet und lösen sich in größeren oder kleineren Schuppen ab. In schweren Fällen ähnelt die Haut der von Fischen. Bei bestimmten angeborenen Hautleiden bilden sich *nässende Ekzeme,* die zeitweise bluten oder blutunterlaufen aussehen, zuwachsen und aus ungeklärten Gründen erneut aufbrechen.

Der Fall: Barbara M. aus Winterthur hatte in ihrer Jugend keinerlei Hautbeschwerden. Mit dreißig Jahren zeigten sich dann zum ersten Mal große gerötete, brennende und schmerzende Flecken. Der unerträgliche Juckreiz veranlaßte Frau M. dazu, sich an den betroffenen Stellen zu kratzen, bis eine offene Wunde entstand. Die Behandlung mit verschiedenen Salben hatte nur bedingten Erfolg, da sich der Körper nach einer bestimmten Zeit an diese Mittel gewöhnt hatte und nicht mehr auf sie reagierte. Als Frau M. schließlich begann, die Kräutertees anzuwenden, verschwanden die Beschwerden vollständig. Drei Jahre sind seitdem vergangen, ohne daß es einen Rückfall gegeben hätte.

Chronische Hautleiden

Rezept 1

Löwenzahn	25 g
Fenchel	30 g
Stiefmütterchen	25 g
Kamille	30 g
Cassia alata	25 g

Rezept 2

Bärlappwurzeln	40 g
Kamille	30 g
Ulmenblätter	30 g
Queckenwurzeln	20 g
Salbei	35 g
Dianella ensifolia	25 g

Rezept 3

Hirtentäschelkraut	30 g
Kamille	45 g
Johanniskraut	20 g
Salbei	30 g
Nerium indicum	20 g

Rezept 4

Arnikablüten	25 g
Himbeerblätter	30 g
Ringelblumenkraut	30 g
Ehrenpreis	25 g
Kamille	40 g
Terminalia edulis	20 g

Rezept 5

Waldmeister	35 g
Salbei	25 g
Kamille	45 g
Johanniskraut	30 g
Thespesia populnea	20 g

Rezept 6

Stiefmütterchenkraut	30 g
Kamille	35 g
Holunderblüten	30 g
Salbei	25 g
Ulmenblätter	30 g
Nypa fruticans	25 g

Rezept 7

Birke	30 g
Stiefmütterchen	15 g
Spierstaude	25 g
Brennessel	30 g

2–3mal täglich 1 Tasse.

Rezept 8

Wegwarte	10 g
Löwenzahn	5 g
Bitterklee	15 g
Fenchel	25 g
Stiefmütterchen	25 g
Faulbaumrinde	35 g

Anwendung wie bei Rezept 7.

Rezept 9

Faulbaumrinde	25 g
Birke	30 g
Stiefmütterchen	25 g
Holunderblüten	25 g
Fenchel	15 g
Süßholz	20 g

Anwendung wie bei Rezept 7.

Rezept 10

Schlehdorn	25 g
Melisse	20 g
Schafgarbe	20 g
Schachtelhalm	15 g
Benediktenkraut	20 g
Brennessel	25 g
Löwenzahnwurzel	15 g
Salbei	15 g

2–3mal täglich 1 Tasse.

Rezept 11

Storchschnabel	25 g
Erdrauch	20 g
Wermut	10 g
Ehrenpreis	25 g
Quecke	20 g
Pockenholz	15 g

Auf 1 Liter Wasser 3 Eßlöffel, tagsüber schluckweise trinken.

Rezept 12

Brennesselkraut	15 g
Alantwurzel	25 g
Erdrauch	35 g
Veilchen	30 g
Spitzwegerich	10 g
Storchschnabel	5 g

Zubereitung und Anwendung wie bei Rezept 11.

Rezept 13

Wegwartewurzel	45 g
Ehrenpreis	25 g
Erdrauch	25 g
Süßholz	5 g
Sassafras	3 g
Fenchel	1 g

2–3mal täglich 1 Tasse.

Rezept 14

Wermut	5 g
Alant	40 g
Erdrauch	35 g
Ehrenpreis	15 g
Quecke	15 g
Storchschnabel	10 g

Sämtliche Kräuter fein mahlen und mischen, 5–8mal täglich 1 Teelöffel mit Apfelwein nehmen.

Ekzeme

Symptome und Ursachen: Das Ekzem ist eine Erkrankung der Oberhaut, die in verschiedener Art und Form auftritt. Dabei bilden sich schubweise Rötungen und Bläschen, die entweder nässen oder verkrusten und verschuppen. Die Ekzemformen mit Bläschen verursachen einen heftigen Juckreiz. Alle diese Hautveränderungen können ohne Narben verheilen. Bei längerer Dauer der Krankheit kommt es zu einer holzartigen Verdickung und Vergröberung der betroffenen Hautstellen. Im Gegensatz zu *akuten* Ekzemen, die innerhalb von einigen Tagen abheilen, bestehen *chronische* Ekzeme mitunter über Monate. Das *seborrhoische Ekzem* siedelt sich gern an Körperteilen mit besonders starker Talgsekretion an, so zum Beispiel im Bereich der Nasen-Mund-Falte und der mittleren Brust- und Rückenpartie. Es wird durch Hautbakterien erzeugt, vor allem durch Staphylokokken.

Ekzeme 139

Eine besondere Rolle spielt das *Kontaktekzem.* Es wird – auch
als allergische Reaktion – durch den Kontakt der Haut mit Fremd-
stoffen ausgelöst. Zu diesen Stoffen zählen zum Beispiel kosmeti-
sche Präparate, diverse Arzneimittel, Terpentin, Chrom, Nickel,
Gummi, Farbstoffe und vieles andere mehr. Zu erwähnen ist noch
das *Abnutzungsekzem,* das durch häufige Entfettung der Haut beim
Umgang mit Wasser, Seife, Alkalien, Zement, Kalk oder Industrie-
waschmitteln entsteht.

Der Fall: Christa G. aus Kiel hatte einen eigenen kleinen Friseur-
salon mit drei Angestellten. Frau G. war in ihrem Beruf glücklich.
Eines Tages aber begannen sich auf ihren Händen kleine nässende
und juckende Bläschen und Einrisse zu bilden. Durch den jahrelangen Kontakt mit Seifen, Färbemitteln und vielen alkalischen Stoffen war die Haut sehr sensibilisiert worden. Frau G. litt an einem
sogannten *Berufsekzem.* Sie probierte mehrere Cremes und Salben
gegen den *Hautausschlag* aus, doch er konnte nur vorübergehend
etwas gelindert werden. Das Ekzem breitete sich immer weiter aus
und wurde immer schmerzhafter. Ein hinzugezogener Hautarzt
teilte Frau G. nach einer Reihe von Tests mit, daß sie ihren Beruf
aufgeben müßte, denn über kurz oder lang würde das Ekzem chronisch. Schließlich versuchte die Patientin die ihr empfohlenen Teemischungen. Nach konsequenter Einnahme bildete sich das Ekzem
zurück, die kranken Hautstellen verblaßten, dann bildete sich langsam wieder eine rosige, gesunde Haut. Frau G. und ihre drei Angestellten trinken die Teemischungen jetzt regelmäßig zur Vorbeugung.

Rezept 1	
Berberitze	20 g
Ehrenpreis	20 g
Klette	15 g
Labkraut	20 g
Ringelblume	15 g
Stiefmütterchen	15 g

Auf ¼ Liter Wasser 1 Eßlöffel, tagsüber schluckweise trinken.

Rezept 2	
Löwenzahn	25 g
Faulbaum	20 g
Tüpfelfarn	15 g
Veronikablätter	15 g

Mit 1 Liter Wasser kochen, 1mal
morgens, 1mal abends 1 Tasse.

Rezept 3

Spierstaudenblätter	20 g
Löwenzahn	25 g
Faulbaumrinde	20 g
Veilchenwurzel	20 g
Schafgarbe	25 g

Auf 1 Tasse Wasser 1 Eßlöffel, zirka 5 Stunden ziehen lassen, abseihen, täglich 1 Tasse.

Rezept 4

Spierstaudenblätter	25 g
Löwenzahn	25 g
Faulbaumrinde	20 g
Andorn	25 g
Quecke	25 g

Zubereitung und Anwendung wie bei Rezept 3.

Rezept 5

Berberitze	25 g
Ehrenpreis	20 g
Klette	20 g
Labkraut	25 g
Ringelblume	20 g
Stiefmütterchen	15 g

Auf 1 Tasse Wasser 1 Eßlöffel, 3mal täglich 1 Tasse.

Rezept 6

Bittersüß	35 g
Brennessel	35 g
Ulmenrinde	30 g

Zubereitung und Anwendung wie bei Rezept 5.

Rezept 7

Brombeerblätter	25 g
Eichenrinde	20 g
Salbei	20 g
Schachtelhalm	15 g
Tausendguldenkraut	20 g

Zubereitung und Anwendung wie bei Rezept 5.

Rezept 8

Süßholz	30 g
Tausendguldenkraut	25 g
Tannensprossen	55 g

Zubereitung und Anwendung wie bei Rezept 5.

Rezept 9

Ehrenpreis	35 g
Haferstroh	35 g
Wacholderbeeren	40 g

Zubereitung und Anwendung wie bei Rezept 5.

Lupus

Symptome und Ursachen: Lupus ist eine Bezeichnung für *Haut-tuberkulose*. Dabei entstehen gelbbraune Knötchen, die sich oft zu Geschwüren ausdehen und dann eine großflächige Hautzerstörung nach sich ziehen können. Man unterscheidet mehrere Formen dieser Krankheit. Bei *Lupus pernio* handelt es sich um eine entzündliche Systemerkrankung des Stütz- und Muttergewebes, die immunologisch bedingt ist und in drei Stadien verläuft. Bevorzugt befallen werden Lymphknoten, Lunge und Haut.

Nesselausschlag   141

Lupus erythematodes führt zu Hautveränderungen im Gesicht. Meist sind innere Krankheiten mitbeteiligt wie Entzündungen der Herzinnenhaut oder der Nieren. Auch bestimmte Medikamente können diese Krankheit hervorrufen. Typisch für sie ist ein symmetrischer Hautausschlag, Gelenkschmerzen, Fieberschübe und Gewichtsverlust. Hauptsächlich tritt sie bei Frauen im dritten Lebensjahrzehnt auf.

Der Fall: Ilse B. aus Essen hatte seit einiger Zeit kleine Knötchen im Gesicht, die regelmäßig verteilt waren. Dazu bekam sie Schmerzen in den Gelenken. Sie ließ einige Zeit vergehen, da sie glaubte, diese Beschwerden würden von selbst wieder abklingen. Doch das Gegenteil war der Fall. Frau B. bekam auch noch leichtes Fieber, während sich die gelblichen Knötchen vermehrten. Jetzt ging sie zu einem Arzt, der ihr eine Reihe von Medikamenten verschrieb. Doch keines der Mittel sprach an. Der Ausschlag wurde immer stärker, und die Gelenkschmerzen nahmen eher noch zu. Als sie die Medikamente daraufhin absetzte, gingen die Knötchen ein wenig zurück. Frau B. ging nun dazu über, regelmäßig verschiedene Mischungen von Heilkräutern und anderen Naturheilmitteln anzuwenden mit dem Ergebnis, daß sich ihr Zustand wesentlich besserte. Das Fieber sank, die Gelenkbeschwerden verschwanden, und die gelbbraunen Knötchen verblaßten. Schließlich war Frau B. völlig genesen.

Rezept		Spitzwegerich	30 g
		Hühnerdarmkraut	30 g
Schachtelhalm	30 g		
Wermut	30 g	2mal täglich 1 Tasse.	

Nesselausschlag

Symptome und Ursachen: Der Nesselausschlag beginnt mit Hautjukken, -stechen und -brennen. Plötzlich treten linsen- bis pfenniggroße Erhebungen von weißer oder roter Farbe auf. Diese Quaddeln können sich über den ganzen Körper verbreiten oder auch nur einzelne Partien befallen. Dabei erreichen sie dann einen Durchmesser bis zu fünf Zentimetern. Die Schwellungen sind beträchtlich und können durch Blasenbildung kompliziert sein. Diese Krank-

Hautkrankheiten und Wunden

heit wird meist auf eine allergische Reaktion zurückgeführt. Auslöser der allergischen Form sind Milch, Ei, Obst und Gemüse, Honig, Nüsse, Fisch sowie verschiedene Arzneimittel. Bei der nichtallergischen Form führt manchmal schon eine mechanische Reizung der Haut oder die Einwirkung von Hitze, Kälte und Licht zum Ausschlag. Auch körperliche Anstrengung und Ermüdung können die Quaddeln hervorrufen. Allergische Formen sind wesentlich häufiger als die nichtallergischen.

Der Fall: Ludwig F. aus Kulmbach litt seit längerer Zeit an immer wiederkehrenden, anscheinend spontan auftretenden *Hautausschlägen*. Sie befielen die verschiedensten Körperteile und wurden von einem starken Juckreiz begleitet. Am schlimmsten war es, wenn er Süßigkeiten gegessen hatte. Herr F. unterzog sich bei einem Hautarzt einer ganzen Reihe von Tests. Er bekam viele Medikamente verordnet, von denen aber einige den Ausschlag sogar noch verstärkten. Da entschloß er sich zu einem letzten Versuch mit Naturheilmitteln. Dreimal täglich nahm er nun genau auf ihn abgestimmte Kräutermischungen ein, und schon bald zeigte sich eine positive Wirkung. Bereits nach einer Woche war der Juckreiz verschwunden, einige Zeit später waren dann sämtliche befallenen Hautstellen wieder glatt und gesund.

Rezept 1

Schafgarbe	25 g
Nußblätter	25 g
Nußschalen	30 g
Wacholderbeeren	15 g
Brennessel	15 g

Auf 1 Liter Wasser 3–4 Eßlöffel, 2–3mal täglich 1 Tasse.

Rezept 2

Brennessel	100 g

4–5mal täglich 1 Tasse.

Rezept 3

Lindenblüten	15 g
Brennessel	35 g
Schafgarbe	30 g
Wacholdernadeln	10 g
Nußschalen	25 g

Zubereitung und Anwendung wie bei Rezept 1.

Schuppenflechte

Symptome und Ursachen: Wer schon einmal von einer Schuppenflechte befallen worden ist, der weiß, wie hartnäckig diese Hautkrankheit ist. Sie stellt nicht nur einen Schönheitsfehler dar, sondern kann sehr ernste Folgen haben. Meist tritt sie bei Menschen zwischen dem zehnten und vierzigsten Lebensjahr auf. Hauptsächlich kommt die Schuppenflechte in Nord- und Mitteleuropa vor. Fachärzte schätzen, daß drei bis vier Prozent der Bevölkerung an ihr leiden.

Bei der Schuppenflechte zeigen sich, wie der Name schon sagt, silberglänzende oder graugefärbte Schuppen auf roten Hautflecken. Beim Entfernen der Schuppen blutet die Haut darunter punktförmig. Die Krankheit verläuft in Schüben. Manchmal gehen ihr Infektionskrankheiten voraus. In bestimmten Fällen erkranken auch die Fingernägel, die dann dick, brüchig und milchig trüb werden können.

Bleibt die Krankheit unbehandelt, kann sie sich auf die Gelenke ausdehnen. Sie führt dann nicht selten zur Versteifung der kleinen und großen Gelenke und sogar zur Verstümmelung. Der Erfolg fast aller bisherigen Behandlungsmethoden ist sehr eingeschränkt, weil sie an der Ursache der Erkrankung vorbeigehen. Die Schuppenflechte wird hervorgerufen durch Überernährung, Fehlernährung und durch noch zum Teil unbekannte Stoffwechselstörungen. Bevorzugt befallen werden Haarboden, Haaransatz, Ellenbogen, Kniegelenke und die Analregion. Besonders gewarnt werden muß vor der Anwendung von Kortison, das zu Hautdegenerationen führt und schwere Rückfälle nach sich zieht.

Der Fall: Viola H. aus San Francisco studierte mit Begeisterung Medizin und Biologie. Aber sie hatte ein Problem: Haaransatz, Haarboden und der Rücken der Studentin waren mit großen breitflächigen Schuppen bedeckt. Sobald einige Flecken verschwanden, tauchten neue auf. Keine Salbe konnte das Übel beseitigen. Aufgrund ihrer Kenntnisse der Medizin lehnte Viola H. Kortison wegen seiner Nebenwirkungen völlig ab. Dann entdeckte sie die Kräutertees von Dr. Hochenegg, die sie nun regelmäßig trank. Bereits nach einigen Wochen verblaßten die roten Stellen, und eine gesunde, zarte Haut kam zum Vorschein. Auch an den Stellen, die über Jahre krank gewesen waren, kehrten die Schuppen nicht mehr zurück.

Rezept 1

Brennesselwurzel	25 g
Löwenzahnkraut	25 g
Bittersüß	15 g
Pongamia pinnata	15 g
Rosmarin	10 g
Ehrenpreis	15 g

Rezept 2

Schöllkraut	15 g
Löwenzahn	10 g
Klettenwurzel	5 g
Dodonea viscosa	15 g

Rezept 3

Bingelkraut	25 g
Ringelblumenblüten	15 g
Schöllkraut	5 g
Brennessel	25 g
Kerbel	15 g
Gmelina philippinensis	15 g

Rezept 4

Fenchel	30 g
Nerium indicum	25 g
Erdrauch	25 g
Kamille	25 g

Rezept 5

Löwenzahnkraut	20 g
Kamille	25 g
Celosia argentea	15 g
Braunwurz	25 g
Lycopodium clavatum	10 g

Rezept 6

Gnadenkraut	10 g
Zichorienwurzel	15 g
Braunwurz	15 g
Ehrenpreis	25 g
Bingelkraut	5 g
Dolichos lablab	15 g

Übermäßige Schweißabsonderung

Symptome und Ursachen: Eine Überfunktion der Schweißdrüsen ist am ganzen Körper möglich, sie kann aber auch auf die Achseln, Füße, Hände oder die Leistengegend beschränkt bleiben. Es gibt etwa zwei Millionen Schweißdrüsen, die über den Körper verteilt sind. In besonders hoher Zahl sind sie an der Stirn, an den Handballen und Fußsohlen vorhanden.

Diese Drüsen sind weniger Ausscheidungsorgane als vielmehr Wärmeregulatoren. Ihr wäßrig-saures Sekret hemmt als Säureschutzmantel das Wachstum von Bakterien. Zu den Schweißdrüsen gehören auch an bestimmten Punkten Duftdrüsen. Überall wo Duftdrüsen liegen, an den Nasenflügeln oder in der Leistengegend

Übermäßige Schweißabsonderung

und auch an Haarkanälen, bilden sich Lücken im Säureschutzmantel der Haut. Hier können Bakterien und Pilze leicht eindringen, weshalb an diesen Stellen häufig Hautkrankheiten auftreten.

Der Fall: Anita H. aus Lindau hatte ein Problem: Ohne erkennbaren Anlaß brach ihr häufig unvermutet der Schweiß aus, was ihr besonders in Gesellschaft peinlich war. Am liebsten hätte sie jede Stunde geduscht und vier- bis fünfmal am Tag die Kleidung gewechselt. Sämtliche Mittel und Badezusätze halfen nichts. Sie suchte sogar einen Psychologen auf, der sich monatelang mit der Analyse ihrer Kindheit auseinandersetzte, ohne daß er einen Grund für die Schweißausbrüche erkennen konnte. Als letzten Ausweg probierte Anita H. dann verschiedene Teesorten. Bereits nach wenigen Tagen stellte sie eine Abschwächung der unkontrollierten Schweißabsonderung fest. Einige Wochen später war die körperliche Störung völlig verschwunden. »Am schönsten für mich ist, daß ich wieder ohne Hemmungen tanzen gehen kann«, sagt sie heute.

Allgemeine Tees:

Rezept 1

Walnuß	35 g
Ysop	15 g
Salbei	15 g

Auf 1 Tasse 2 Eßlöffel, 1mal abends 1 Tasse.

Rezept 2

Baldrian	15 g
Schachtelhalm	15 g
Salbei	70 g

Auf 1 Tasse 1 Eßlöffel, 3–4mal täglich 1 Tasse.

Rezept 3

Sternanis	25 g
Schafgarbe	45 g
Salbei	50 g

2–3mal täglich 1 Tasse.

Bei Achselschweiß:

Rezept 4

Eichenblätter	50 g
Zinnkraut	50 g

Auf 1 Liter 3 Eßlöffel, 10 Minuten ziehen lassen, mehrmals täglich damit die Achselhöhlen waschen.

Rezept 5

Eichenrinde	100 g

Zubereitung und Anwendung wie bei Rezept 4.

Rezept 6

Salbei	45 g
Walnuß	25 g
Ysop	30 g

1mal abends 1 Tasse.

Rezept 7

Schachtelhalm	15 g
Salbei	70 g
Baldrian	15 g

2–3mal täglich 1 Tasse.

Rezept 8

Enzian	15 g
Rosmarin	15 g
Salbei	5 g
Schachtelhalm	15 g

Auf 1 Liter 2 Eßlöffel, 1mal abends 1 Tasse.

Bei Fußschweiß:

Rezept 9

Katzenschwanz	25 g
Eichenrinde	20 g
Holunder	25 g
Weizenkleie	25 g
Salbei	25 g

Mit 4 Liter Wasser ansetzen, aufkochen, 10 Minuten ziehen lassen, 20 Minuten lang als Fußbad benutzen.

Rezept 10

Zinnkraut	55 g
Nußblätter	45 g

Mit 3 Liter Wasser kochen, täglich als Fußbad benutzen.

Rezept 11

Zinnkraut	25 g
Eichenrinde	45 g
Blutwurz	25 g
Quendel	15 g
Rosmarin	15 g

Auf 1 Liter Wasser 4 Eßlöffel, $1/2$ Liter dieser Mischung mit 4–5 Liter Wasser verdünnt als Fußbad benützen.

Bei Körpergeruch:

Rezept 12

Salbei	100 g

Mehrmals täglich mit dem Aufguß waschen.

Rezept 13

Tausendguldenkraut	100 g

2mal täglich 1 Tasse trinken.

Unterschenkelgeschwüre

Symptome und Ursachen: Diese Geschwüre bilden sich als Folge venöser oder arterieller Kreislaufstörungen. Oft kann schon ein schlecht sitzender Schuh das auslösende Moment sein. Die betroffenen Hautbezirke werden stark pigmentiert, und die Haut degeneriert. Ohne eine fachkundige Behandlung breiten sich die befallenen Stellen immer weiter aus. Dabei entstehen auch meist kleine Wunden, die um sich greifen, bis sie schließlich eine zusammenhängende Hautfläche bedecken. Über den erkrankten Hautpartien bildet sich eine schmutzig wirkende, gelblich-grüne Geschwürkruste,

Unterschenkelgeschwüre 147

die ein übelriechendes Sekret absondert. Die Geschwürränder sind oft entzündet. Es besteht häufig Thrombosegefahr.

Die Neigung zur Bildung von Unterschenkelgeschwüren wird durch hohen Blutdruck, Zuckerkrankheit und Bewegungsarmut noch verstärkt. Vorwiegend sind die Innenseiten der Unterschenkel knapp oberhalb der Knöchel betroffen. Bei Diabetikern muß besonders auf die Fuß- und Beinpflege geachtet werden, um tiefgehende Geschwüre zu verhindern.

Der Fall: Kurt G. aus Bremen litt seit seiner Jugend an Beinschwellungen und Entzündungen längs der Unterschenkel. Bei den herkömmlichen Untersuchungen konnte keine Ursache festgestellt werden. Auffällig war lediglich eine geringgradige Neigung zur Zuckerkrankheit. Bei längerer Belastung schmerzten beide Unterschenkel, und in der Nacht kam es bisweilen zu langandauernden Krämpfen. Durch Heil- und Venensalben blieben die Beschwerden einigermaßen erträglich. Aber regelmäßig im Sommer unter Hitzebelastung verschlechterte sich das Krankheitsbild. Nach langen Arbeitstagen waren die Unterschenkel geschwollen und dick. Fast monatlich traten unerklärliche Fieberschübe auf. Innerhalb eines Jahres bildeten sich dann offene Stellen, die mit einem zähen Belag bedeckt waren. Diese offenen Stellen breiteten sich über die ganzen Unterschenkel aus, und nachts traten furchtbare Schmerzen auf. Die Ärzte rieten zur Operation. Schließlich begann Herr G. eine Kräuterteekur und versuchte der Reihe nach die genannten Teesorten. Bereits nach einigen Wochen stellten sich die ersten Erfolge ein. Zunächst wurde das Schweregefühl in den Beinen erträglicher. Nach weiteren Wochen bildete sich der Belag zurück und es zeigte sich eine neue rosarote Haut. Die Beinschwellungen blieben dann völlig aus.

Rezept 1		*Rezept 2*	
Schachtelhalm	35 g	Johanniskraut	35 g
Pfefferminze	45 g	Kamille	35 g
Bergschafgarbe	20 g	Pfefferminze	35 g
Kamille	45 g	Brennessel	45 g
Cyperus rotundus	20 g	Dactyloctenium aegyptium	20 g

148   Hautkrankheiten und Wunden

Rezept 3

Goldraute	35 g
Kamille	45 g
Heidekraut	35 g
Calophyllum inophyllum	15 g

Rezept 4

Spitzwegerich	35 g
Schafgarbe	20 g
Heidekraut	35 g
Glycosmis pentaphylla	25 g

Rezept 5

Arnikawurzel	20 g
Bergschafgarbe	35 g
Berberitzenwurzel	25 g
Tausendguldenkraut	35 g
Basella rubra	25 g

Rezept 6

Walnußblätter	35 g
Bärlapp	35 g
Beinwellwurzel	20 g
Canarium luzonicum	35 g

Rezept 7

Zinnkraut	25 g
Holunder	35 g
Beinwell	35 g
Areca catechu	20 g

Rezept 8

Arnika	15 g
Huflattich	35 g
Blutwurz	20 g
Ringelblume	35 g
Brennessel	35 g
Ximenia americana	25 g

Warzen

Symptome und Ursachen: Warzen sind verhornte Hautwucherungen, die meist an Händen und Fingern vorkommen. Sie sind aber auch im Gesicht und an den Füßen zu finden. Es gibt zwei Arten von Warzen. Eine wird *durch Viren verursacht,* wobei die Warzen von einer Stelle zur anderen übertragen werden. Und es gibt sogenannte *Alterswarzen,* hervorgerufen durch den hohen Talggehalt der Altershaut. Bei den durch einen Virus bedingten Warzen verläuft der Infekt planlos. Die Warzen können einzeln auftreten, aber auch ganze »Herden« bilden. Es kommt vor, daß sich diese Warzen nach Monaten spontan wieder zurückbilden. Die befallenen Stellen sind im allgemeinen scharf begrenzt, rund oder höckerig mit einem Durchmesser von zwei bis zehn Millimetern. Ihre Ausbreitung wird durch Schweiß und Feuchtigkeit begünstigt. Bei der Behandlung der Warzen tritt meist das Problem auf, daß das Virus nicht mit vernichtet wird. Es kann dann an der gleichen oder an einer anderen Stelle wieder wirksam werden.

Wundheilung 149

Der Fall: Bei Karl R. aus Bad Godesberg traten seit seiner Jugend an beiden Händen Warzen auf. Er suchte eine ganze Reihe von Hautärzten auf und probierte alle möglichen Hausmittel, doch der Erfolg blieb aus. Da Herr R. beruflich mit sehr vielen Kunden in Kontakt kam und sich dabei schämte, seine Hände zu zeigen, wurden die Warzen für ihn auch zu einem seelischen Problem. Dann erfuhr er durch einen Branchenkollegen, dessen Frau an der gleichen Krankheit gelitten hatte, von den speziellen Teemischungen. Schon nach wenigen Wochen verschwand eine Warze nach der anderen ohne die häßlichen Spuren einer chirurgischen Entfernung und auch ohne Schmerzen.

Rezept 1

Zwiebel	30 g
Bocksbart	30 g
Löwenzahn	40 g

Alles mischen und auspressen, mehrmals täglich auftragen.

Rezept 2

Zypresse	45 g
Hauswurz	25 g
Warzenkraut	35 g

Mit ¹/₂ Liter 64prozentigem Alkohol 100 g 2 Wochen ansetzen, abseihen, damit ein kleines Stück Leinen befeuchten und auflegen.

Rezept 3

Schöllkrautstengel	100 g

Auspressen, mehrmals täglich damit die Warze befeuchten.

Rezept 4

Ringelblume	100 g

Anwendung wie bei Rezept 3.

Rezept 5

Arnikatinktur	100 g

Mehrmals täglich die Warze damit befeuchten.

Wundheilung

Symptome und Ursachen: Wunden heilen nach einem ganz bestimmten Verlaufsmuster. Der Prozeß der Heilung beginnt bereits mit der Blutgerinnung. Der Körper sondert Fibrinfäden ab, die die Aufgabe haben, die Wunde zu verkleben und den Wundschorf zu bilden. Unter dieser Schutzschicht kann dann die Wundstelle ausheilen. Im Verlauf einiger Tage schließen sich die Wundränder, und die verletzte Stelle selbst wird durch nachwachsendes Gewebe

150   *Hautkrankheiten und Wunden*

ausgefüllt. Es bilden sich Bindegewebsfasern, und neue Kapillaren durchziehen das frisch aufgebaute Gewebe. Diese Vorgänge sind jedoch störanfällig. Mit den folgenden Teesorten können Störungen vermindert oder sogar ganz ausgeschlossen werden.

Der Fall: Der zwölfjährige Christopher C. verletzte sich beim Bergsteigen am linken Schienbein. Die Wunde, die etwa die Größe eines Fünfmarkstückes hatte, wurde steril verbunden. In der Nacht setzten jedoch starke Wundschmerzen ein und ließen ihn kaum Schlaf finden. Er hatte wegen eines unerträglichen Juckreizes an der verletzten Stelle zu kratzen begonnen und dadurch die Wunde mit Eitererregern verseucht. Diese konnten sich nun ungehemmt vermehren, denn jede Wunde ist ein idealer Nährboden für Erreger aller Art. Durch vier Wochen langes Teetrinken schloß sich dann aber die Wunde völlig. Es blieb lediglich eine kaum sichtbare Narbe zurück.

Rezept 1

Weidenröschen	35 g
Frauenmantel	15 g
Wermut	15 g
Thymian	25 g
Acaalypha indica	20 g

Rezept 2

Tausendguldenkraut	35 g
Gänsefingerkraut	35 g
Blutwurz	20 g
Wundklee	20 g
Katzenpfötchen	35 g
Hyptis capitata	20 g

Rezept 3

Schlangenknöterich	35 g
Blutwurz	20 g
Arnika	15 g
Frauenmantel	35 g
Ethulia conycoides	20 g

Rezept 4

Schafgarbe	45 g
Frauenmantel	35 g
Eibisch	45 g
Katzenschwanz	20 g
Bauhinia tomentosa	20 g

Rezept 5

Sanikel	20 g
Frauenmantel	25 g
Silbermantel	20 g
Eibisch	20 g
Grammatophyllon skriptum	20 g

9. Herz- und Kreislaufbeschwerden

Herzerkrankungen I: Herzbeschwerden und Herzschwäche

Symptome und Ursachen: Herzerkrankungen können verschiedensten Ursprungs sein. In jedem Fall ist eine genaue Diagnose und ärztliche Behandlung erforderlich. Bei Herzerkrankungen kommt es zu einer verminderten Blutförderleistung. Das führt zu Stauungen im Körper- und Lungenkreislauf. Als unmittelbare Folge wird die Durchblutung des gesamten Körpers deutlich vermindert. Und damit ergeben sich gravierende Komplikationen. Die unterschiedlichen Herzerkrankungen können ein und dasselbe klinische Bild zeigen.

Die wichtigsten Kennzeichen der *Herzschwäche* sind verringerte körperliche Belastbarkeit, Atemnot bei kleineren Anstrengungen, geschwollene Beine und Blut- oder Lymphstauungen. In schweren Fällen kommt es bei der Herzschwäche zur Lungenwassersucht und verminderter Nierendurchblutung.

Eine Schwäche der linken Herzkammer zeigt sich in Müdigkeit, Erschöpfung, Atemnot, Kälteempfindlichkeit, nächtlichem Lufthunger und nächtlichem Hustenreiz. Letzterer ist eine Folge der Wasseransammlung in den Lungen. Manchmal kommt bei dem Husten ein blutiggefärbter Auswurf mit. Setzt hier nicht rechtzeitig eine Behandlung ein, so ist die Folge eine Lungenwassersucht, die tödlich verlaufen kann. Die Symptome dabei sind Unruhe, Angst, Erstickungsgefühl, Blauverfärbung, Herzrasen, Atembeschleunigung, Blässe und kalter Schweißausbruch. Bisweilen sind bei einer Herzschwäche auch genetische Faktoren beteiligt, Faktoren, die in der Familie bedingt sind.

Zum Krankheitsbild: Bei einer Herzschwäche sind die Herzkranzgefäße nicht mehr in der Lage, das Herz mit sauerstofffreichem Blut zu versorgen. Medizinisch spricht man von einer *Hypoxie* des Gewebes. Dabei werden die Nervenenden so gereizt, daß qualvolle Schmerzen entstehen, die manchmal tagelang anhalten können.

152   *Herz- und Kreislaufbeschwerden*

Der Fall: Dietlinde L. aus Graz hatte häufig Herzbeschwerden. Doch klinische Untersuchungen ergaben kein eigentliches Krankheitsbild. Dennoch wurden die Beschwerden im Lauf der Jahre immer heftiger, so daß Frau L. in die Frührente gehen mußte. Durch eine Bekannte wurde Dietlinde L. auf die Teemischungen aufmerksam gemacht. Sie wendete sie an, und langsam normalisierte sich ihr Allgemeinbefinden. Die Herzbeschwerden verschwanden völlig, und nach drei Monaten konnte sie wieder leichte Arbeiten verrichten.

Allgemeine Tees:

Rezept 1

Stechpalme	25 g
Primel	25 g
Nelkenwurz	25 g
Cassia fistula	25 g

Rezept 2

Mistel	20 g
Ginster	15 g
Anserine	15 g
Weißdornblüten	15 g
Euphorbia pilulifera	25 g
Solanum nigrum	15 g

Rezept 3

Benediktenwurzel	25 g
Hopfen	20 g
Bibernelle	30 g
Pandanus odoratissimus	15 g

Rezept 4

Frauenmantel	15 g
Kamille	25 g
Schlehenblüten	25 g
Maiblume	25 g
Indigofera tinctoria	15 g

Rezept 5

Holunderblüten	25 g
Rosmarinblätter	25 g
Pfefferminze	25 g
Melissenblätter	25 g
Mentha arvensis	15 g
Aegle marmelos	15 g

Rezept 6

Baldrian	15 g
Melisse	25 g
Schafgarbe	25 g
Hibiscus sabdariffa	15 g
Helianthus annuus	15 g
Garcinia mangostana	15 g

Bei Herzbeschwerden durch Magenblähungen:

Rezept 7

Gänsefinger	30 g
Herzgespann	35 g
Melisse	35 g

Auf 1 Tasse Wasser 1 Teelöffel, mehrere Stunden ziehen lassen, kurz aufkochen, 3mal täglich 1 Tasse schluckweise.

Herzbeschwerden und Herzschwäche

Bei nervösen Herzbeschwerden:

Rezept 8

Herzgespannkraut	55 g
Melisse	45 g

Auf 1 Tasse Wasser 1 Eßlöffel, 1mal morgens nüchtern, 1mal abends 1 Tasse.

Rezept 9

Baldrian	25 g
Melisse	55 g
Weißdornblüten	20 g

Zubereitung und Anwendung wie bei Rezept 8.

Rezept 10

Arnikablüten	25 g
Baldrian	20 g
Pfefferminze	55 g

Zubereitung und Anwendung wie bei Rezept 8.

Rezept 11

Raute	40 g
Rosmarin	15 g
Weißdornblätter	25 g

Zubereitung und Anwendung wie bei Rezept 8.

Rezept 12

Baldrian	30 g
Fenchel	30 g
Kümmel	30 g
Weißdorn	30 g

Zubereitung und Anwendung wie bei Rezept 8.

Rezept 13

Andorn	35 g
Melisse	35 g
Pfefferminze	35 g
Raute	25 g

Zubereitung und Anwendung wie bei Rezept 8.

Rezept 14

Baldrian	25 g
Kamille	25 g
Nelkenwurz	15 g
Pfefferminze	25 g
Rosmarin	25 g

Zubereitung und Anwendung wie bei Rezept 8.

Rezept 15

Baldrian	25 g
Brombeerblätter	15 g
Gänsefingerkraut	15 g
Melisse	20 g
Schafgarbe	15 g

Zubereitung und Anwendung wie bei Rezept 8.

Rezept 16

Adoniskraut	15 g
Arnikablüten	25 g
Baldrian	45 g
Gottesgnadenkraut	10 g
Liebstöckel	25 g
Mistel	25 g
Oleander	5 g
Schafgarbe	45 g
Weißdornblüten	25 g

Zubereitung und Anwendung wie bei Rezept 8.

Herz- und Kreislaufbeschwerden

Rezept 17

Baldrian	25 g
Himbeerblätter	20 g
Löwenzahn	15 g
Melisse	15 g
Nelkenwurz	10 g
Pfefferminze	15 g
Orangenblätter	10 g
Wermut	10 g

Zubereitung und Anwendung wie bei Rezept 8.

Rezept 18

Arnikablüten	15 g
Melisse	15 g
Raute	10 g
Bibernelle	20 g

Zubereitung und Anwendung wie bei Rezept 8.

Rezept 19

Baldrian	50 g

Auf 1 Tasse Wasser 1 Teelöffel 5–6 Stunden kalt ansetzen, abends 1 Tasse aufkochen, warm trinken.

Rezept 20

Baldrian	15 g
Melisse	20 g
Schafgarbe	15 g

Zubereitung und Anwendung wie bei Rezept 19.

Rezept 21

Andorn	15 g
Hopfenblüte	20 g
Weißdorn	15 g

Zubereitung und Anwendung wie bei Rezept 19.

Rezept 22

Baldrian	15 g
Schafgarbe	15 g
Ginster	20 g

Zubereitung und Anwendung wie bei Rezept 19.

Rezept 23

Baldrian	15 g
Raute	25 g
Arnika	15 g

Zubereitung und Anwendung wie bei Rezept 19.

Rezept 24

Besenginsterkraut	30 g
Herzgespannkraut	25 g
Melisse	40 g
Pfefferminze	5 g

Auf 1 Tasse Wasser 2 Teelöffel, 2–3mal täglich 1 Tasse.

Rezept 25

Benediktenwurz	25 g
Schlehenblüten	20 g
Baldrian	25 g
Maiblume	20 g
Lavendel	10 g

Auf $^1/_4$ Liter Wasser 1 Teelöffel, 2mal täglich 1 Tasse.

Rezept 26

Nußblätter	20 g
Pfefferminze	15 g
Salbei	10 g
Thymian	10 g
Kamille	15 g
Weißdorn	10 g
Anserine	35 g

Zubereitung und Anwendung wie bei Rezept 25.

Herzbeschwerden und Herzschwäche

Rezept 27

Baldrian	25 g
Maiblume	20 g
Nelkenwurz	25 g
Frauenmantel	10 g
Salbei	15 g
Melisse	25 g

Zubereitung und Anwendung wie bei Rezept 25.

Rezept 28

Stechpalme	15 g
Silbermantel	10 g
Schlüsselblume	10 g
Mistel	15 g
Rosmarin	15 g
Odermennig	15 g
Maiblume	10 g
Schlehenblüten	10 g
Bibernelle	15 g
Ginster	15 g

Zubereitung und Anwendung wie bei Rezept 25.

Rezept 29

Benediktenwurz	35 g
Melisse	30 g
Pfefferminze	15 g
Maiblume	10 g
Baldrian	10 g

Zubereitung und Anwendung wie bei Rezept 25.

Rezept 30

Melisse	25 g
Baldrian	20 g
Frauenmantel	15 g
Benediktenwurz	25 g
Salbei	15 g

Lavendel	15 g
Maiblume	10 g

Zubereitung und Anwendung wie bei Rezept 25.

Rezept 31

Rosmarinblätter	35 g
Zitronenmelisse	35 g
Baldrian	35 g

Auf $^1/_4$ Liter Wasser 1 Eßlöffel, 3mal täglich 1 Tasse.

Rezept 32

Melisse	25 g
Mistel	15 g
Baldrian	20 g
Frauenmantel	15 g
Lavendelblüten	10 g
Schlehenblüten	15 g
Nelkenwurz	10 g

Zubereitung und Anwendung wie bei Rezept 31.

Rezept 33

Maiblume	35 g
Benediktenwurz	25 g
Baldrian	25 g
Rosenblätter	25 g
Quecke	15 g

Zubereitung und Anwendung wie bei Rezept 31.

Rezept 34

Odermennig	55 g
Nelkenwurz	55 g
Schlehenblüten	25 g
Waldmeister	20 g

Zubereitung und Anwendung wie bei Rezept 31.

156   *Herz- und Kreislaufbeschwerden*

Bei Herzklopfen:

Rezept 35

Fenchel	30 g
Lavendel	20 g
Orangenschale	25 g
Zitronenmelisse	35 g

Auf ¼ Liter Wasser 1 Eßlöffel, über Nacht stehenlassen, 1 Eßlöffel täglich vor dem Schlafengehen.

Rezept 36

Attich	30 g
Gartenraute	25 g
Bibernelle	25 g
Blutwurz	20 g
Angelikawurz	20 g

1mal täglich 1 Tasse schluckweise.

Rezept 37

Huflattich	35 g
Attich	10 g
Süßholz	15 g
Baldrian	15 g
Maiglöckchen	10 g
Anis	5 g
Liebstöckel	10 g

Anwendung wie bei Rezept 36.

Rezept 38

Gartenraute	25 g
Baldrian	20 g
Kamille	25 g
Pfefferminze	25 g
Gänsefinger	20 g

Anwendung wie bei Rezept 36.

Rezept 39

Melisse	35 g
Baldrian	35 g
Kümmel	30 g
Maiglöckchen	8 g

Anwendung wie bei Rezept 36.

Rezept 40

Gänsefinger	25 g
Weißdorn	20 g
Hopfenzapfen	25 g
Baldrian	20 g
Melisse	20 g

Auf 1 Tasse Wasser 1 Eßlöffel, 2mal täglich 1 Tasse.

Bei Herzmuskelentzündung:

Rezept 41

Holunderblüten	25 g
Arnikablüten	25 g
Rosmarin	15 g

Auf 1 Tasse Wasser 1 Teelöffel, tagsüber 1–2 Tassen schluckweise.

Rezept 42

Pfefferminze	20 g
Kamille	15 g
Schafgarbe	15 g
Birne	10 g
Zitronenmelisse	25 g
Fenchel	15 g
Weißdorn	10 g

Auf ½ Liter Wasser 2 Eßlöffel, aufkochen, über Nacht stehenlassen, tagsüber anstelle von Wasser trinken.

Angina pectoris

Bei Herzschwäche:

Rezept 43

Berberitze	35 g
Gartenraute	35 g
Rosmarin	25 g
Schafgarbe	20 g
Arnika	5 g

Auf 1 Tasse Wasser 1 Teelöffel, 3mal täglich 1 Tasse.

Rezept 44

Arnika	25 g
Rosmarin	30 g
Weißdornblüten	15 g
Vogelmiere	25 g

Auf ½ Liter Wasser 1 Eßlöffel, tagsüber schluckweise trinken.

Rezept 45

Baldrian	25 g
Melisse	30 g
Nelkenwurz	20 g
Lindenblüten	30 g

Zubereitung und Anwendung wie bei Rezept 44.

Rezept 46

Gartenraute	15 g
Baldrian	15 g
Rosmarin	10 g
Weißdornblüten	10 g

Auf 1 Tasse Wasser 1 Teelöffel, mehrere Stunden ziehen lassen, aufkochen, täglich mehrmals 1 Tasse.

Rezept 47

Hopfenblüten	25 g
Schafgarbe	25 g
Baldrian	30 g
Melissenblätter	35 g

Auf 1 Tasse Wasser 1 Teelöffel, 1mal täglich 1 Tasse vor dem Schlafengehen.

Rezept 48

Schachtelhalm	25 g
Vogelknöterich	35 g
Weißdornblüten	30 g

Auf 1 Tasse Wasser 1 Teelöffel, tagsüber mehrmals 1 Tasse.

Herzerkrankungen II: Angina pectoris

Symptome und Ursachen: Sie ist beinahe schon eine an den Mann gebundene Krankheit, denn vier Fünftel aller Patienten, die an Angina pectoris erkranken, sind männlich. Sie stehen meist im Alter von vierzig bis fünfzig Jahren. Symptomatisch bei dieser Krankheit sind starke Schmerzen in der linken Brustseite. Der Atem geht schwer, zugleich bricht kalter Schweiß aus. Die Anfälle können sich mehrmals am Tag wiederholen, wobei jedesmal Todesangst empfunden wird.

158   *Herz- und Kreislaufbeschwerden*

Viele Patienten haben Schwierigkeiten, den Schmerz genau zu beschreiben und zu lokalisieren, da er tief hinter dem Brustbein sitzt. Die Ursache der Angina pectoris liegt in der schlechten Durchblutung der Herzkranzgefäße und in einer Verkrampfung der kleinen Blutgefäße. Sie aber sollen die Herzmuskulatur mit Sauerstoff versorgen. Durch den Sauerstoffentzug kommt es zu einem typischen Schmerzanfall, der meist nur wenige Minuten andauert. Dieser Anfall wird oft durch körperliche Überanstrengung, Aufregung oder schwere Mahlzeiten hervorgerufen.

Die Ärzte kennen heute hauptsächlich vier Gründe, die zu dieser Krankheit führen können: falsche Ernährung, Übergewicht, Mißbrauch von Genußmitteln – besonders von Nikotin – sowie nervöse Erschöpfung, unter anderem durch Streßüberlastung. Jeder Schmerzanfall ist als ein Vorbote eines *Herzinfarkts* anzusehen. Während eines solchen Krankheitsschubes können sich akute Herzrhythmusstörungen und Kammerflimmern einstellen, eine oft unterschätzte Todesursache.

Der Fall: Friedhelm B. aus München lebte nach einem dritten Herzinfarkt in ständiger Angst vor einem nächsten Anfall. In der Gewißheit, daß ihm die Schulmedizin nicht mehr helfen konnte, suchte er einen Ausweg in der Naturheilkunde. Er trank die hier aufgeführten Teemischungen, und schon nach drei Wochen stellte sich eine spürbare Besserung ein. Er bekam keinen Anfall mehr, das allgemeine Angstgefühl legte sich.

Rezept 1

Gartenrautenblätter	15 g
Melissenblätter	15 g
Herzgespannkraut	15 g
Quendelkraut	25 g
Gänsefingerkraut	35 g

3mal täglich 1 Tasse.

Rezept 2

Gänsefingerkraut	35 g
Melissenblätter	15 g
Rautenblätter	15 g
Thymian	25 g
Weißdornblüten	15 g

3mal täglich 1 Tasse.

Rezept 3

Mistel	25 g
Weißdornblüten	25 g
Gartenraute	25 g
Zinnkraut	25 g
Hirtentäschel	25 g

3mal täglich 1 Tasse.

Angina pectoris 159

Rezept 4

Baldrian	20 g
Weißdornblüten	20 g
Lavendelblüten	20 g
Herzgespann	20 g
Zitronenmelisse	15 g
Kümmel	20 g
Fenchel	20 g

3mal täglich 1 Tasse.

Rezept 5

Meisterwurz	35 g
Bibernellwurzel	55 g
Salbei	25 g
Ehrenpreis	15 g
Eibischkraut	15 g

3 Eßlöffel auf 1 Liter Wasser ansetzen und alle Stunden damit gurgeln.

Rezept 6

Wollblumenblüten	35 g
Schafgarbenkraut	75 g

2–3mal täglich 1 Tasse.

Rezept 7

Maiglöckchen	15 g
Melisse	25 g
Gänsefingerkraut	35 g
Gartenraute	45 g

1–2mal täglich 1 Tasse.

Rezept 8

Baldrianwurzel	35 g
Gartenraute	25 g
Melisse	25 g
Arnikablüten	15 g
Rosmarinblätter	35 g

3mal täglich 1 Tasse.

Rezept 9

Weißdornblüten	15 g
Arnikablüten	15 g
Gänsefingerkraut	20 g
Melissenblätter	20 g

2–3mal täglich 1 Tasse.

Rezept 10

Baldrian	25 g
Gartenraute	20 g
Melisse	10 g
Kamille	25 g

Anwendung wie bei Rezept 9.

Rezept 11

Johanniskraut	35 g
Roßkastanienblüten	25 g
Schlüsselblumenwurzel	25 g

Anwendung wie bei Rezept 9.

Rezept 12

Melisse	20 g
Mistel	25 g
Frauenmantel	15 g
Waldmeister	20 g

Anwendung wie bei Rezept 9.

Rezept 13

Benediktenwurz	25 g
Weißdornblüten	25 g
Päonienwurzel	25 g
Mistel	15 g
Odermennig	15 g
Lavendel	5 g

Anwendung wie bei Rezept 9.

Rezept 14	
Gänsefinger	35 g
Raute	15 g
Weißdorn	15 g
Quendel	20 g
Melisse	15 g

Auf 1 Tasse Wasser 1 Eßlöffel, 3mal täglich 1 Tasse.

Rezept 15	
Arnika	5 g
Berberitze	30 g
Raute	35 g
Rosmarin	25 g
Schafgarbe	20 g

Zubereitung und Anwendung wie bei Rezept 14.

Kreislaufschwäche

Symptome und Ursachen: Die Kreislaufschwäche ist eine Störung des Normalkreislaufes, wobei der Blutdruck absinkt. Sie entsteht als Folge von Vergiftungen, seelischer oder körperlicher Überbelastung, Infektionskrankheiten, Schlafmangel sowie Nikotin- oder Medikamentenmißbrauch. Besonders gefährdet sind Personen mit niedrigem Blutdruck und schmächtigem Körperbau. Kalte Schweißausbrüche, Schwindel und Flimmern vor den Augen, Kopfschmerzen und Antriebsarmut sind die häufigsten Beschwerden.

Der Fall: Konrad P. aus Düsseldorf war Vertreter einer großen Firma im Ruhrgebiet und hatte schon immer unter einem ausgesprochen labilen Kreislauf zu leiden. Er spürte jeden Wetterumschwung und fühlte sich besonders bei drückender Hitze elend. An manchen Tagen getraute er sich kaum mehr mit dem Auto zu fahren, aus Angst, ihm könnte schwindlig werden. Nach etlichen Untersuchungen hatte er von seinem Arzt einige kreislaufstützende Mittel bekommen, die er aber nicht gut vertrug. Herr P. hatte sich schon mit dem Gedanken an einen Berufswechsel abgefunden, als er von den Naturheilkundemitteln des Dr. Hochenegg las. Er nahm sich ein paar Tage frei und ließ sich von ihm untersuchen. Dr. Hochenegg verschrieb ihm eine spezielle Heilkräutermischung, die er dreimal täglich trinken sollte. Schon nach wenigen Wochen fühlte sich Herr P. wie ausgewechselt, wesentlich kräftiger und gesünder als vorher. Auch ein Wetterumschwung machte ihm nichts mehr aus.

Kreislaufschwäche   161

Rezept 1

Melisse	35 g
Rosmarin	25 g
Baldrian	35 g
Johanniskraut	35 g

Auf 1 Tasse Wasser 1 Eßlöffel, tagsüber schluckweise trinken.

Rezept 2

Baldrian	45 g
Fenchel	25 g
Weißdorn	25 g
Pfefferminze	25 g

Auf 1 Tasse Wasser 1 Eßlöffel, 2mal täglich 1 Tasse.

Rezept 3

Schafgarbe	50 g

3mal täglich 1 Tasse.

Rezept 4

Mistel	50 g

Mit 1 Tasse Wasser 2 Teelöffel über Nacht kalt ansetzen, morgens kalt trinken.

Rezept 5

Attich	35 g
Raute	25 g
Bibernelle	25 g
Blutwurz	25 g
Angelikawurzel	25 g

1mal täglich 1 Tasse schluckweise.

Rezept 6

Attich	20 g
Huflattich	45 g
Süßholz	15 g
Baldrian	15 g

Anwendung wie bei Rezept 5.

Ohnmacht

Symptome und Ursachen: Die gewöhnliche Ohnmacht ist ein kreislaufbedingter Zustand. Die häufigsten Ursachen sind Kollaps, Hirndurchblutungsstörungen, Alkoholvergiftungen, Herzinsuffizienz oder Hitzschlag. In all diesen Störungen ist die Hirndurchblutung vermindert. Das kann aber auch der Fall bei besonderen seelischen Erlebnissen wie unbändige Freude, Schreck oder Ekel sein. Eingeweideschmerzen können zur Verlangsamung des Herzschlags mit allgemeiner Gefäßerweiterung führen. Auch dabei fällt der Blutdruck ab. Begünstigt wird die Ohnmacht durch anlagebedingten Blutdruckabfall beim Stehen. Der Bewußtseinsverlust tritt gewöhnlich plötzlich ein, manchmal aber auch nach Vorboten wie Blässe, Schwindel, Zittern, Übelkeit und Schweißausbrüche. Bei nicht wenigen Menschen genügt allein der Anblick von Blut und Verletzungen, um zur Ohnmacht zu führen. Die gewöhnliche Ohnmacht ist harmlos und geht bei Tieflagerung des Kopfes meist innerhalb von wenigen Minuten vorbei.

Der Fall: Karin B. aus Dortmund war in ihrem Beruf als Kindergärtnerin beliebt und erfolgreich, auch privat war alles in Ordnung – wenn da nicht diese häufigen Ohnmachtsanfälle gewesen wären. Schon in der Jugend war ihr hin und wieder schwarz vor den Augen geworden, und sie schaffte es oftmals gerade noch, sich hinzusetzen, bevor sie bewußtlos wurde. Trotz zahlreicher Arztbesuche und einer Reihe von verschriebenen Medikamenten änderte sich ihr Zustand nicht. Manche Ärzte meinten, daß sich das Leiden in einigen Jahren ohnehin bessern werde. Doch diese Besserung trat mit dem Erwachsenwerden nicht ein. Alle kreislaufstützenden Mittel blieben erfolglos. Da erfuhr Karin B. von den Teerezepten. Schon nach kurzer Zeit der Einnahme bemerkte sie, daß sie seit Tagen von den Anfällen verschont geblieben war, die meist mit Schweißausbrüchen angefangen hatten. Inzwischen sind zweieinhalb Jahre vergangen, ohne daß es noch einmal zu einer Ohnmacht gekommen ist.

Rezept 1

Lavendel	45 g
Silbermantel	15 g
Thymian	25 g
Meisterwurz	25 g
Rosmarin	15 g

Auf 1 Liter Weißwein 50 g kalt ansetzen, aufkochen, 10 Minuten ziehen lassen, abseihen, auspressen, tagsüber schluckweise trinken.

Rezept 2

Wermut	35 g
Pfingstrose	25 g
Pfefferminze	35 g
Lavendel	15 g
Wacholder	15 g

Zubereitung und Anwendung wie bei Rezept 1.

Rezept 3

Enzian	15 g
Lavendel	25 g
Melisse	35 g
Veilchen	25 g
Zitronenschale	25 g

Zubereitung und Anwendung wie bei Rezept 1.

Rezept 4

Arnika	25 g
Lavendel	30 g
Beifuß	15 g
Angelika	25 g
Quendel	25 g

Zubereitung und Anwendung wie bei Rezept 1.

10. Erkrankungen im Kindesalter

Allgemeine Kinderkrankheiten

Symptome und Ursachen: Kinderkrankheiten sind sehr vielfältig, da der Organismus eines Kindes wesentlich anfälliger ist als der eines Erwachsenen. Die Krankheiten reichen von angeborenen Schwächen über Infektionen, Ernährungsprobleme und Stoffwechselstörungen bis zu Wachstums- und Lernstörungen. Verursachende Erreger wandern über den Mund und Nasen-Rachenraum in den Körper ein und rufen dann die typischen Symptome hervor. Schnupfen, Husten und Hautausschläge kennzeichnen den Abwehrkampf, den der kindliche Organismus gegenüber den eingedrungenen Fremdkeimen, Bakterien und Viren, zu führen hat. Masern, Röteln, Windpocken, Keuchhusten, Mandelentzündung, Bronchitis mit und ohne Lungenbeteiligung sowie der fieberhafte Magen-Darm-Katarrh sind die typischen ansteckenden Krankheiten. Am häufigsten treten *Erbrechen, Durchfall, Fieber* und *Erkältungskrankheiten* auf.

Wenn Kinder über *Bauchweh* klagen, so sind selten ernstere Erkrankungen die Ursache. Meist handelt es sich um *akute Magenreizungen* durch zu kalte Getränke oder übermäßige Nahrungsaufnahme. *Schmerzen beim Wasserlassen* können durch eine Verkühlung entstehen, zum Beispiel durch zu langes Sitzen auf einem kalten Boden oder aber auch durch eine nasse Badehose, die nicht gewechselt wurde.

Der Fall: Almut P. aus Münster war jungverheiratet und hatte eine einjährige Tochter. Ein immer wiederkehrender Durchfall bei der Kleinen machte ihr große Sorgen. Frau P. hatte deshalb des öfteren die Kindernahrung gewechselt und zwei Ärzte aufgesucht, die aber keinen organischen Fehler bei dem Mädchen feststellen konnten. Als Frau P. wieder einmal in ihrem Bekanntenkreis über das Leid ihrer Tochter klagte, wurde ihr zur Naturheilkunde geraten. Dr. Hochenegg stellte eine genau abgestimmte Teemischung zusammen, die das Mädchen dreimal am Tag trinken sollte. Bereits nach drei Tagen hörte der Durchfall auf. Das Kind entwickelte auch wieder einen guten Appetit. Die Teedosierung wurde noch zwei Wochen weiter beibehalten und dann auf zwei Tassen am Tag herabgesetzt. Nach einem Monat hatte sich das Mädchen völlig erholt.

Rezept 1

Kamille	50 g
Pfefferminze	50 g

1–2mal 1 Tasse schluckweise trinken.

Um Erkältungskrankheiten vorzubeugen:

Rezept 2

Lindenblüten	15 g
Hagebutte	35 g
Holunder	15 g

Auf $1/4$ Liter Wasser 1 Teelöffel, 10 Minuten ziehen lassen, abseihen, mit Honig gesüßt trinken.

Schmerzen beim Wasserlassen können durch eine Verkühlung entstehen, zum Beispiel durch langes Sitzen auf kaltem Boden oder Anlassen der nassen Badehose:

Rezept 3

Orthosiphon	15 g
Birke	15 g
Bärentraube	25 g

Auf $1/4$ Liter Wasser 2 Teelöffel, 3–4 Stunden ziehen lassen, 3mal täglich 1 Tasse mit 1 Messerspitze Natron vermischt trinken.

Bei Darmkoliken:

Rezept 4

Kamille	35 g

Kümmel	20 g
Baldrian	20 g
Majoran	25 g
Fenchel	25 g

Auf 1 Tasse Wasser 1 Teelöffel, 5 Minuten ziehen lassen, schluckweise 3mal täglich $1/2$ Tasse mit Honig vermischt trinken.

Manche Kinder verkraften bestimmte Anforderungen, zum Beispiel in der Schule, nicht sehr gut, werden nervös und können nicht mehr schlafen:

Rezept 5

Hopfen	15 g
Hagebutte	15 g
Johanniskraut	15 g
Melisse	25 g
Orangenblüten	15 g

Auf $1/4$ Liter Wasser 2 Teelöffel, 15 Minuten ziehen lassen, abseihen, 1mal morgens, 1mal abends 1 Tasse.

Bei nervösen Magenbeschwerden:

Rezept 6

Kamille	15 g
Huflattich	15 g
Melisse	20 g
Pfefferminze	15 g

Zubereitung und Anwendung wie bei Rezept 5.

Bettnässen

Symptome und Ursachen: »Bettnässer« ist ein schlimmes Schimpfwort und soll soviel heißen wie »Feigling« oder »Memme«. Das ist natürlich Unsinn. Es handelt sich hierbei vielmehr um eine durchaus ernstzunehmende Krankheit. Man spricht von ihr, wenn ein Kind seine bereits erworbene Fähigkeit, die Harnentleerung zu beherrschen, wieder verliert. Dabei kommt es meist nachts, aber auch tagsüber zu unwillkürlichen Entleerungen. Meistens handelt es sich um eine Übererregbarkeit der Blasenmuskulatur.

Das Leiden hat sehr oft psychische Hintergründe. Zu strenge oder zu nachlässige Erziehung, Lieblosigkeit oder mangelndes Vertrauen können zum Bettnässen führen. Auf jeden Fall sollte ein Facharzt aufgesucht werden, um zu klären, ob nicht eine seltene, neurologisch zu behandelnde Krankheit vorliegt.

Bettnässen ist als erblich anzusehen, wenn diese Schwäche des öfteren in einer Familie auftritt. Dabei sind dann nicht selten auch andere Störungen zu beobachten wie Schlafwandeln oder Alpträume. Die Behandlungsversuche mit Antidepressiva haben sich in diesen Fällen nicht besonders bewährt.

Auch rein körperliche Ursachen können eine Rolle spielen, so zum Beispiel eine Rückenmarkserkrankung, eine Blasenentzündung oder eine Behinderung an den ableitenden Harnwegen.

Bestrafungen oder Vorhaltungen nützen bei Bettnässern überhaupt nichts, sondern verstärken das Leiden meist sogar noch. Auch eine radikale Flüssigkeitseinschränkung hilft nicht viel, obwohl natürlich ein paar Stunden vor dem Schlafengehen nicht mehr viel getrunken werden sollte.

Der Fall: Herbert G. aus Bochum war noch mit vierzehn Jahren ein Bettnässer. Seine Eltern suchten mit dem Jungen mehrere Ärzte auf. Es wurde sogar eine Elektroschocktherapie angewendet. Sie blieb ebenso erfolglos wie eine gezielte Behandlung mit einem Antidepressivum. Dann wandten sich die Eltern an Dr. Hochenegg. Er beseitigte zunächst eine vorhandene und damit ursächliche Blasenentzündung. Dann erst erfolgte eine dreiwöchige Kur mit seinen Teemischungen. Am Ende der vierten Woche war der Schüler kein Bettnässer mehr. Auch seine durch die Krankheit bedingten Hemmungen verschwanden.

166   *Erkankungen im Kindesalter*

Rezept 1

Bärentraubenblätter	15 g
Eichenrinde	15 g
Johanniskraut	15 g
Lindenblüten	15 g

1mal täglich vor dem Schlafengehen 1 Tasse.

Rezept 2

Goldrute	35 g
Johanniskraut	35 g
Tormentill	35 g

Anwendung wie bei Rezept 1.

Rezept 3

Ehrenpreis	70 g
Schafgarbe	35 g

Anwendung wie bei Rezept 1.

Rezept 4

Arnika	15 g
Odermennig	25 g
Schachtelhalm	15 g
Schafgarbe	15 g
Spitzwegerich	10 g
Tormentill	10 g

Anwendung wie bei Rezept 1.

Rezept 5

Bärlapp	25 g
Hopfen	15 g
Klatschmohn	15 g
Odermennig	35 g
Schachtelhalm	25 g
Taubnessel	15 g
Knöterich	25 g

Anwendung wie bei Rezept 1.

Rezept 6

Johanniskraut	55 g

Auf 1 Tasse Wasser 1 Teelöffel, nachmittags 1 Tasse.

Rezept 7

Johanniskraut	35 g
Arnika	55 g

Zubereitung und Anwendung wie bei Rezept 6.

Rezept 8

Arnika	35 g
Odermennig	75 g

Zubereitung und Anwendung wie bei Rezept 6.

Rezept 9

Arnika	35 g
Schafgarbe	75 g

Zubereitung und Anwendung wie bei Rezept 6.

Rezept 10

Bärentraube	25 g
Eichenrinde	20 g
Linde	25 g

Zubereitung und Anwendung wie bei Rezept 6.

Rezept 11

Schachtelhalm	35 g
Tormentill	30 g
Spitzwegerich	35 g

Zubereitung und Anwendung wie bei Rezept 6.

Bettnässen   167

Rezept 12

Blutwurz	25 g
Schafgarbe	25 g
Johanniskraut	20 g
Bertramwurzel	25 g
Odermennig	20 g

Auf $^1/_4$ Liter Wasser 1 Eßlöffel, etwa 3–4 Stunden vor dem Schlafengehen trinken.

Rezept 13

Knöterich	35 g
Blutwurz	25 g
Katzenschwanz	15 g
Johanniskraut	25 g
Odermennig	35 g

Auf 1 Tasse Wasser 1 Teelöffel, mittags 1 Tasse.

Rezept 14

Blutwurz	25 g
Eichenrinde	25 g
Bertramwurzel	15 g
Odermennig	25 g
Schafgarbe	35 g

Zubereitung und Anwendung wie bei Rezept 13.

Rezept 15

Bärentraube	25 g
Odermennig	35 g
Knöterich	30 g
Blutwurz	15 g
Schafgarbe	15 g

Auf $^1/_2$ Liter Wasser 3 Teelöffel, 2–3mal täglich 1 Tasse.

Rezept 16

Ginsterkraut	15 g
Hopfen	15 g
Melisse	15 g
Odermennig	10 g
Pfefferminze	15 g
Wermut	10 g

2–3mal täglich 1 Tasse.

Rezept 17

Enzian	25 g
Hirtentäschelkraut	25 g
Kamille	25 g
Veilchen	25 g
Wegwarte	20 g

3mal täglich 1 Tasse.

Rezept 18

Johanniskraut	25 g
Schafgarbe	35 g
Lindenblüten	20 g
Anona reticulata	10 g

Rezept 19

Blutwurz	25 g
Schafgarbe	35 g
Johanniskraut	25 g
Achras sapota	25 g

Rezept 20

Schafgarbe	25 g
Blutwurz	35 g
Knöterich	25 g
Anona squamosa	15 g

Rezept 21

Bärentraube	20 g
Eichenrinde	35 g
Odermennig	25 g
Eclipta alba	25 g

11. Beschwerden und Erkrankungen des Knochenbaus und der Muskulatur

Arthrose

Symptome und Ursachen: Die Arthrose ist eine Abnutzungskrankheit der Gelenke, wobei die Belastung die Widerstandskraft übersteigt. Die Erkrankung ist außerordentlich häufig und tritt in höherem Lebensalter bei fast allen Menschen zumindest in leichter Form auf. Über die Ursachen ist heute noch immer wenig bekannt. Man hat zwar angenommen, daß irgendein infektiöser Stoff für die Entstehung der Krankheit verantwortlich sei, doch konnte dieser bisher noch nicht nachgewiesen werden. Es wurde auch keine bestimmte Veränderung im Stoffwechsel, im Gefäßsystem oder im Hormonhaushalt mit Sicherheit festgestellt. Sicher ist lediglich, daß mehr Frauen als Männer erkranken. Die Arthrose bricht häufig bei körperlicher und seelischer Belastung aus.

Voraussetzung für die Entstehung einer Arthrose ist die Schädigung und Abnutzung des Gelenkknorpels im beweglichen Gelenk. Folgende Ursachen sind zu nennen: eine angeborene Knorpelminderwertigkeit, Fehlbelastung der Gelenke, zum Beispiel durch X- oder O-Beine oder durch schräg verheilte Brüche. Eine große Rolle spielen Überlastungen der Gelenke durch Fettleibigkeit, aber auch durch sportliche Überbeanspruchung. Schließlich sind auch noch hormonelle Einflüsse wirksam.

Die Veränderungen beginnen an der Knorpelgrundsubstanz. Der Knorpel verliert seine Elastizität, wird spröde und splittert auf. Als nächstes wird der Knochen in Mitleidenschaft gezogen. Die Krankheit beginnt im allgemeinen schleichend, kann aber auch plötzlich mit Gelenkbeschwerden, Fieber und allgemeiner Schwäche einsetzen. Finger-, Hand-, Knie- und Fußgelenke schwellen an und schmerzen. Die auf die Gelenke einwirkenden Muskeln sind verspannt, und es kommt schließlich zu Krämpfen.

Der Fall: Anton G. aus Wien litt an einer zunehmenden Steifheit in den Gelenken. Hin und wieder traten dumpfe, bohrende Schmerzen auf. Das war meist nach einer leichten körperlichen Betätigung

Gicht und Rheuma 169

der Fall, die ihm früher nie etwas ausgemacht hatte. Seine Fußgelenke waren bereits ziemlich verdickt und knackten bei manchen Bewegungen. Anton G. wurde zunächst mit Kurz- und Mikrowellen bestrahlt. Als das nur eine vorübergehende Linderung der Schmerzen brachte, wurden antirheumatische Mittel in hoher Dosis verabreicht, ebenso Hormone und Durchblutungsmittel. Aber das alles brachte nicht den gewünschten Erfolg, bis Herr G. die Teemischungen entdeckte. Nach konsequenter Einnahme des Tees ließen die Schmerzen nach, und die Schwellungen gingen zurück. Das Knacken in den Gelenken war völlig verschwunden. Herr G. trinkt den Tee jetzt weiter zur Vorbeugung.

Rezept 1

Große Klette
Primelblüten
Eschenblätter
Baldrian
Ackerschachtelhalm

Alles mischen, zirka 5 g auf 1 Liter Wasser, mit Honig süßen. 3mal täglich 1 Tasse.

Rezept 2

| Rotbeerige Zaunrübe | 25 g |
| Arnikablüten | 15 g |

| Paprikaschoten | 15 g |

Alles 8 Tage in 100 g denaturiertem Alkohol ziehen lassen. 1 Eßlöffel davon mit 2 Eßlöffeln Wasser mischen und 2mal täglich die schmerzenden Gelenke damit einreiben.

Rezept 3

Gartenraute	25 g
Gänsefingerkraut	25 g
Mistel	55 g
Zinnkraut	55 g

3mal täglich 1 Tasse.

Gicht und Rheuma

Symptome und Ursachen: Gelenkbeschwerden beginnen meist mit einem *akuten rheumatischen Fieber.* Das Fieber wird von Allgemeinveränderungen begleitet. Dazu gehören positive Rheumafaktoren im Blutserum, erhöhte Anzahl der weißen Blutkörperchen, mitunter kommt es zu Herzmuskelentzündungen, Herzklappenveränderungen und Hautausschlägen. Betroffen sind meist Knöchel, Knie, Handgelenke und Ellenbogen. Es können auch Gelenke in Schultern, Hüften und Fingern befallen werden. Wenn nicht sofort eine Behandlung erfolgt, kann das Krankheitsbild von einem Gelenk zum anderen wandern und überall heftige Schmerzen, Entzün-

170   *Erkrankungen des Knochenbaus und der Muskulatur*

dungen und Schwellungen hervorrufen. Komplikationen sind Herzmuskelerkrankungen, Herzklappenfehler, ausgedehnte Ausschläge sowie eine neurologische Erkrankung: der *Veitstanz.* Gelenkentzündungen können aber auch noch andere Entstehungsursachen haben, zum Beispiel Tuberkulose, Lues und septisch eitrige Faktoren im Zusammenhang mit Erregern wie Staphylokokken und Pneumokokken.

Bei der *Gicht* sind die Schmerzzustände ähnlich, jedoch liegt die Ursache in einer überhöhten Harnsäurekonzentration des Blutserums. Von der Gicht werden vorwiegend Männer befallen. Bei Frauen tritt diese Krankheit erst nach dem Klimakterium auf. Die *akute* Gicht erscheint meist ohne besondere Vorzeichen. Ausgelöst wird sie häufig durch geringfügige Anlässe wie zum Beispiel einen schlecht sitzenden Schuh oder eine üppige Mahlzeit. Die Gichtanfälle überraschen den Patienten über Nacht mit heftigen Schmerzen, die meist aber nur in einem Gelenk auftreten. Der erste Anfall dauert für gewöhnlich einige Tage. Ohne Behandlung nehmen die Schmerzattacken von Jahr zu Jahr an Häufigkeit und Heftigkeit zu.

Der Fall: Anita T. aus Trier war Chefsekretärin und mußte täglich acht Stunden vor der Schreibmaschine sitzen. Zunehmende Beschwerden in den Handgelenken verlangsamten den gewohnten Arbeitsablauf. Trotz des Verdachtes auf Rheuma blieben bei den klinischen Untersuchungen die Rheumafaktoren negativ. Auch Kuren in mehreren bekannten Rheumakliniken brachten keinen Erfolg. Nach ergebnislosen Besuchen bei Heilpraktikern und Naturheilern versuchte Anita T. die »geheimnisvollen« Heiltees. Es dauerte nicht lange, und die Chefsekretärin bemerkte bei der täglichen Gymnastik, daß sich die Fingerbeweglichkeit langsam verbesserte. Heute kann sie ihre Hände wieder wie vor der Erkrankung bewegen.

Bei Gicht:

Rezept 1

Ringelblume	3 g
Pfingstrose	2 g
Kornblume	2 g
Faulbaum	10 g
Brennessel	20 g

Schachtelhalm	25 g
Birke	25 g
Holunder	15 g
Bittersüß	10 g
Geißbart	20 g
Weide	25 g

3–4mal täglich 1 Tasse.

Gicht und Rheuma   171

Rezept 2

Schafgarbe	20 g
Bohnenschale	15 g
Schlehe	15 g
Heidelbeerblätter	20 g
Schachtelhalm	25 g
Johanniskraut	25 g

Anwendung wie bei Rezept 1.

Rezept 3

Faulbaum	15 g
Süßholz	15 g
Hauhechel	10 g
Sennes	10 g
Holunder	15 g
Wacholder	10 g
Bittersüß	25 g

Anwendung wie bei Rezept 1.

Rezept 4

Weide	25 g
Wacholder	25 g
Bärlapp	20 g
Schachtelhalm	30 g

Anwendung wie bei Rezept 1.

Rezept 5

Walnuß	20 g
Weißdorn	20 g
Wacholder	20 g
Weide	25 g
Schachtelhalm	25 g

Anwendung wie bei Rezept 1.

Rezept 6

Birke	15 g
Schachtelhalm	20 g
Hagebutte	20 g
Wacholder	15 g

Anwendung wie bei Rezept 1.

Rezept 7

Birke	45 g
Weide	35 g
Heidekraut	55 g
Hauhechel	35 g

Auf $1/2$ Liter Wasser 3 Teelöffel 3–4mal täglich.

Rezept 8

Löffelkraut	15 g
Hauhechel	25 g
Hirtentäschelkraut	25 g
Schließgras	45 g
Wallwurz	20 g
Schlüsselblume	30 g

Auf 1 Liter Wasser 2 Eßlöffel, tagsüber schluckweise trinken.

Rezept 9

Birke	35 g
Schlüsselblume	20 g
Kalmus	20 g
Wallwurz	25 g
Schließgras	40 g
Katzenschwanz	15 g

Zubereitung und Anwendung wie bei Rezept 8.

Rezept 10

Ehrenpreis	25 g
Andorn	25 g
Attich	20 g
Gundelrebe	15 g
Wermut	10 g
Schließgras	35 g
Veilchen	25 g

Zubereitung und Anwendung wie bei Rezept 8.

172 Erkrankungen des Knochenbaus und der Muskulatur

Rezept 11

Bitterklee	15 g
Gamander	15 g
Zinnkraut	15 g
Esche	15 g
Brennessel	15 g
Birke	25 g
Gänseblümchen	20 g
Schließgras	30 g

Zubereitung und Anwendung wie bei Rezept 8.

Rezept 12

Andorn	25 g
Kalmus	20 g
Veilchen	25 g
Schließgras	45 g
Gundelrebe	25 g
Wallwurz	20 g

Zubereitung und Anwendung wie bei Rezept 8.

Rezept 13

Brennessel	35 g
Blutwurz	15 g
Johanniskraut	15 g
Schließgras	35 g
Attich	15 g
Katzenschwanz	25 g
Pfingstrose	25 g

Zubereitung und Anwendung wie bei Rezept 8.

Rezept 14

Veilchen	15 g
Faulbaum	5 g
Holunder	5 g
Schlehe	15 g

Auf ¼ Liter Wasser 1 Teelöffel, 1–2mal täglich 1 Tasse.

Rezept 15

Attich	5 g
Hagebutte	5 g
Sennes	15 g
Rhabarber	15 g
Pfefferminze	10 g

Zubereitung und Anwendung wie bei Rezept 14.

Rezept 16

Bohnenschale	15 g
Birke	15 g
Hagebutte	15 g
Brennessel	15 g

Zubereitung und Anwendung wie bei Rezept 14.

Rezept 17

Löwenzahn	15 g
Pfefferminze	15 g
Hauhechel	15 g
Goldrute	25 g
Birke	10 g

Zubereitung und Anwendung wie bei Rezept 14.

Rezept 18

Schachtelhalm	15 g
Sennes	15 g
Löwenzahn	25 g
Birke	15 g
Hagebutte	15 g
Pfefferminze	15 g
Weide	15 g
Kamille	15 g

Zubereitung und Anwendung wie bei Rezept 14.

Gicht und Rheuma 173

Rezept 19

Mariendistel	15 g
Schöllkraut	10 g
Löwenzahn	25 g
Pfefferminze	15 g
Tausendguldenkraut	15 g

Zubereitung und Anwendung wie bei Rezept 14.

Rezept 20

Pestwurz	15 g
Liebstöckel	15 g
Pfefferminze	10 g
Erdrauch	15 g
Tausendguldenkraut	5 g

Zubereitung und Anwendung wie bei Rezept 14.

Rezept 21

Majoran	20 g
Bibernelle	25 g
Lavendel	20 g
Ehrenpreis	25 g
Johanniskraut	25 g
Birke	45 g
Brennessel	25 g
Hauhechel	20 g

Zubereitung und Anwendung wie bei Rezept 14.

Rezept 22

Baldrian	25 g
Gamander	20 g
Löwenzahn	15 g
Weide	30 g
Pfefferminze	15 g
Birke	25 g
Gänseblümchen	5 g
Bitterklee	30 g

Auf 1 Tasse Wasser 1 Eßlöffel, 2mal täglich 1 Tasse.

Rezept 23

Erdbeerwurzel	45 g
Sellerie	25 g
Ginster	25 g
Benediktenkraut	25 g

Zubereitung und Anwendung wie bei Rezept 22.

Rezept 24

Birke	15 g
Enzian	15 g
Baldrian	25 g
Hauhechel	15 g
Kalmus	20 g
Wermut	15 g
Ehrenpreis	20 g
Gundelrebe	20 g

Zubereitung und Anwendung wie bei Rezept 22.

Rezept 25

Beinwell	20 g
Baldrian	25 g
Gamander	20 g
Johanniskraut	25 g
Weide	20 g
Kardobenediktenkraut	15 g
Birke	20 g
Hauhechel	15 g

Zubereitung und Anwendung wie bei Rezept 22.

Rezept 26

Löffelkraut	15 g
Wallwurz	25 g
Bitterklee	15 g
Birke	30 g
Acanthus illicifolius	15 g
Anaxagorea luzonensis	25 g

3mal täglich 1 Tasse.

174   Erkrankungen des Knochenbaus und der Muskulatur

Rezept 27

Attich	30 g
Kalmus	25 g
Hauhechel	25 g
Goniothalamus amuyon	10 g

Anwendung wie bei Rezept 26.

Rezept 28

Brennessel	30 g
Andorn	15 g
Blutwurz	25 g
Clerodendron intermedium	25 g

2–3mal täglich 1 Tasse.

Rezept 29

Löwenzahn	25 g
Gamander	25 g
Acorus calamus	15 g
Birke	25 g
Schlüsselblume	15 g

Anwendung wie bei Rezept 28.

Rezept 30

Brennessel	25 g
Frauenmantel	25 g
Bitterklee	25 g
Hauhechel	30 g
Languas pyramidata	15 g
Urena lobata	15 g
Thespesia populnea	10 g

Anwendung wie bei Rezept 28.

Rezept 31

Schafgarbe	15 g
Sida retusa	15 g
Weidenrinde	25 g
Seifenkraut	15 g

Anwendung wie bei Rezept 28.

Bei Rheuma:

Rezept 32

Spierstaude	25 g
Veilchen	25 g
Schlüsselblume	25 g
Ringelblume	25 g

Auf 1 Tasse Wasser 1 Eßlöffel, über Nacht kalt ansetzen, aufkochen, 3mal täglich 1 Tasse.

Rezept 33

Schafgarbe	35 g
Spierstaude	45 g
Brennessel	40 g

Zubereitung und Anwendung wie bei Rezept 32.

Rezept 34

Spierstaude	25 g
Goldrute	25 g
Ackerschachtelhalm	25 g
Linde	20 g
Holunder	25 g

Zubereitung und Anwendung wie bei Rezept 32.

Rezept 35

Hauhechel	25 g
Quecke	30 g
Birke	30 g
Veilchen	25 g

Zubereitung und Anwendung wie bei Rezept 32.

Rezept 36

Hauhechel	30 g
Quecke	30 g
Faulbaum	15 g

Gicht und Rheuma 175

Veilchen 25 g
Süßholz 20 g
Zubereitung und Anwendung wie bei Rezept 32.

Rezept 37

Faulbaum 15 g
Arnika 15 g
Weide 45 g
Schachtelhalm 35 g
Zubereitung und Anwendung wie bei Rezept 32.

Rezept 38

Weide 30 g
Quecke 25 g
Veilchen 30 g
Faulbaum 15 g
Wacholder 10 g
Zubereitung und Anwendung wie bei Rezept 32.

Rezept 39

Birke 25 g
Faulbaum 5 g
Bittersüß 5 g
Wacholder 5 g
Brennessel 15 g
Schafgarbe 15 g
Schachtelhalm 30 g
Hauhechel 10 g
Zubereitung und Anwendung wie bei Rezept 32.

Rezept 40

Birke 25 g
Brennessel 25 g
Weide 20 g
Faulbaum 25 g

Odermennig 20 g
Katzenschwanz 25 g
Schlüsselblume 20 g
Mit 1 Liter Apfelwein 25 g kalt ansetzen, aufkochen, 10 Minuten ziehen lassen, abseihen, auspressen, tagsüber zirka $1/4$ Liter schluckweise trinken.

Rezept 41

Leinsamen 15 g
Löffelkraut 40 g
Wallwurz 25 g
Weide 15 g
Hirtentäschelkraut 25 g
Zubereitung und Anwendung wie bei Rezept 40.

Rezept 42

Weide 25 g
Erika 25 g
Quecke 20 g
Wacholder 15 g
Faulbaum 15 g
Eberesche 40 g
Zubereitung und Anwendung wie bei Rezept 40.

Rezept 43

Kamille 15 g
Brennessel 35 g
Weide 25 g
Hirtentäschelkraut 15 g
Salbei 15 g
Faulbaum 25 g
Löffelkraut 25 g
Zubereitung und Anwendung wie bei Rezept 40.

176   *Erkrankungen des Knochenbaus und der Muskulatur*

Rezept 44

Brennessel	45 g
Quecke	15 g
Attich	25 g
Holunder	15 g
Hauhechel	15 g
Schlüsselblume	25 g

Zubereitung und Anwendung wie bei Rezept 40.

Rezept 45

Klette	15 g
Faulbaum	25 g
Geißbart	35 g
Weide	20 g
Sassafras	15 g
Brennessel	30 g

Zubereitung und Anwendung wie bei Rezept 40.

Rezept 46

Weide	25 g
Brennessel	25 g
Wegerich	15 g
Schlüsselblume	35 g
Gichtwurz	20 g

Zubereitung und Anwendung wie bei Rezept 40.

Rezept 47

Brennessel	15 g
Hagebutte	15 g
Birke	10 g
Wacholder	10 g
Pfefferminze	20 g

Zubereitung und Anwendung wie bei Rezept 40.

Rezept 48

Holunder	15 g
Brennessel	15 g
Schachtelhalm	15 g
Löwenzahn	15 g

Zubereitung und Anwendung wie bei Rezept 40.

Rezept 49

Weide	15 g
Löwenzahn	15 g
Schafgarbe	15 g
Birke	15 g
Schachtelhalm	10 g

Zubereitung und Anwendung wie bei Rezept 40.

Rezept 50

Bruchkraut	10 g
Johanniskraut	15 g
Hauhechel	25 g
Ginster	15 g
Heidekraut	10 g
Bärentraube	15 g
Salbei	15 g
Kalmus	10 g
Lavendel	10 g

1mal morgens 1 Tasse.

Rezept 51

Holunder	35 g
Weide	30 g
Kastanie	10 g
Schachtelhalm	30 g
Linde	35 g

Anwendung wie bei Rezept 50.

Gicht und Rheuma   177

Rezept 52

Brennessel	30 g
Stiefmütterchen	25 g
Birke	30 g
Ginster	20 g

Anwendung wie bei Rezept 50.

Rezept 53

Weide	35 g
Heidekraut	20 g
Bohnenschale	30 g
Enzian	10 g
Schafgarbe	25 g

Anwendung wie bei Rezept 50.

Rezept 54

Waldmeister	45 g
Walnuß	15 g
Linde	60 g

2mal täglich 1 Tasse.

Rezept 55

Birke	45 g
Weide	45 g
Faulbaum	10 g

Anwendung wie bei Rezept 54.

Rezept 56

Brennessel	35 g
Andorn	25 g
Holunder	35 g
Tausendguldenkraut	25 g

Anwendung wie bei Rezept 54.

Rezept 57

| Wermut | 20 g |
| Birke | 45 g |

Auf 1 Liter Wasser 2 Eßlöffel, 2mal täglich 1 Tasse.

Rezept 58

Katzenschwanz	25 g
Basilikum	25 g
Linde	15 g
Schafgarbe	35 g
Baldrian	20 g

Auf 1 Liter Wasser 3 Eßlöffel, tagsüber schluckweise trinken.

Rezept 59

Eisenkraut	25 g
Wegwarte	20 g
Enzian	10 g
Erdbeerblätter	20 g
Frauenmantel	35 g

Zubereitung und Anwendung wie bei Rezept 58.

Rezept 60

Kalmus	15 g
Hauhechel	15 g
Frauenmantel	20 g
Pfingstrose	20 g
Hirtentäschel	20 g

Zubereitung und Anwendung wie bei Rezept 58.

Rezept 61

Angelika	15 g
Erdrauch	15 g
Seifenkraut	20 g
Arnika	15 g
Knöterich	25 g
Goldrute	25 g
Weide	15 g
Spierstaude	20 g

Auf 1 Tasse Wasser 1 Teelöffel, 2–3mal täglich 1 Tasse.

178 _Erkrankungen des Knochenbaus und der Muskulatur_

Rezept 62

Ehrenpreis	15 g
Brennessel	15 g
Huflattich	15 g
Quecke	15 g
Schlehe	10 g
Stiefmütterchen	10 g
Frauenmantel	15 g
Löwenzahn	15 g
Schafgarbe	15 g
Seifenkraut	15 g

Zubereitung und Anwendung wie bei Rezept 61.

Rezept 63

Hauhechel	15 g
Kalmus	20 g
Schafgarbe	15 g
Wacholder	15 g
Löffelkraut	10 g
Pfefferminze	25 g
Kamille	25 g
Odermennig	15 g

Zubereitung und Anwendung wie bei Rezept 61.

Rezept 64

Bittersüß	5 g
Brennessel	15 g
Birke	10 g
Johanniskraut	15 g
Spierstaude	15 g
Wegwarte	10 g
Wacholder	10 g
Bohnenschalen	15 g
Kalmus	5 g
Schafgarbe	15 g
Löwenzahn	10 g

Zubereitung und Anwendung wie bei Rezept 61.

Rezept 65

Holunder	25 g
Johannisbeerblätter	35 g
Weide	30 g
Birke	20 g

Zubereitung und Anwendung wie bei Rezept 61.

Rezept 66

Habichtskraut	25 g
Mädesüß	20 g
Begonienblätter	25 g
Artischockenblätter	20 g
Kamille	10 g

Zubereitung und Anwendung wie bei Rezept 61.

Rezept 67

Birke	25 g
Johanniskraut	25 g
Holunder	25 g
Spierstaude	20 g
Stiefmütterchen	20 g
Weide	25 g

Zubereitung und Anwendung wie bei Rezept 61.

Rezept 68

Löffelkraut	15 g
Bitterklee	15 g
Schafgarbe	35 g
Katzenschwanz	25 g
Bockshornklee	30 g

Mit 1 Liter Apfelwein 4 Eßlöffel kalt ansetzen, aufkochen, 10 Minuten ziehen lassen, abseihen, tagsüber schluckweise trinken.

Gicht und Rheuma 179

Rezept 69

Brennesselkraut	45 g
Katzenschwanz	25 g
Weide	15 g
Wermut	5 g
Geißbart	20 g

Zubereitung und Anwendung wie bei Rezept 68.

Rezept 70

Eberesche	25 g
Salbei	25 g
Brennessel	35 g
Spitzwegerich	25 g

Zubereitung und Anwendung wie bei Rezept 68.

Rezept 71

Spierstaude	30 g
Eberesche	25 g
Faulbaum	15 g
Brennessel	35 g
Sassafras	15 g

Zubereitung und Anwendung wie bei Rezept 68.

Rezept 72

Schlüsselblume	30 g
Fliederblüte	10 g
Brennessel	35 g
Leinsamen	15 g
Sellerie	20 g

Zubereitung und Anwendung wie bei Rezept 68.

Rezept 73

Arnika	15 g
Birke	20 g
Artischockenblätter	20 g

Esche	25 g
Borretsch	15 g
Mädesüß	15 g

Auf 1 Tasse Wasser 1 Eßlöffel, 3mal täglich 1 Tasse.

Rezept 74

Esche	35 g
Walnuß	35 g
Seifenkraut	30 g

Zubereitung und Anwendung wie bei Rezept 73

Rezept 75

Borretsch	25 g
Holunder	20 g
Esche	20 g
Mädesüß	20 g
Minze	25 g
Maisgriffel	20 g

Zubereitung und Anwendung wie bei Rezept 73.

Rezept 76

Bohnenschale	15 g
Hauhechel	25 g
Schachtelhalm	25 g
Johanniskraut	20 g
Spierstaude	20 g
Birke	25 g

Zubereitung und Anwendung wie bei Rezept 73.

Rezept 77

Anis	25 g
Wermut	20 g
Weidenrinde	30 g
Bitterklee	35 g

1–2mal täglich 1 Tasse.

180   *Erkrankungen des Knochenbaus und der Muskulatur*

Hexenschuß

Symptome und Ursachen: Unter dem volkstümlichen Begriff Hexenschuß ist ein einschießender Schmerz im Bereich des Kreuzbeins und der unteren Lendenwirbelsäule zu verstehen. Meistens ist die gesamte Muskulatur in der Lendengegend angespannt, verhärtet und blockiert. Ein Hexenschuß kann durch körperliche Überanstrengung, durch eine ungeschickte Bewegung oder durch krankhafte Veränderungen der Wirbelsäule entstehen. Auch muß unter Umständen eine allergische Reaktion in Betracht gezogen werden. Chronische Entzündungsherde im Körper können ebenfalls einen Hexenschuß auslösen. Ein Senkfuß oder andere Störungen der Gliedmaßen, wie zum Beispiel eine einseitige Beinverkürzung, stellen weitere mögliche Ursachen dar. Für die Behandlung ist hier eine genaue Diagnose wichtig.

Der Fall: Martina F. aus Stuttgart war an multipler Sklerose erkrankt. Durch das ständige Sitzen im Rollstuhl wurde die Wirbelsäule immer mehr belastet. Es traten in immer kürzeren Abständen heftig einschießende Schmerzen auf, die so intensiv waren, daß Frau F. praktisch bewegungsunfähig war. Verkrampft blieb sie in ihrem Rollstuhl sitzen und biß die Zähne zusammen. Alle entzündungshemmenden Mittel versagten, weil Frau S. schon seit zwanzig Jahren derartige Mittel gegen die zugrundeliegende multiple Sklerose einnahm. Auch an Kortison hatte sich ihr Körper gewöhnt, so daß dieses Medikament beim Hexenschuß wirkungslos blieb. Schließlich versuchte die Patientin verschiedene Kräutertees, worauf die ärgsten Schmerzen langsam nachließen. Mit Hilfe einer zusätzlichen Salbe für die Kreuzbeingegend konnte der Hexenschuß beseitigt werden.

Rezept 1		*Rezept 2*	
Weidenrinde	20 g	Tausendguldenkraut	35 g
Spierblüten	30 g	Johanniskraut	40 g
Frauenmantel	15 g	Holunderblüten	30 g
Brennesselkraut	40 g	Ginster	20 g
Ehrenpreis	20 g	Waldmeister	20 g
Birkenblätter	20 g	Acalypha indica	30 g
Derris trifoliata	30 g		

Krämpfe 181

Rezept 3

Angelikawurzel	30 g
Holunderblüten	30 g
Lindenblüten	30 g
Frauenmantel	35 g
Astonia scholaris	30 g

Rezept 4

Wacholderbeeren	30 g
Weidenrinde	30 g
Gundelrebe	30 g
Hauhechel	30 g
Amorphophallus campanulatus	30 g

Rezept 5

Rainfarnblumen	30 g
Raute	35 g
Ehrenpreis	20 g
Frauenmantel	25 g
Schlüsselblume	30 g
Anaxagorea luzonensis	30 g

Rezept 6

Ginster	30 g
Kalmus	30 g
Heidekraut	25 g
Salbeiblätter	25 g
Johanniskraut	20 g
Canarium luzonicum	30 g

Rezept 7

Holunderblüten	40 g
Lindenblüten	30 g
Weidenrinde	30 g
Schachtelhalm	20 g
Ginster	30 g
Celastrum paniculata	30 g

Rezept 8

Enzianwurzel	30 g
Schafgarbe	30 g
Heidekraut	25 g
Zinnkraut	40 g
Bärlapp	40 g
Roßkastanienrinde	30 g
Cerbera manghas	35 g

Rezept 9

Schafgarbe	40 g
Birkenblätter	40 g
Weidenrinde	30 g
Tausendguldenkraut	30 g
Faulbaumrinde	30 g
Cassia fistula	30 g

Rezept 10

Walnußblätter	30 g
Waldmeister	30 g
Ginster	40 g
Evolvulus alsinoides	30 g

Krämpfe

Symptome und Ursachen: Unter Krämpfen versteht man ein
schmerzhaftes Zusammenziehen von Muskeln sowie der inneren
Organe wie Speiseröhre, Magen, Darm, Bronchien oder Gebärmutter. Eine reine _Muskelverspannung_ ist der öfter auftretende _Waden-_

krampf, verursacht durch Überanstrengung oder ungewohnte Belastung der Beinmuskulatur, mangelnde Durchblutung, Mangel an Kalzium im Blut oder durch Vergiftungen. Des weiteren gibt es sogenannte *Beschäftigungskrämpfe,* zu denen der *Schreibkrampf* und der *Musikerkrampf* zählen.

Der Fall: Gertrud H. aus Hamburg bekam schon seit längerer Zeit immer wieder Wadenkrämpfe, vor allem nachts. Als es schlimmer wurde, suchte sie ihren Hausarzt auf, der aber weder eine Gefäßverengung noch eine mangelhafte Durchblutung feststellen konnte. Die Patientin war anscheinend kerngesund, doch die Schmerzanfälle blieben. Da hörte Frau H. von der verblüffenden Wirkung spezieller krampflösender Kräutertees. Sie probierte es damit und konnte schon nach einer Woche feststellen, daß die Krämpfe schwächer wurden. Nach zwei Monaten waren sie gänzlich verschwunden, und sie konnte nachts wieder ungehindert durchschlafen.

Rezept 1

Anis   35 g
Mit 1 Liter Wasser kochen, 10 Minuten ziehen lassen, 2mal täglich 1 Tasse.

Rezept 2

Basilikum   35 g
Zubereitung und Anwendung wie bei Rezept 1.

Rezept 3

Koriander   35 g
Zubereitung und Anwendung wie bei Rezept 1.

Rezept 4

Pfefferminze   25 g
Zubereitung und Anwendung wie bei Rezept 1.

Rezept 5

Süßholz   50 g
Mit 1 Liter Wasser kochen, 8–10 Stunden ziehen lassen, 2mal täglich 1 Tasse.

Rezept 6

Passionsblume   35 g
Mit 1 Liter Wasser kochen, 10 Minuten ziehen lassen, 2mal täglich 1 Tasse.

12. Beschwerden und Erkrankungen im Kopfbereich

Augenentzündung und andere Augenleiden

Symptome und Ursachen: Meist handelt es sich um eine Entzündung der Augenbindehaut, die in der Art eines Katarrhs verläuft. Dabei kommt es zu einer Lichtunverträglichkeit, zu Tränenfluß und Lidkrämpfen. Das Bindehautgewebe schwillt an, und es tritt ein schleimig-eitriges Sekret aus. Ursache ist häufig eine Staphylokokkeninfektion. Nur selten spielen Virusinfekte ein Rolle.

Wird die *Bindehautentzündung* nicht rechtzeitig fachärztlich behandelt, so kann die Hornhaut angegriffen oder sogar zerstört werden. Bei stärkeren Entzündungen kommt es zu einem Fremdkörpergefühl und zu einer erheblichen Beeinträchtigung des Allgemeinbefindens. Die Bindehäute selbst sind hochrot angeschwollen. Die Inkubationszeit ist je nach der Art der Bakterien und Eitererreger verschieden. Sie schwankt zwischen einigen Stunden und einigen Wochen. Bei der Syphilis zum Beispiel tritt eine Bindehautentzündung nach drei Wochen auf, bei der Tuberkulose nach vier bis sechs Wochen.

Nicht korrigierte Sehfehler können ebenfalls Augenentzündungen hervorrufen. Auch sind wind- und wetterbedingte Entzündungen nicht selten. Fremdkörper, Sonnenbestrahlung und auch allergieauslösende Reizstoffe können eine Bindehautentzündung *(Konjunktivitis)* hervorrufen. Gerade Heuschnupfenpatienten sind besonders geplagt.

Der Fall: Elfriede D. litt immer wieder an entzündeten Lidrändern und tränenden Augen. Zeitweise hatte die Kontoristin den Eindruck, daß die Sicht immer verschwommener wurde. Augentropfen mußten abgesetzt werden, weil dabei zusätzliche Schmerzen auftraten. Elfriede D. nahm zunächst nur ungern die verordneten Teemischungen ein, konnte aber nach drei Wochen eine wesentliche Besserung feststellen. Nach weiteren drei Wochen war die Patientin beschwerdefrei.

184   *Beschwerden und Erkrankungen im Kopfbereich*

Allgemeine Tees:

Rezept 1

Augentrost	45 g
Kamillenblüten	45 g
Ringelblumen	25 g

Auf ¹/₄ Liter Wasser 1 Eßlöffel, für Auflagen benützen.

Rezept 2

Eibischblätter	25 g
Fenchel	30 g
Kalmus	30 g
Kamille	30 g

Abkochen, mehrmals täglich Augenbäder machen.

Rezept 3

Kamillenblüten	45 g
Ringelblumen	25 g
Augentrost	45 g

Auf 1 Tasse Wasser 1 Eßlöffel, mehrmals täglich Auflagen machen.

Rezept 4

Frauenmantel	25 g
Holunderblüten	25 g
Kamillenblüten	25 g
Augentrost	35 g
Raute	15 g

Auf ¹/₂ Liter Wasser 3 Teelöffel, 3mal täglich Augenbäder machen.

Rezept 5

Augentrost	35 g
Fenchel	25 g
Eisenkraut	15 g
Malvenblätter	35 g
Salbei	15 g

Zubereitung und Anwendung wie bei Rezept 4.

Rezept 6

Kornblumenblüten	25 g
Augentrostblüten	25 g
Steinkleeblüten	15 g
Wegerichblätter	15 g

Die Mischung in destilliertem Wasser kochen, für Auflagen benützen.

Bei Augenentzündung:

Rezept 7

Augentrost	25 g
Raute	25 g
Thymian	25 g
Fenchel	15 g

2–3mal täglich 1 Tasse.

Rezept 8

Kamille	25 g
Augentrost	30 g
Storchschnabel	25 g
Salbei	10 g

Anwendung wie bei Rezept 7.

Rezept 9

Gartenraute	15 g
Baldrian	25 g
Augentrost	30 g
Pfefferminze	15 g
Melisse	10 g

Anwendung wie bei Rezept 7.

Augenentzündung und andere Augenleiden 185

Rezept 10

Fenchel	15 g
Frauenmantel	25 g
Aloe	10 g
Eisenkraut	10 g

Anwendung wie bei Rezept 7.

Bei Augenkatarrh:

Rezept 11

Augentrost	35 g
Kamille	25 g
Storchschnabel	25 g
Frauenmantel	25 g
Schellkraut	15 g

Auf 1 Liter Wasser 3 Eßlöffel, mehrmals täglich Augenbäder.

Rezept 12

Holunderblüten	35 g
Eibisch	20 g
Fenchel	20 g
Frauenmantel	25 g
Storchschnabel	25 g

Auf ¼ Liter Wasser 2 Teelöffel, mehrmals täglich Augenbäder.

Bei Augenschmerzen:

Rezept 13

Augentrost	25 g
Raute	25 g
Thymian	20 g
Fenchel	20 g
Kamille	35 g

Mehrmals täglich Augenbäder.

Rezept 14

Poleiminze	25 g
Baldrian	25 g
Augentrost	35 g
Frauenmantel	25 g
Fenchel	15 g

1mal abends Augenbäder.

Bei Augenschwäche:

Rezept 15

Gartenraute	25 g
Augentrost	25 g
Aloe	25 g
Frauenmantel	25 g

1mal täglich Augenbäder.

Bei tränenden Augen:

Rezept 16

Augentrost	55 g
Gartenraute	35 g
Fenchel	25 g

Mit 1 Liter 54prozentigem Alkohol 14 Tage lang bei etwa 20° C ansetzen, abseihen, jeden 2. Tag abends Augenbäder machen.

Bei geschwollenen Lidern:

Rezept 17

| Lindenblüten | 30 g |
| Holunderblätter | 30 g |

Mehrmals täglich Augenbäder.

Erkrankungen des Ohrs

Symptome und Ursachen: Wie jedes Sinnesorgan des Menschen ist auch das Ohr besonders empfindlich. Die Beschwerden können von *Ohrenschmerzen* über *Ohrensausen* bis zu *Schwerhörigkeit* reichen. Beim Ohrensausen werden scheinbar Geräusche empfangen, die jedoch nicht von außen stammen. Diese Geräusche können als Pfeifen, Läuten, Brummen oder Zischen auftreten. Die Schwerhörigkeit selbst kann verschiedene Ursachen haben. Eine vorübergehende Schwerhörigkeit kann zum Beispiel durch einen Ohrenschmalzpfropfen hervorgerufen werden, oder durch einen Fremdkörper im Gehörgang. Schwerhörigkeit ist auch die Folge einer akuten und äußerst schmerzhaften Mittelohrentzündung oder eines Tubenkatarrhs. Langwieriger ist die Schwerhörigkeit bei einer chronischen Mittelohrvereiterung. Gefährlich wird es, wenn die Entzündung vom Mittelohr auf das Innenohr übergeht.

Der Fall: Kurt W. aus Wien wurde seit Jahren von Ohrgeräuschen geplagt, wobei sich eine immer stärkere Hörschwäche bemerkbar machte. Als Vorstand einer großen Kanzlei tat er sich bei Telefongesprächen und auch im persönlichen Kontakt mit Klienten sehr schwer. Den Besuch von Konzerten, dem er mit Vorliebe nachgegangen war, hatte er schon seit langem aufgeben müssen. Schließlich konsultierte Kurt W. mehrere Fachärzte, doch die verschiedenen Behandlungsmethoden zeigten keinen Erfolg. Zufällig entdeckte er die hier erwähnten Teemischungen. Nach konsequenter Einnahme reduzierten sich zunächst langsam die Ohrgeräusche. Dann besserte sich sein Gehör wieder so weit, daß er erstmals wieder seit Jahren zu Hause Schallplatten hören und dabei auch die leisen Passagen wahrnehmen konnte.

Bei Ohrensausen, Ohrgeräuschen:

Rezept 1

Melisse	25 g
Lavendel	25 g
Wermut	25 g
Meisterwurz	25 g
Silbermantel	25 g

Auf 1 Liter Apfelwein 50 g kalt ansetzen, aufkochen, 10 Minuten ziehen lassen, auspressen, tagsüber schluckweise trinken.

Erkrankungen des Ohrs

Rezept 2

Schwarznessel 45 g
Mit 1 Liter Wasser kochen, 2mal täglich 1 Tasse.

Rezept 3

Minze 50 g
Zubereitung und Anwendung wie bei Rezept 2.

Rezept 4

Melisse 60 g
Zubereitung und Anwendung wie bei Rezept 2.

Rezept 5

Sumpfziest 50 g
Zubereitung und Anwendung wie bei Rezept 2.

Bei Ohrenschmerzen:

Rezept 6

Kamille 25 g
Spitzwegerich 25 g
Hagebutte 25 g
Pfefferminze 25 g
Auf 1/4 Liter Wasser 1 Eßlöffel, tagsüber trinken.

Rezept 7

Tausendguldenkraut 55 g
Wermut 45 g
Zubereitung und Anwendung wie bei Rezept 6.

Bei Ohrfurunkel:

Rezept 8:

Storchschnabel 25 g
Farn 25 g
Katzenschwanz 25 g
Kamille 25 g
Bockshornklee 20 g
Auf 1 Liter Wasser 50 g kalt ansetzen, aufkochen, 10 Minuten ziehen lassen, in einem Tuch 2mal täglich auf das Ohr legen.

Bei Schwerhörigkeit:

Rezept 9

Meisterwurz 100 g
Mit 1 Liter Weingeist 14 Tage lang ansetzen, abseihen, auspressen, 3–4mal täglich etwa 25 Tropfen mit 1 Eßlöffel Wasser nehmen.

Haarausfall

Symptome und Ursachen: Auf keinem Gebiet werden so gute Geschäfte gemacht wie auf dem der Haarpflege. Fast jeder Mann beobachtet es voller Sorge, wenn bei der morgendlichen Toilette immer mehr Haare im Kamm hängenbleiben als gewöhnlich. Haarausfall ist für viele ein Schreckenswort. Die Ursachen, die zum Verlust des Haupthaares führen können, sind äußerst vielfältig. Besonders nach Infektionskrankheiten und nach Fastenkuren, aber auch bei Sorgen und Streß können die Haare ausfallen.

Der Haarausfall beginnt meist erst einige Monate nach dem Einsetzen der schädigenden Einflüsse. Ausnahmen sind Schwermetallvergiftungen, hier kommt es sehr schnell zum Haarausfall, zum Beispiel bei der Quecksilbervergiftung schon nach zwei bis drei Wochen. Eisen- oder Mineralstoffmangel sowie ein abnormer Eiweißmangel lassen ebenfalls die Haare büschelweise ausfallen. Der gleiche Effekt tritt bei länger anhaltendem Blutverlust oder allgemeiner Blutarmut auf.

Zu einem rapiden Haarverlust führen chemotherapeutische Behandlungen oder radioaktive Bestrahlungen bei Krebsleiden sowie andere Strahlenbelastungen.

Meist ist der Ausfall des Kopfhaares jedoch genetisch bedingt. Das bedeutet, daß die Art und der Zeitpunkt des Haarverlustes bei Vater und Sohn gleich sind. In seltenen Fällen wird der gesamte Körper einschließlich des Genitalbereiches vom Haarausfall betroffen.

Der Fall: Die achtundzwanzigjährige Katrin B. aus Hannover hatte Übergewicht und versuchte ständig eine neue Diät. Die Folge war, daß Frau B. allmählich unter erheblichem Mineralstoffmangel zu leiden begann. Nach einigen Monaten gingen ihr die Haare büschelweise aus, die Fingernägel wurden brüchig, und die Haut verlor ihre frische Farbe.

Eine Bekannte verwies Katrin B. auf die Teerezepte. Langsam gewöhnte sie sich an den etwas ungewöhnlichen Geschmack der Mischungen und trank regelmäßig schon zum Frühstück die erste Tasse. Zuerst bekam ihre Haut wieder ein gesundes Aussehen, dann wurden die Fingernägel wieder kräftiger. Nach drei bis vier Wochen wuchsen die Haare nach.

Rezept 1		*Rezept 2*	
Zinnkraut	100 g	Kalmus	50 g
Aufguß bereiten, 2mal täglich den Haarboden damit waschen.		Wegwarte	50 g
		Zubereitung und Anwendung wie bei Rezept 1.	

Haarausfall   189

Rezept 3

| Brennessel | 50 g |
| Birkenblätter | 50 g |

Zubereitung und Anwendung wie bei Rezept 1.

Rezept 4

Klette	20 g
Brennessel	20 g
Birke	15 g
Arnika	20 g
Buchsbaum	25 g
Rosmarin	15 g
Lavendel	10 g

Mit 2 Liter Essig aufkochen, abseihen und damit täglich den Haarboden gut anfeuchten.

Rezept 5

Kapuzinerkresseblätter	100 g
Brennesselblätter	100 g
Buchsbaumblätter	100 g
Alkohol, 68%	500 g

2 Wochen ziehen lassen, abseihen, täglich in die Kopfhaut massieren.

Rezept 6

| Klettenwurzel | 100 g |

Zubereitung und Anwendung wie bei Rezept 1, zusätzlich 1–2mal täglich 1 Tasse davon trinken.

Rezept 7

| Brennesselblätter | 100 g |

Mit $1/2$ Liter etwa $1/2$ Stunde kochen, 7–8 Stunden ziehen lassen. Nach dem Abseihen mit $1/4$ Liter Weinessig mischen, jeden Abend damit die Kopfhaut einreiben.

Rezept 8

Lavendelessenz	3 g
Brennesselextrakt	20 g
Klettenextrakt	8 g

Mit 100 g 90prozentigem Alkohol und 100 g Rosenwasser vermischen und täglich morgens die Kopfhaut einreiben.

Rezept 9

| Klettenwurzeln | 35 g |

Mit 1 Liter Wasser kochen, ziehen lassen, abseihen, mit 1 Eßlöffel 90prozentigem Alkohol vermischen und morgens in die Kopfhaut einmassieren.

Rezept 10

Gartenkresse	10 g
Seifenkraut	10 g
Tausendguldenkraut	10 g

Mit 1 Liter Wasser kochen, 1mal täglich in die Kopfhaut einreiben.

Rezept 11

| Efeublätter | 50 g |

Zubereitung und Anwendung wie bei Rezept 10.

Rezept 12

| Schafgarbe | 50 g |

Zubereitung und Anwendung wie bei Rezept 10.

Rezept 13

| Eberrautenblätter | 50 g |

Zubereitung und Anwendung wie bei Rezept 10.

Rezept 14		Rezept 16	
Klette	30 g	Birkenblätter	45 g
Brennessel	35 g	Brennessel	55 g
Raute	35 g	Klette	25 g
Zubereitung und Anwendung wie bei Rezept 10		Dillenia indica	15 g

Rezept 17

Rezept 15		Rosmarin	5 g
Thymian	70 g	Lavendel	25 g
Zubereitung und Anwendung wie bei Rezept 10.		Brennessel	45 g
		Flagelaria indica	25 g

Kopfschmerzen I

Symptome und Ursachen: Kopfschmerzen können die Warnsignale unterschiedlichster Krankheiten sein. Sie können auf Entzündungen, Migräne, Überbelastung hinweisen, aber auch auf Tumore, Angst, Spannungen, Unruhe, Nervosität, Arteriosklerose und Augenkrankheiten. Bei so gravierenden Ursachen wie Gehirntumoren sind Kopfschmerzen mit Brechreiz und Sehstörungen verbunden, aber auch bei Migräne können sich solche Begleiterscheinungen einstellen. Und bei zu hohem Blutdruck ist der Kopfschmerz meist im Hinterkopf zu lokalisieren.

Kopfschmerzen können plötzlich auftreten, sie können auch – schlimmer noch – täglich dasein. In jedem Fall ist es äußerst schwierig, ihre Entstehungsgeschichte zu erkennen. Denn das Gehirn selbst ist schmerzunempfindlich. Nur im Gehirnstamm und im Thalamusbereich existieren einige Leitungsbahnen, die Schmerz weiterleiten können.

Gefährlich werden Kopfschmerzen, wenn gleichzeitig Nackensteife oder Brechreiz mit Bewußtseinsstörungen auftreten. Dann besteht nämlich der Verdacht auf eine Gehirnblutung, einen Tumor oder eine Gehirnhautentzündung. Weitere Ursachen: Bei Alkoholikern oder Tablettenabhängigen sind Kopfschmerzen meist ein Anzeichen eines Entzuges oder eines giftig wirkenden Stoffwechselzwischenproduktes. Auch chronische Verstopfungen können Kopfschmerzen auslösen, da Fäulnisstoffe in die Blutbahn gelangen.

Kopfschmerzen treten auch bei Kurz- oder Weitsichtigkeit auf

Kopfschmerzen   191

sowie bei Überarbeitung, Bewegungsarmut, schlechtem Schlaf und
Streß in jeder Form. *Migräne*artige Kopfschmerzen bilden eine weitere Krankheitsgruppe. Sie ist gekennzeichnet durch Halbseiten-
kopfschmerz, Licht- und Lärmempfindlichkeit sowie Brechreiz. Bei
vielen Migränekranken treten die Anfälle vorwiegend im Herbst
auf. Erst durch eine genaue Diagnose ist es möglich, für die jeweili-
gen Kopfschmerzen die richtige Therapie zu finden.

Der Fall: Anne E. aus Toronto war beruflich als Friseurin stark gefordert. Sie wurde zusehends nervös. Nach etwa einem halben Jahr
traten Kopfschmerzen auf, die bald chronisch wurden. Diese Beschwerden blieben für die Ärzte ein Rätsel, da bei Anne E. keine
körperlichen Ursachen gefunden werden konnten. Alle Messungen
blieben im normalen Bereich. Die Kopfschmerzen aber hielten an,
und sie fühlte sich zunehmend leistungsunfähiger. Schließlich versuchte sie die Heilkräutertees. Es dauerte nicht lange, bis die Kopfschmerzen verschwanden und selbst bei Wetterwechsel nicht mehr
auftraten. Die Teemischungen nimmt sie noch weiter ein. Es ist bis
jetzt zu keinem anhaltenden Rückfall gekommen.

Allgemeine Tees:			Rezept 3	
			Melisse	25 g
Rezept 1			Mistel	15 g
			Kamille	15 g
Benediktenwurz	20 g		Thymian	20 g
Ehrenpreis	20 g		Arnika	15 g
Melisse	25 g		Ehrenpreis	20 g
Gartenraute	25 g		Raute	15 g
Meisterwurz	20 g		Zubereitung und Anwendung wie bei Rezept 1	
Bibernelle	20 g			

Auf 1 Liter Wasser 3 Eßlöffel, tagsüber schluckweise trinken.

Rezept 2			*Rezept 4*	
Spitzwegerich	15 g		Fenchel	15 g
Kamille	15 g		Schafgarbe	25 g
Benediktenwurz	35 g		Lavendel	35 g
Melisse	35 g		Baldrian	25 g
Brombeere	25 g		Kamille	35 g
Zubereitung und Anwendung wie bei Rezept 1.			Zubereitung und Anwendung wie bei Rezept 1.	

Beschwerden und Erkrankungen im Kopfbereich

Rezept 5

Mistel	25 g
Melisse	20 g
Schlüsselblume	30 g
Tausendguldenkraut	25 g
Veilchen	15 g
Baldrian	15 g

Auf 1 Tasse 1 Teelöffel, 3–4mal täglich 1 Tasse mit Honig vermischt trinken.

Rezept 6

Chinarinde	25 g
Guarana	15 g
Heidekraut	20 g
Hopfen	20 g
Schlüsselblume	20 g
Kola	15 g
Schafgarbe	35 g
Hundszunge	20 g
Kamille	35 g

Auf 1 Tasse Wasser 1 Eßlöffel, 10 Minuten ziehen lassen, abseihen, 2–3mal täglich 1 Tasse.

Rezept 7

Aurikel	30 g
Baldrian	30 g
Weidenrinde	30 g
Johanniskraut	30 g

Zubereitung und Anwendung wie bei Rezept 6.

Rezept 8

Baldrian	15 g
Kamille	30 g
Guarana	20 g
Spitzwegerich	30 g
Lindenblüten	30 g

Zubereitung und Anwendung wie bei Rezept 6.

Rezept 9

Brombeere	20 g
Baldrian	25 g
Spitzwegerich	30 g
Schafgarbe	20 g
Kamille	25 g

Zubereitung und Anwendung wie bei Rezept 6.

Rezept 10

Enzian	15 g
Eisenkraut	30 g
Holunder	25 g
Sauerampfer	25 g
Schlüsselblume	25 g

Zubereitung und Anwendung wie bei Rezept 6.

Rezept 11

Baldrian	25 g
Fenchel	25 g
Kamille	15 g
Schafgarbe	35 g
Wacholder	15 g

Zubereitung und Anwendung wie bei Rezept 6

Rezept 12

Benediktenkraut	25 g
Hopfen	25 g
Mistel	35 g
Weide	35 g
Weißdorn	25 g

Zubereitung und Anwendung wie bei Rezept 6.

Kopfschmerzen 193

*Bei Kopfschmerzen von
Augenleiden:*

Rezept 13

Augentrost	35 g
Fenchel	20 g
Kamille	20 g
Gartenraute	35 g
Melisse	15 g

Mit 2$^1/_2$ Liter Wasser aufkochen, 10 Minuten ziehen lassen, mehrmals damit Augenbäder machen.

*Bei Kopfschmerzen von
Erkältungen:*

Rezept 14

Frauenmantel	25 g
Thymian	25 g
Pfefferminze	25 g
Rainfarn	25 g
Melisse	30 g

Auf 1 Liter Weißwein 4 Eßlöffel, 10 Minuten ziehen lassen, abseihen, 4–5mal täglich 1 Eßlöffel nehmen.

*Bei Kopfschmerzen von
Leberleiden:*

Rezept 15

Kardobenediktenkraut	15 g
Faulbaumrinde	25 g
Mistel	25 g
Acacia farnesiana	10 g

Rezept 16

Tausendguldenkraut	35 g
Kardobenediktenkraut	15 g
Faulbaumrinde	15 g
Löwenzahn	75 g
Wermut	5 g

Alles mischen und fein mahlen, 4mal täglich 1 Teelöffel mit 2–3 Eßlöffel Weißwein vermischt nehmen.

Rezept 17

Odermennig	45 g
Tausendguldenkraut	35 g
Mistel	40 g
Wermut	5 g
Benediktenwurz	20 g
Bitterklee	20 g

Zubereitung und Anwendung wie bei Rezept 16.

Rezept 18

Löwenzahn	35 g
Pfefferminze	25 g
Bibernelle	15 g
Meisterwurz	25 g
Blutwurz	25 g

Zubereitung und Anwendung wie bei Rezept 16.

Rezept 19

Melisse	55 g
Pfefferminze	15 g
Wermut	5 g
Blutwurz	20 g
Frauenmantel	25 g

Zubereitung und Anwendung wie bei Rezept 16.

Bei Kopfschmerzen von
Magenleiden:

Rezept 20

Brennessel	25 g
Frauenmantel	25 g
Tausendguldenkraut	25 g
Benediktenwurz	25 g
Bitterklee	15 g
Leonurus sibiricus	15 g
Wedelia chinensis	15 g

Rezept 21

Brennessel	25 g
Angelika	25 g
Wacholderbeeren	25 g
Benediktenwurz	25 g
Frauenmantel	25 g

Auf 1 Liter Weißwein 4 Eßlöffel, 10 Minuten ziehen lassen, 5mal täglich 1 Eßlöffel nehmen.

Rezept 22

Odermennig	15 g
Anis	15 g
Koreander	25 g
Bitterklee	35 g
Benediktenwurz	35 g

Zubereitung und Anwendung wie bei Rezept 21.

Bei Kopfschmerzen nach der
Mahlzeit:

Rezept 23

Angelika	25 g
Rainfarn	15 g

Pfefferminze	35 g
Frauenmantel	35 g
Enzian	15 g

Alles mischen, fein mahlen, nach dem Essen 1 Messerspitze voll mit 1 Eßlöffel Weißwein nehmen.

Rezept 24

Baldrian	15 g
Melisse	35 g
Enzian	25 g
Bitterklee	35 g
Rainfarn	15 g

Zubereitung und Anwendung wie bei Rezept 23.

Rezept 25

Wermut	25 g
Benediktenwurz	25 g
Baldrian	45 g
Tausendguldenkraut	15 g
Distel	10 g

Zubereitung und Anwendung wie bei Rezept 23.

Rezept 26

Enzian	25 g
Ehrenpreis	25 g
Thymian	25 g
Wacholderbeere	25 g
Pfefferminze	25 g

Zubereitung und Anwendung wie bei Rezept 23.

Bei nervösen Kopfschmerzen:

Rezept 27

Baldrian	50 g

1–2mal täglich 1 Tasse.

Kopfschmerzen

Bei periodischen Kopfschmerzen

Rezept 28

Wacholder	35 g
Spitzwegerich	35 g
Kamille	35 g

2mal täglich 1 Tasse.

Bei Kopfschmerzen von Unterleibsleiden:

Rezept 29

Melisse	35 g
Mistel	35 g
Frauenmantel	25 g
Baldrian	15 g
Taubnessel	15 g

Alles mischen und fein mahlen, 3–4mal täglich 1 Teelöffel mit 2–3 Eßlöffel Weißwein vermischt einnehmen.

Rezept 30

Kamille	35 g
Safran	15 g
Frauenmantel	35 g
Anserine	25 g
Melisse	25 g

Zubereitung und Anwendung wie bei Rezept 29.

Rezept 31

Eichenrinde	15 g
Kamille	35 g
Anserine	25 g
Melisse	25 g
Kamille	25 g

Auf ¹/₂ Liter Wasser 3 Teelöffel, 15 Minuten ziehen lassen, abseihen, tagsüber schluckweise trinken.

Rezept 32

Angelika	25 g
Taubnessel	35 g
Katzenschwanz	15 g
Mistel	25 g
Silbermantel	25 g

Zubereitung und Anwendung wie bei Rezept 31.

Rezept 33

Anserine	35 g
Mistel	35 g
Maiblume	15 g
Blutwurz	20 g
Seeblume	20 g

Zubereitung und Anwendung wie bei Rezept 31.

Kopfschmerzen von gleichzeitigen Verdauungsbeschwerden:

Rezept 34

Angelika	25 g
Viola adorata	25 g
Rainfarn	10 g
Terminalia catappa	15 g

Bei Spannungskopfschmerz:

Rezept 35

Odermennig	15 g
Baldrianwurzel	25 g
Melisse	250 g
Centella asiatica	15 g

Rezept 36

Melisse	25 g
Pfefferminze	15 g
Baldrianwurzel	25 g
Kamille	25 g
Gardenia augusta	25 g

Kopfschmerzen II: Migräne

Symptome und Ursachen: Die Migräne tritt anfallsweise auf und ist eine Schmerzkrankheit ohne organische Veränderung im Kopfbereich. Komplikationen ernster Natur sind niemals zu befürchten. Etwa 25 Prozent aller Frauen leiden mehr oder weniger heftig an Migräne. Bei den Männern sind es etwas weniger, etwa 18 Prozent. In mehr als der Hälfte aller Fälle handelt es sich um eine ererbte Krankheit, die von einer Generartion zur nächsten weitergegeben wird. Charakteristisch für die Migräne ist ein *halbseitiger Kopfschmerz* von stunden- bis tagelanger Dauer. Die Migräne kann durch hormonelle Einflüsse, aber auch durch Wetterwechsel hervorgerufen werden.

Als Begleiterscheinungen sind vorübergehende Sehstörungen zu erwähnen, oftmals auch Brechreiz. Migränekranke haben meist ganz spezifische Eigenschaften. Sie sind streng gegen die eigene Person, perfektionistisch, ehrgeizig und leben konsequent nach genau ausgerichteten Prinzipien. Diese Menschen stellen an sich selbst zu hohe Anforderungen, die dann zu übermäßigen Spannungen führen. Dadurch wird schließlich der Kopfschmerz ausgelöst. An Begleitsymptomen treten nicht selten Mundtrockenheit und Bauchbeschwerden auf. Es kommt zu Koliken, Schweißausbrüchen, Herzklopfen, Harnflut oder in seltenen Fällen auch zu Harnsperre. Vereinzelt können Diätfehler sowie bestimmte Medikamente Migräneanfälle auslösen. Auf alle Fälle kommt es bei der Migräne darauf an, daß eine exakte neurologische Diagnose gestellt wird, um andere Krankheiten, wie zum Beispiel Gehirnblutungen oder Tumoren, ausschließen zu können.

Der Fall: Elfriede B. aus Wien studierte Mathematik und Physik. Obwohl sie sich sehr bemühte, schnitt sie bei Prüfungen nur mittelmäßig ab. Der Grund dafür war die Migräne, an der Elfriede B. fast wöchentlich litt.

Besonders bei Wetterwechsel oder familiären Problemen kam es zu furchtbaren Kopfschmerzen. Die Kopfschmerzen lösten Übelkeit aus, und der Brechreiz wiederum verstärkte die Schmerzen. Erbrochen wurde fast nur reine Galle. Erst als Frau B. die Teesorten von Dr. Hochenegg zu trinken begann, verloren die Migräneanfälle an Heftigkeit. Heute ist sie von dieser Krankheit völlig geheilt.

Migräne

Rezept 1

Johanniskraut	45 g
Benediktenwurzel	15 g
Kamille	45 g
Melisse	20 g
Flagellaria indica	25 g

Rezept 2

Hopfen	25 g
Meisterwurz	35 g
Johanniskrautblüten	20 g
Euphorbia nerifolia	25 g

Rezept 3

Melisse	45 g
Fenchel	25 g
Bergschafgarbe	25 g
Kamille	35 g
Heliotropion indicum	35 g

Rezept 4

Raute	25 g
Ginseng	25 g
Ehrenpreis	20 g
Bibernelle	25 g
Hibiscus syriacus	25 g

Rezept 5

Brombeere	25 g
Benediktenwurz	35 g
Baldrian	25 g
Homonoia riparia	35 g

Rezept 6

Knabenkrautwurzel	25 g
Bergschafgarbe	35 g
Spitzwegerich	25 g
Kamille	20 g
Gossampinus heptaphylla	25 g

Rezept 7

Frauenmantel	25 g
Melisse	25 g
Hopfen	35 g
Nerium indicum	35 g

Rezept 8

Veilchen	35 g
Thymian	35 g
Baldrian	30 g
Ehrenpreis	35 g
Minze	25 g
Ocimum sanctum	25 g

Rezept 9

Waldmeister	25 g
Baldrian	20 g
Veilchen	15 g
Tausendguldenkraut	20 g
Melisse	20 g

3mal täglich 1 Tasse.

Rezept 10

Haselwurz	25 g
Silbermantel	20 g
Seeblume	25 g
Mistel	15 g
Taubnessel	20 g
Anserine	20 g

Auf ½ Liter Wasser 3 Teelöffel, 15 Minuten ziehen lassen, abseihen, tagsüber schluckweise trinken.

Mundleiden I: Schlechter Atem, Mundgeschwür, Mundschleimhautentzündung

Symptome und Ursachen: Zu den häufigsten Mundleiden gehört nebem dem *schlechten Atem,* der auf eine Erkrankung der Atemwege oder des Magen hinweisen kann, die *Mundschleimhautentzündung.* Typische Anzeichen für diese Entzündung sind eine schmerzhafte Rötung und Schwellung der Mundschleimhaut. Sowohl die Zunge als auch die Schleimhaut brennen unangenehm, wobei sich Trockenheit oder auch vermehrter Speichelfluß im Mund bemerkbar machen. Weiterhin bildet sich ein Belag auf der Zunge und der Schleimhaut der Mundhöhle. Der Kranke leidet an Appetitlosigkeit, manchmal auch an Kopfschmerzen und Fieberanfällen. Die Krankheit kann einmal durch Erreger wie Streptokokken, Gonokokken, Herpes- und Masernviren hervorgerufen werden. Sie kann zum anderen aufgrund von Gebißschäden oder schlechtsitzenden Zahnprothesen entstehen. Eine Überreizung der Mundschleimhaut durch scharfe Gewürze, Alkohol und Medikamente kann ebenso eine Entzündung bewirken wie Vitaminmangel oder Vergiftungen, zum Beispiel durch Blei oder Quecksilber.

Der Fall: Günther E. aus Kassel klagte über eine andauernde Entzündung im Mund, gegen die einfach kein Mittel helfen wollte. Er hatte ständig einen trockenen Mund, und seine Zunge brannte so, daß jedes Essen zur Qual wurde. Günther E. mußte sich sowieso schon wegen zunehmender Appetitlosigkeit zu jedem Bissen zwingen. Erst die hier angeführten Teemischungen führten zu einer langsamen Besserung. Nach etwa drei Wochen war das Brennen im Mund verschwunden, und der Appetit stellte sich wieder ein.

Bei schlechtem Atem:

Rezept 1

Salbei	35 g
Blutwurz	35 g
Katzenschwanz	35 g
Frauenmantel	15 g

Auf ¼ Liter Wasser 1 Eßlöffel, mehrmals täglich den Mund spülen.

Rezept 2

Kalmus	35 g
Kamille	15 g
Schafgarbe	35 g
Eichenrinde	25 g
Katzenschwanz	10 g

Zubereitung und Anwendung wie bei Rezept 1.

Schlechter Atem, Mundgeschwür, Mundschleimhautentzündung   199

Rezept 3

Lavendel	25 g
Salbei	35 g
Enzian	25 g
Wacholder	25 g

2mal täglich 1 Tasse trinken.

Rezept 4

Lavendel	35 g
Enzian	25 g
Rosmarin	25 g
Eisenkraut	25 g
Raute	10 g

2mal täglich 1 Tasse trinken.

Rezept 5

Pfefferminze	35 g
Anis	35 g
Kümmel	35 g

Mehrmals täglich den Mund spülen.

Rezept 6

Anis	35 g
Lorbeer	25 g
Pfefferminze	35 g
Fenchel	25 g
Eukalyptus	25 g
Kümmel	25 g

Mit 250 g 68prozentigem Alkohol und 1 Liter süßem Wein 2 Wochen ansetzen, abseihen, 3mal täglich 1 kleines Glas nach dem Essen.

Bei Mundgeschwüren:

Rezept 7

Leinsamen	15 g
Wallwurz	15 g
Bockshornklee	20 g

Silbermantel	35 g
Frauenmantel	35 g

Auf $^1/_4$ Liter Wasser 1 Eßlöffel, mehrmals täglich den Mund spülen.

Bei Mundschleimhautentzündung:

Rezept 8

Salbei	50 g
Pfefferminze	50 g

Auf 1 Tasse Wasser 1 Teelöffel, alle 1–2 Stunden damit den Mund gut ausspülen.

Rezept 9

Salbei	55 g
Kamille	45 g

Zubereitung und Anwendung wie bei Rezept 8.

Rezept 10

Thymian	25 g
Tormentill	20 g
Salbei	55 g

Zubereitung und Anwendung wie bei Rezept 8.

Rezept 11

Thymian	35 g
Rosmarin	45 g
Salbei	20 g

Zubereitung und Anwendung wie bei Rezept 8.

Rezept 12

Quendel	40 g
Kamille	45 g
Nußblätter	15 g

Zubereitung und Anwendung wie bei Rezept 8.

200 Beschwerden und Erkrankungen im Kopfbereich

Rezept 13

Eibisch	25 g
Hirtentäschelkraut	20 g
Schachtelhalm	25 g
Brombeerblätter	15 g
Majoran	15 g

Zubereitung und Anwendung wie bei Rezept 8.

Rezept 14

Odermennig	25 g
Tormentill	20 g
Löffelkraut	25 g
Schachtelhalm	25 g
Rataniawurz	25 g

Zubereitung und Anwendung wie bei Rezept 8.

Rezept 15

Tormentill	50 g

Auf 1 Tasse Wasser 1 Teelöffel, über Nacht ansetzen, aufkochen, alle 2 Stunden lauwarm den Mund spülen.

Rezept 16

Eichenrinde	20 g
Salbei	20 g
Fenchel	10 g
Tormentill	10 g

Zubereitung und Anwendung wie bei Rezept 15.

Rezept 17

Katzenschwanz	15 g
Blutwurz	25 g
Salbei	30 g
Wallwurz	25 g
Frauenmantel	25 g

Auf $1/4$ Liter Wasser 1 Eßlöffel, mehrmals täglich den Mund spülen.

Rezept 18

Frauenmantel	25 g
Bibernelle	20 g
Kamille	45 g
Wollkraut	20 g
Silbermantel	15 g

Zubereitung und Anwendung wie bei Rezept 17.

Mundleiden II: Zahnfleischentzündung

Symptome und Ursachen: Die Zahnfleischentzündung, *Parodontose* genannt, ist eine Zivilisationskrankheit, die sich immer mehr ausbreitet. Von der Entzündung sind das Zahnfleisch, die Wurzelhaut und der Alveolarknochen betroffen. Hierbei zieht sich das Zahnfleisch allmählich zurück, und der Zahnhals kommt zum Vorschein. Darunter leidet der Haltemechanismus, die Zähne sitzen zunehmend lockerer und fallen schließlich aus. Als Ursachen für die Parodontose sind ein übermäßiger Konsum von Genußmitteln, eine generell falsche Ernährung sowie Zahnsteinbeläge, Vitaminmangel, Blutkrankheiten und natürlich auch mangelhafte Zahnpflege er-

Zahnfleischentzündung 201

kannt worden. Aber auch nervöse Belastungen wirken sich negativ auf das Zahnfleisch aus. Durch die folgenden Teemischungen kann die Parodontose zum Stillstand gebracht werden.

Der Fall: Anne A. aus London war Professorin für Musik und hatte berufliche wie auch familiäre Probleme zu bewältigen. Das Unterrichten fiel ihr immer schwerer. Sie klagte häufig über Zahnfleischentzündungen mit *Zahnfleischbluten.* Als ihr die Schneidezähne ausfielen, riet ihr der Zahnarzt, sich auch alle übrigen Zähne ziehen zu lassen, da der Lockerungsprozeß zu weit fortgeschritten sei. Frau A. vereinbarte einen Termin für das nächste halbe Jahr. In der Zwischenzeit wollte sie versuchen, ihre Zähne doch noch zu retten. Sie hörte von den Teerezepten, die bereits einigen ihrer Bekannten geholfen hatten. Schon nach der ersten Woche konsequenten Teetrinkens ließ das Zahnfleischbluten nach: Frau A. konnte erstmals wieder in einen Apfel beißen, ohne daß eine blutige Spur zurückblieb. Inzwischen sind sechs Jahre vergangen, und Frau A. hat keinen einzigen Zahn mehr durch Parodontose verloren. Ihr Zahnfleisch ist wieder gesund und rosarot gefärbt. Erstaunlicherweise hatten die Teesorten auch eine beruhigende Wirkung auf Frau A., die nun wieder ihren Beruf ungehindert ausüben kann.

Rezept 1

Arnika	15 g
Salbei	35 g
Kamille	50 g

Auf 1 Tasse 1 Eßlöffel, mehrmals täglich Spülungen machen.

Rezept 2

Blutwurz	55 g
Eichenrinde	45 g

Zubereitung und Anwendung wie bei Rezept 1.

Rezept 3

Salbei	30 g
Arnika	30 g

Zubereitung und Anwendung wie bei Rezept 1.

Rezept 4

Salbei	25 g
Bockshornklee	25 g
Eibisch	25 g
Hauswurz	20 g
Kamille	25 g

Auf $1/2$ Liter 1 Eßlöffel, mehrmals täglich Spülungen machen.

Rezept 5

Blutwurz	30 g
Salbei	25 g
Kamille	25 g
Frauenmantel	30 g

Zubereitung und Anwendung wie bei Rezept 4.

202 Beschwerden und Erkrankungen im Kopfbereich

Rezept 6

Kalmus	25 g

Mit 1 Liter Wasser aufkochen, mehrmals täglich Spülungen machen.

Rezept 7

Salbei	50 g

Zubereitung und Anwendung wie bei Rezept 6.

Rezept 8

Eichenrinde	30 g

Mit 1 Liter Wein 2–4 Tage ziehen lassen, mehrmals täglich Spülungen machen.

Rezept 9

Kamille	30 g
Salbei	25 g
Asystasia gangetica	15 g
Cassia alata	15 g
Anona reticulata	10 g

Mehrmals täglich Spülungen machen.

Rezept 10

Brombeerblätter	25 g
Schafgarbe	25 g
Johanniskraut	25 g
Heidelbeerblätter	10 g
Cicca acida	10 g
Costus speciosus	10 g
Dillenia indica	15 g

Anwendung wie bei Rezept 9.

Rezept 11

Kamille	25 g
Carissa carandas	10 g
Salbei	25 g
Cynodon dactylon	15 g

Anwendung wie bei Rezept 9.

Rezept 12

Salbei	35 g
Frauenmantel	25 g
Blutwurz	40 g
Blumea lacera	30 g

Rezept 13

Kamille	50 g
Salbei	45 g
Eibisch	20 g
Bockshornklee	35 g
Cissus quadrangularis	30 g

Rezept 14

Salbei	35 g
Eichenrinde	45 g
Bockshornklee	25 g
Kamille	50 g
Hibiscus sabdariffa	25 g

Rezept 15

Carissa carandas	35 g
Kamille	55 g
Salbei	45 g
Blutwurz	35 g
Anona muricata	25 g

Rezept 16

Hirtentäschelkraut	45 g
Kamille	35 g
Arnika	15 g
Brassica capitata	35 g

Nasenbluten und andere Erkrankungen der Nase

Symptome und Ursachen: Nasenbluten entsteht entweder durch äußere Einflüsse, das heißt durch direkte Verletzungen und durch Fremdkörper, oder auch als Folge allgemeiner Erkrankungen. An erster Stelle sind Krankheiten zu nennen, bei denen sich die Blutmischung verändert, so zum Beispiel bei den verschiedensten Arten der Blutarmut, sowie bei Erkrankungen der Gefäßwände. Es kann zu Nasenbluten kommen, wenn der Blutdruck in der Nase steigt. Das ist zum Beispiel bei körperlicher Anstrengung der Fall, aber auch bei Erkrankungen des Herzens, der Nieren und der Leber. Weitere Ursachen sind Hypertonie, Masern, Keuchhusten und Arteriosklerose. Die Nase selbst ist einer großen Zahl verschiedenster Erkrankungen besonders stark ausgesetzt. Am häufigsten sind *Ekzeme, Furunkel* und *Katarrhe.*

Der Fall: Hildegard T. aus München war eine tüchtige Verkäuferin in einem großen Warenhaus. Sie fürchtete jedoch, entlassen zu werden, da sie immer wieder wegen plötzlichem Nasenbluten ihren Arbeitsplatz verlassen mußte. Manchmal kam es so schlagartig zum Nasenbluten, daß sie Waren verunreinigte. Der Arzt hatte ihr lediglich geraten, Wattestöpsel für die Nasenlöcher zu benutzen. Die stillten zwar momentan das Nasenbluten, beseitigten aber natürlich nicht die Ursache. Von einer Kollegin erfuhr sie dann von den Teemischungen des Dr. Hochenegg. Das Nasenbluten wurde immer seltener und ist nunmehr schon seit fast zwei Jahren völlig verschwunden. Hildegard T. konnte ihrer Arbeit wieder ungehindert nachgehen und ist inzwischen zur Abteilungsleiterin aufgestiegen.

Bei Nasenbluten:

Rezept 1	
Mistel	20 g
Storchschnabel	20 g
Veilchen	25 g
Spitzwegerich	15 g
Hirtentäschelkraut	40 g
Auf 1 Liter Wasser 3 Eßlöffel, 3mal täglich 1 Tasse.	

Rezept 2	
Hirtentäschelkraut	65 g
Mistel	25 g
Meisterwurz	20 g
Zubereitung und Anwendung wie bei Rezept 1.	

Beschwerden und Erkrankungen im Kopfbereich

Rezept 3

Brennessel	25 g
Blutwurz	50 g
Eichenrinde	35 g
Schafgarbe	40 g

Auf ¼ Liter Wasser 1 Eßlöffel, mit diesem Absud befeuchtete Watte in die Nasenlöcher stecken.

Rezept 4

Schachtelhalm 100 g
Zubereitung und Anwendung wie bei Rezept 3.

Rezept 5

| Tormentill | 35 g |
| Eichenrinde | 25 g |

Zubereitung und Anwendung wie bei Rezept 3.

Rezept 6

Knöterich 100 g
Zubereitung und Anwendung wie bei Rezept 3.

Rezept 7

Brennessel 100 g
Zubereitung und Anwendung wie bei Rezept 3.

Rezept 8

Spitzwegerich 100 g
Zubereitung und Anwendung wie bei Rezept 3.

Rezept 9

Hirtentäschelkraut 100 g
Zubereitung und Anwendung wie bei Rezept 3.

Bei Nasenekzem:

Kamille 100 g
Auf 1 Tasse Wasser 1 Teelöffel, mehrmals täglich Nasenspülungen.

Bei Nasenfurunkel:

Kamille 100 g
Zubereitung und Anwendung wie bei Rezept 3.

Bei Nasenkatarrh:

Bibernelle	25 g
Dotterkraut	45 g
Salbei	25 g
Kamille	45 g

Auf ½ Liter Wasser 2 Eßlöffel, mehrmals täglich gurgeln.

Bei festsitzendem Schleim in der Nase:

Seifenwurzel 100 g
Auf 1 Tasse Wasser 1 Teelöffel über Nacht ansetzen, aufkochen, mehrmals täglich Nasenspülungen machen.

13. Nervenerkrankungen

Gürtelrose

Symptome und Ursachen: Eine Gürtelrose wird verursacht durch eine Virusinfektion, die zur Entzündung eines Ganglions (Nervenknotens) führt. Im Anfangsstadium dieser Krankheit rötet sich die Haut entlang des erkrankten Nervenstranges und beginnt zu brennen. Dann bilden sich Hautbläschen. Ist ein Rückenmarksnerv betroffen, so liegen die Bläschen halbseitig um Oberkörper oder Taille. Bis zur vollen Ausprägung des Krankheitsbildes können fünf bis acht Tage vergehen. Dabei kommt es zu einem allgemeinen Krankheitsgefühl. Die Gürtelrose kann im günstigsten Fall mit wenig Bläschen, ohne Fieber und große Schmerzen vorübergehen. Eine starke Bläschenbildung ist dagegen auch mit Fieber verbunden. Die Bläschen beginnen zu bluten und zu vereitern. Dabei hat der Kranke erhebliche Schmerzen. Sind Nerven in der Kopfregion befallen, so handelt es sich um eine schwere Erkrankung. Dabei wird die Hälfte des Kopfes, die halbe Stirn, eine Gesichtshälfte oder eine Nackenseite mit Bläschen bedeckt. Folgeerscheinungen sind einseitige Taubheit, einseitige Erblindung oder auch einseitige Kahlheit.

Der Fall: Elfriede P. aus Baden-Baden erwachte eines Morgens mit einer starken Rötung der Haut an der Taille. Da sie weder Schmerzen noch irgendwelche anderen Beschwerden spürte, achtete sie nicht weiter darauf. Aber bereits einen Tag später bildeten sich die ersten Hautbläschen mit leichtem Brennen und diffusen Nervenschmerzen. Frau F. fühlte sich zunehmend krank, und die Bläschen breiteten sich rund um die ganze Taille aus. Am achten Tag der Erkrankung bekam sie auch noch Fieber, und es entstanden eitrige Pusteln. Frau F. konnte vor Schmerzen nicht mehr schlafen. Der herbeigerufene Hausarzt stellte eine schwere Gürtelrose fest und wollte die alleinstehende Patientin in ein Krankenhaus überweisen. Das aber lehnte Frau F. ab. Sie bat statt dessen eine Nachbarin um Hilfe. Diese suchte in allen möglichen Büchern Unterlagen über Heilkräuter und Tees. Nach langem Suchen fand sie eine wirkungs-

206 Nervenerkrankungen

volle Mischung, die Frau F. bald so weit genesen ließ, daß sie das Bett verlassen konnte. Sie hatte täglich drei bis vier Tassen dieser Mischung getrunken und aus dem Kräutersud Umschläge gemacht. Frau F. hat keinen Rückfall mehr erlitten.

Rezept 1

Salbei	30 g
Eichenrinde	25 g
Kamille	15 g
Frauenmantel	10 g
Steinklee	15 g
Hafer	20 g

Auf 1 Liter Wasser 4 Eßlöffel, ziehen lassen, abseihen, die Kräuter in ein Tuch geben, 3–4mal täglich auflegen.

Rezept 2

Baldrianwurzel	35 g
Bittersüß	35 g
Erdrauch	30 g
Frauenmantel	35 g

Auf 1 Tasse Wasser 1 Eßlöffel, 3mal täglich 1 Tasse.

Rezept 3

Bockshornkleesamen	35 g
Haferstroh	30 g
Kamille	15 g
Wacholderkraut	30 g

Zubereitung und Anwendung wie bei Rezept 2.

Rezept 4

Eichenrinde	25 g
Kamille	15 g
Lindenblüten	15 g
Salbei	25 g
Steinkleekraut	30 g
Stiefmütterchenkraut	20 g

Zubereitung und Anwendung wie bei Rezept 2.

Ischias

Symptome und Ursachen: Eine der häufigsten Neuralgien (Nervenschmerzen) ist die Entzündung des Ischiasnervs. Der Schmerz zieht sich mit dem Ischiasnerv von der Gesäßgegend über die Rückseite der Beine bis zu den Füßen hin. Über 85 Prozent der Ischiasfälle sind durch einen Vorfall der Bandscheibe bedingt. Dazu kommt es, wenn ein Faserring der Zwischenwirbelscheibe reißt. Infolgedessen drängt der Gallertkern heraus und drückt auf die Nervenwurzeln.

Meist gehen dieser Neuralgie mehr oder weniger lang andauernde Rückenschmerzen voraus. Zu recht heftigen Schmerzanfällen kommt es dann durch eine ungeschickte Bewegung oder durch das

Ischias

Heben einer ungewohnten Last. Die Schmerzen können aber auch erst plötzlich im Verlauf von Stunden und Tagen einsetzen. Der Ischiasschmerz wird durch Bewegungen erheblich gesteigert, so durch Drehen, Bücken und Anheben des gestreckten Beines, wodurch der angegriffene Nerv auch noch gedehnt wird. Der Ischiasnerv, der längste Nervenstrang des Körpers, ist durch die Eigenart seines Verlaufs und seiner Ausbreitung mehr als irgendein anderer Nerv Entzündungen und Traumen ausgesetzt.

Der Fall: Anton N. aus Freising hatte es durch harte Arbeit zu einem eigenen kleinen Familienhaus gebracht. Nur dadurch, daß er selbst auf dem Bau schwer zupackte, hatte sich der Traum vom eigenen Haus verwirklichen lassen. Herr N., bis dahin kerngesund, bekam auf einmal leichte Rückenschmerzen. Sie wurden einmal stärker, dann ließen sie wieder nach, und nach einiger Zeit hatte sich Herr N. daran gewöhnt. An einem wie gewöhnlich sehr arbeitsreichen Tag verspürte er plötzlich einen stechenden Schmerz in der linken Gesäßhälfte, der sich über das linke Bein bis in die Zehenspitzen erstreckte. In der folgenden Nacht wurde Anton N. durch einen heftigen Schmerz im linken Bein aus dem Schlaf gerissen. Der Schmerz verschlimmerte sich so sehr, daß N. am nächsten Morgen nicht mehr aufstehen konnte. Er mußte in eine Klinik gebracht werden, wo ihm mehrere Spritzen verabreicht wurden, die den Schmerz linderten. Die Ursache des Schmerzanfalls konnte das injizierte Medikament jedoch nicht beseitigen. Herr N. hatte sich durch jahrelange Überanstrengung eine Entzündung des Ischiasnervs zugezogen. Die nunmehr verordneten chemischen Präparate zeigten gefährliche Nebenwirkungen und beeinträchtigten Leber und Nieren. Erst nachdem er verschiedene Teemischungen regelmäßig trank, besserte sich sein Krankheitsbild. Der Schmerz in Gesäß und Bein wurde immer schwächer, bis er eines Tages schließlich völlig ausblieb und auch nicht wiederkehrte.

Rezept 1		*Rezept 2*	
Gundelrebe	35 g	Johanniskraut	35 g
Hauhechel	30 g	Raute	35 g
Rainfarn	35 g	Schlüsselblume	30 g
3mal täglich 1 Tasse.		3mal täglich 1 Tasse.	

Nervenerkrankungen

Rezept 3

Hafer	100 g

Mit ¼ Liter Wasser 1 Eßlöffel kochen, abseihen, 2–3mal täglich 1 Tasse.

Rezept 4

Gundelrebe	15 g
Hauhechel	25 g
Pappelkraut	15 g
Katzenschwanz	35 g
Sauerampfer	15 g
Rainfarn	15 g

Auf 1 Liter Wasser 3 Eßlöffel, 10 Minuten ziehen lassen, abseihen, tagsüber mehrmals schluckweise trinken.

Rezept 5

Hirtentäschel	15 g
Königskerze	10 g
Katzenschwanz	15 g
Wegwarte	5 g
Schafgarbe	15 g

Zubereitung und Anwendung wie bei Rezept 4.

Rezept 6

Schafgarbe	45 g
Klette	40 g
Hirtentäschel	25 g
Hauhechel	20 g

Auf ¼ Liter Wasser 2 Eßlöffel, 15 Minuten ziehen lassen, abseihen, mit Honig und Zitrone mischen, tagsüber schluckweise trinken.

Nervenschmerzen

Symptome und Ursachen: Taubheitsgefühle und schmerzhaftes Prikkeln im Bereich bestimmter Nervenäste sind Anzeichen einer *Neuritis.* Diese Nervenschmerzen treten besonders häufig im Gesicht auf. Es ist unbedingt erforderlich, einen Facharzt aufzusuchen. Nur er kann feststellen, ob es sich tatsächlich um eine *Neuralgie* oder Neuritis handelt oder aber ob hinter dem Krankheitsbild eine multiple Sklerose oder ein anderes gefährliches Nervenleiden steckt.

Die Krankheit kann durch Giftstoffe wie Alkohol oder Schwermetalle verursacht werden. Es entstehen Druckeinwirkungen auf verschiedene Nervenäste, wodurch es zu einer allgemeinen körperlichen Schwäche, zu Muskelschwund und zu ausstrahlenden Schmerzen sowie zu streifenförmigen Empfindlichkeitsstörungen kommt. Zur Behandlung eignen sich Teesorten, die entgiften und zugleich entwässern.

Nervenschmerzen 209

Der Fall: Der Beruf von Sybille S. brachte es mit sich, daß sie von ihrem Sitzplatz stundenlang verschiedene Apparate bedienen mußte. Bei dieser Beschäftigung traten immer stärker werdende Schmerzen in den Schultern auf. Sie strahlten weiter in die Arme aus, die Frau S. schließlich weder strecken noch hochheben konnte. Alle herkömmlichen Mittel halfen nur wenig. Erst nach langem Suchen erfuhr Frau S. etwas von den Teerezepten des Dr. Hochenegg. Einige Wochen später ließen die Schmerzen nach, und Frau S. konnte ihre Arme wieder ohne Beschwerden bewegen.

Rezept 1

Baldrianwurzel	20 g
Kamille	45 g
Rautenblätter	20 g
Oldenlandia biflora	15 g

Rezept 2

Arnika	15 g
Kamille	20 g
Mistel	20 g
Melisse	45 g
Streblus asper	20 g

Rezept 3

Raute	25 g
Pfefferminze	20 g
Benediktenwurz	20 g
Schafgarbe	35 g
Sida cordifolia	15 g

Rezept 4

Himbeerblätter	20 g
Rosmarin	20 g
Wermut	10 g
Melisse	25 g
Pogostemon cablin	15 g

Rezept 5

Knabenkrautwurz	20 g
Taubnessel	20 g
Silbermantel	35 g
Rosmarin	15 g
Argyreia nervosa	15 g

Rezept 6

Johanniskraut	35 g
Raute	20 g
Brennessel	20 g
Schafgarbe	35 g
Cestrun nocturnum	20 g

Rezept 7

Bertram	20 g
Johanniskraut	45 g
Wacholderbeeren	15 g
Schlehenblüten	20 g
Lagenaria siceraria	15 g

Rezept 8

Benediktenwurz	45 g
Knabenkraut	20 g
Taubnessel	20 g
Beifuß	15 g
Cardiospermum halicacabum	20 g

210   *Nervenerkrankungen*

Nervenschwäche

Symptome und Ursachen: Als *Nervosität* oder Nervenschwäche werden Störungen bezeichnet, die vom Nervensystem ausgehen. Verursacht werden sie durch Schlaflosigkeit, Überarbeitung, Sorgen, Aufregung, Nikotin-, Alkohol- und Medikamentenmißbrauch sowie Streßsituationen aller Art. Vor allem aber führen seelische Belastungen zur Nervenschwäche.

Krankheitsanzeichen sind: Unruhe, Kopfschmerzen, Schwindel, Erröten und Erblassen, Gereiztheit, Durchfall, Angstzustände, Selbstzweifel und vieles andere.

Der Krankheitsbegriff Nervenschwäche ist in sich uneinheitlich. Es werden darunter verschiedene neurologische, psychologische und psychiatrische Krankheitsbilder zusammengefaßt. Die folgenden Teerezepte wirken in erster Linie beruhigend auf leichtere Fälle von *depressiver Verstimmung,* auf *neurotische Störungen, Reizbarkeit* oder *Ambivalenz.*

Der Fall: Friedrich U. aus Dortmund fühlte sich seit einigen Jahren nicht mehr richtig wohl. Seine Arbeit konnte er nur noch mühsam erledigen, da ihn schwere Verstimmungen lähmten. Zahlreiche Schlaf- und Beruhigungsmittel halfen zwar kurzzeitig, aber sie wirkten nur betäubend und stellten auf lange Sicht keine Abhilfe dar. Auch psychotherapeutische Behandlungen, Gesprächstherapien in endlosen Sitzungen konnten das innere Gleichgewicht nicht herbeiführen. Erst die Teemischungen halfen Herrn U., langsam aus seiner tiefen und nicht erklärbaren Verzweiflung wieder herauszufinden.

Allgemeine Tees:

Rezept 1		*Rezept 2*	
Hopfenblüten	25 g	Dost	25 g
Kamille	25 g	Hopfenblüten	25 g
Lavendelblüten	15 g	Melisse	20 g
Süßholz	10 g	Engelwurz	25 g
Enhydra fluctuans	20 g	Nerium indicum	15 g

Nervenschwäche

Rezept 3

Heidekrautblüten	25 g
Pfefferminze	20 g
Bitterklee	25 g
Malvenblüten	20 g

Rezept 4

Krausminzblätter	25 g
Baldrian	15 g
Johanniskraut	35 g
Brombeerblätter	20 g
Dolichandrone spanthacea	15 g

Rezept 5

Hopfenzapfen	20 g
Rosmarin	5 g
Baldrianwurzel	25 g
Johanniskraut	20 g
Merremia umbelata	25 g

Rezept 6

Baldrianwurzel	25 g
Enzianwurzel	20 g
Himbeerblätter	35 g
Rautenblätter	25 g
Salbei	5 g
Operculina turpenthum	15 g

Rezept 7

Kamille	25 g
Raute	25 g
Melisse	35 g
Knabenkrautwurz	25 g
Mastoma polystachium	35 g

Rezept 8

Kamille	15 g
Sellerie	15 g
Melisse	30 g
Ehrenpreis	35 g
Baldrian	25 g

Auf 1 Liter Wasser 3–4 Eßlöffel, 3mal täglich 1 Tasse.

Rezept 9

Silbermantel	15 g
Johanniskraut	35 g
Benediktenwurz	20 g
Melisse	35 g
Waldmeister	15 g

Zubereitung und Anwendung wie bei Rezept 8.

Rezept 10

Ehrenpreis	15 g
Rosmarin	25 g
Pfefferminze	15 g
Schlüsselblume	40 g
Veilchen	25 g

Zubereitung und Anwendung wie bei Rezept 8.

Rezept 11

Baldrian	35 g
Hopfen	25 g
Johanniskraut	35 g
Raute	15 g
Knabenkraut	10 g

Zubereitung und Anwendung wie bei Rezept 8.

Rezept 12

Borretsch	35 g
Kamille	15 g
Frauenmantel	35 g
Benediktenwurz	15 g
Engelwurz	20 g

Zubereitung und Anwendung wie bei Rezept 8.

Nervenerkrankungen

Rezept 13

Kamille	25 g
Schafgarbe	30 g
Süßholz	25 g
Hopfen	35 g
Lavendel	20 g
Pfefferminze	15 g

Auf 1 Tasse Wasser 1 Eßlöffel, 3mal täglich 1 Tasse.

Rezept 14

Hopfen	35 g
Dost	35 g
Kamille	30 g

Zubereitung und Anwendung wie bei Rezept 13.

Rezept 15

Lavendel	30 g
Baldrian	30 g
Bitterklee	40 g
Pfefferminze	30 g

Zubereitung und Anwendung wie bei Rezept 13.

Rezept 16

Baldrian	35 g
Melisse	35 g
Odermennig	25 g
Heidekraut	25 g

Zubereitung und Anwendung wie bei Rezept 13.

Rezept 17

Melisse	65 g
Rosmarin	25 g
Fenchel	25 g

Zubereitung und Anwendung wie bei Rezept 13.

Rezept 18

Engelwurz	25 g
Hopfen	25 g
Orangenblüten	25 g
Baldrian	20 g
Melisse	25 g

Zubereitung und Anwendung wie bei Rezept 13.

Rezept 19

Basilikum	35 g
Wermut	25 g
Baldrian	45 g
Weißdorn	25 g

Zubereitung und Anwendung wie bei Rezept 13.

Rezept 20

Kamille	45 g
Weidenblätter	25 g
Primel	25 g
Engelwurz	25 g

Zubereitung und Anwendung wie bei Rezept 13.

Rezept 21

Lavendel	25 g
Weißdorn	35 g
Basilikum	25 g
Minze	35 g

Zubereitung und Anwendung wie bei Rezept 13.

Rezept 22

Lavendel	25 g
Melisse	45 g
Bitterklee	35 g

Zubereitung und Anwendung wie bei Rezept 13.

Nervenschwäche   213

Rezept 23

Angelika	15 g
Kamille	15 g
Benediktenwurz	25 g
Veilchen	35 g
Raute	30 g

Auf 1 Liter Wasser 3 Eßlöffel, 3mal täglich 1 Tasse.

Rezept 24

Mistel	35 g
Beifuß	20 g
Melisse	25 g
Lavendel	25 g
Meisterwurz	25 g

Zubereitung und Anwendung wie bei Rezept 23.

Rezept 25

Raute	35 g
Melisse	45 g
Schlehe	15 g
Faulbaum	15 g
Bertramkraut	10 g

Zubereitung und Anwendung wie bei Rezept 23.

Rezept 26

Silbermantel	15 g
Kamille	15 g
Johanniskraut	25 g
Melisse	35 g
Raute	30 g

Zubereitung und Anwendung wie bei Rezept 23.

Rezept 27

Johanniskraut	25 g
Raute	15 g
Knabenkrautwurz	20 g
Hopfen	25 g
Kamille	25 g

Zubereitung und Anwendung wie bei Rezept 23.

Rezept 28

Johanniskraut	25 g
Taubnessel	20 g
Sellerie	25 g
Schlüsselblume	30 g
Rosmarir.	10 g
Veilchen	10 g

Zubereitung und Anwendung wie bei Rezept 23.

Rezept 29

Baldrian	30 g
Melisse	30 g
Orangenblüten	10 g
Malve	5 g
Heidekraut	10 g
Pfefferminze	25 g
Mistel	10 g
Hopfen	10 g

3mal täglich 1 Tasse.

Rezept 30

Lavendel	15 g
Melisse	55 g
Schachtelhalm	10 g

Anwendung wie bei Rezept 29.

Rezept 31

Pfefferminze	25 g
Bitterklee	20 g
Baldrian	25 g

Anwendung wie bei Rezept 29.

Nervenerkrankungen

Bei kribbelnden Beinen:

Rezept 32

Schafgarbe	50 g

1mal täglich 1 Tasse abends.

Bei Schlaflosigkeit:

Rezept 33

Kamille	25 g
Hopfen	25 g
Anis	45 g
Dill	35 g

1mal täglich 1 Tasse abends.

Rezept 34

Lavendel	25 g
Schafgarbe	20 g
Melisse	20 g
Baldrian	15 g

Anwendung wie bei Rezept 33.

Rezept 35

Dill	25 g
Pfefferminze	25 g
Fenchel	20 g

Anwendung wie bei Rezept 33.

Rezept 36

Hopfen	20 g
Baldrian	30 g
Taubnessel	15 g
Heidekraut	20 g
Orangenblüten	25 g

Anwendung wie bei Rezept 33.

Rezept 37

Johanniskraut	25 g
Baldrian	35 g
Hopfen	45 g

Anwendung wie bei Rezept 33.

Rezept 38

Baldrian	10 g
Quendel	10 g
Kümmel	10 g
Fenchel	10 g
Primel	10 g
Ehrenpreis	10 g
Raute	10 g
Linde	10 g
Taubnessel	10 g

Anwendung wie bei Rezept 33.

Rezept 39

Silbermantel	15 g
Thymian	35 g
Pfefferminze	15 g
Veilchen	25 g
Baldrian	30 g

Auf $^1/_2$ Liter Wasser 2 Eßlöffel, 1mal abends 1 Tasse.

Rezept 40

Hopfen	35 g
Schlüsselblume	35 g
Thymian	35 g
Enzian	20 g
Baldrian	25 g
Frauenmantel	15 g
Melisse	15 g

Zubereitung und Anwendung wie bei Rezept 39.

Nervenschwäche 215

Rezept 41

Schafgarbe	15 g
Baldrian	35 g
Erika	25 g
Hopfen	35 g

Zubereitung und Anwendung wie bei Rezept 39.

Rezept 42

Schlüsselblume	25 g
Veilchen	20 g
Myrte	15 g
Orangenblüten	25 g
Bertramwurz	20 g

Zubereitung und Anwendung wie bei Rezept 39.

Rezept 43

Enzian	10 g
Hopfen	15 g
Melisse	10 g
Veilchen	15 g
Waldmeister	10 g
Taubnessel	15 g
Baldrian	20 g
Thymian	15 g
Schlüsselblume	20 g

Zubereitung und Anwendung wie bei Rezept 39.

Rezept 44

Wegwarte	15 g
Borretsch	25 g
Ehrenpreis	25 g
Baldrian	20 g
Wermut	10 g
Benediktenkraut	15 g

1mal abends 1 Tasse.

Rezept 45

Bitterklee	25 g
Baldrian	35 g
Engelwurz	35 g
Pfefferminze	25 g

Anwendung wie bei Rezept 44.

Rezept 46

Melisse	25 g
Heidekraut	25 g
Baldrian	50 g

Anwendung wie bei Rezept 44.

Rezept 47

Schachtelhalm	35 g
Hopfen	15 g
Weißdorn	45 g
Melisse	15 g
Baldrian	15 g
Wacholder	25 g

Anwendung wie bei Rezept 44.

Rezept 48

Lindenblüten	30 g
Buchsbaumblätter	15 g
Pfefferminze	45 g

Auf $1/2$ Liter Wasser 1 Eßlöffel, 3mal täglich 1 Tasse.

Rezept 49

Ringelblume	25 g
Baldrian	25 g
Pfefferminze	25 g
Melisse	25 g
Bachweide	20 g

Zubereitung und Anwendung wie bei Rezept 48.

Nervöses Kribbeln in den Beinen

Symptome und Ursachen: Bei diesem Leiden entzünden sich die feinen Nervenenden unter der Hautoberfläche, was äußerst schmerzhaft sein kann. Die Ursachen liegen hauptsächlich in Vergiftungen durch Alkaloide oder Schwermetalle. Oft reagiert der Körper auch überempfindlich auf Alkohol oder Spurenelemente von Schwermetallen wie Blei, Quecksilber oder Kadmium.

Die Beschwerden sind auf jeden Fall schwierig zu behandeln. Hier aber können entgiftende Teesorten wirkungsvoll helfen, sobald Teemischungen konsequent angewendet werden. Unbehandelt kann das Kribbeln in den Beinen zu Geh- und Gleichgewichtsstörungen führen.

Der Fall: Lucie K. aus Saarbrücken arbeitete als Verkäuferin in einem Modewarengeschäft. Durch die Geburt eines geistig behinderten Mädchens war sie körperlich und seelisch stark belastet. Ihr Mann hatte sich nach der Geburt scheiden lassen. Als sich ein unangenehmes Kribbeln in den Beinen von Frau K. bemerkbar machte, versuchte sie, nicht weiter darauf zu achten. Doch bald wurden die Beschwerden so stark, daß sie bereits nach zwei bis drei Stunden im Verkaufsraum das Gefühl hatte, als stünde sie in einem Ameisenhaufen. Das Tragen von Stützstrümpfen oder das Hochlagern der Beine brachte keine Abhilfe. Schädigungen der Wirbelsäule oder der Gelenke konnten bei ihr nicht festgestellt werden. Die Durchblutung war ebenfalls völlig in Ordnung. Erst ein Facharzt entdeckte, daß Frau K. an einer sehr seltenen Form von *Nervenentzündung* litt. Ihr wurde ein Kräutertee verordnet. Schon nach dem Verbrauch von eineinhalb Packungen gingen die Beschwerden weitgehend zurück, und nach einer weiteren Packung war das Brennen und Kribbeln in den Beinen restlos verschwunden. Heute kann Frau K. ihrer Arbeit im Modegeschäft wieder voll und ganz nachgehen.

Rezept 1		Rezept 2	
Schafgarbe	50 g	Pfefferminze	15 g
1mal täglich 1 Tasse abends.		Fieberklee	35 g
		3mal täglich 1 Tasse.	

14. Psychische Störungen

Angstzustände

Symptome und Ursachen: Ungelöste und unterbewußte Konflikte sind oft die Ursache von regelmäßig oder sporadisch auftretenden Angstzuständen. Unter Angsteinfluß kommt es zu einer Änderung wichtiger körperlicher Funktionswerte, sie betreffen Kreislauf, Blutdruck, Durchblutung, Herzfrequenz und Atemrhythmus. Angst ist ein Zustand von Unruhe und Aufgeregtheit als Folge einer wirklichen oder gedachten Bedrohung. Physisch kann Angst durch Sauerstoffmangel hervorgerufen werden, durch das Gefühl, ersticken zu müssen.

Sind die Angstzustände besonders intensiv und an bestimmte Objekte oder Gegebenheiten gebunden, spricht der Arzt von *Phobien.* Obwohl in diesen Fällen die Angst oft als unbegründet erlebt wird, ist der Betroffene nicht imstande, sich durch rationale Überlegungen von der Angst zu befreien. Im Gegenteil – die Angst hat die Tendenz, sich immer weiter auszubreiten. Eine *Angstneurose* beginnt meist schon in der frühen Kindheit oder in der Pubertät. Sie verstärkt sich, bis eine geeignete Therapie einsetzt. Die Behandlung von Angstzuständen hat sich allerdings als recht schwierig erwiesen.

So werden mit allen Psychopharmaka auf der Basis der Beruhigungsmittel nur geringe Erfolge erzielt. Ebensowenig Wirkung zeigen antidepressive Substanzen. Sogar Elektroschocks wurden gegen die chronische Angst angewendet, doch stellten sich hier bald gravierende Nachteile ein.

Der Fall: Renate F. aus Stuttgart konnte seit einigen Monaten kaum noch schlafen. Furchtbare Angstzustände, die sie sich nicht erklären konnte, ließen sie nicht zur Ruhe kommen. Gelang es ihr, sich etwas abzulenken, setzte kurz darauf die Angstneurose mit um so größerer Heftigkeit ein. Psychopharmaka und sogar Elektroschocks halfen nicht. Erst als sie es mit verschiedenen Kräutertees versuchte, erfolgte eine Besserung. Renate F. ist seit einem Jahr frei von Angstzuständen.

218   *Psychische Störungen*

Rezept 1

Hopfen	15 g
Baldrian	15 g
Fenchel	30 g
Melisse	25 g
Pfefferminze	25 g

Rezept 2

Anis	15 g
Baldrianwurzel	25 g
Faulbaumrinde	25 g
Lavendelblüten	5 g

Rezept 3

Passionsblume	25 g
Melissenblätter	25 g
Lindenblüten	25 g
Tausendguldenkraut	25 g

Rezept 4

Schafgarbe	25 g
Kamille	25 g
Passionsblume	30 g

Rezept 5

Hopfenzapfen	15 g
Baldrian	15 g
Pfefferminze	35 g

3mal täglich 1 Tasse.

Rezept 6

Anis	15 g
Baldrianwurzel	35 g
Faulbaumrinde	15 g
Kamille	25 g
Lindenblüten	15 g
Schafgarbe	25 g

3mal täglich 1 Tasse.

Rezept 7

Rosmarin	15 g
Fenchel	15 g
Melisse	35 g

3mal täglich 1 Tasse.

Rezept 8

Passionsblume	20 g
Lavendelblüten	15 g
Kamille	15 g
Weißdornblüten	15 g

3mal täglich 1 Tasse.

Rezept 9

Bitterklee	15 g
Kamille	25 g
Pfefferminze	15 g
Schafgarbe	25 g
Tausendguldenkraut	25 g
Wermut	25 g

3mal täglich 1 Tasse.

Rezept 10

Baldrianwurzel	25 g
Passionsblume	20 g
Weißdornblüten	20 g
Melissenblätter	20 g
Lavendelblüten	15 g
Pfefferminze	15 g

3mal täglich 1 Tasse.

Rezept 11

Veilchen	25 g
Liebstöckel	15 g
Lindenblüten	15 g
Baldrian	35 g
Kamille	25 g

2–3mal täglich 1 Tasse.

Depressionen   219

Rezept 12

Baldrian	25 g
Benediktenwurzel	25 g
Silbermantel	25 g
Weinraute	25 g
Lindenblüten	25 g

Alles mit 1 Liter Weißwein 10 Tage ansetzen, abseihen, auspressen und 4mal täglich 1 Eßlöffel nehmen.

Rezept 13

Ehrenpreis	35 g
Thymian	25 g
Silbermantel	15 g
Baldrian	35 g
Melisse	15 g

Alles mit 1 Liter Weißwein 10 Tage ansetzen, abseihen und 3–4mal täglich 1 kleines Gläschen trinken.

Rezept 14

Kamille	15 g
Ehrenpreis	25 g
Thymian	15 g
Melisse	35 g
Baldrian	15 g
Lindenblüten	10 g
Pfefferminze	15 g
Wacholderbeeren	10 g

3mal täglich 1 Tasse.

Rezept 15

Baldrian	55 g
Beifuß	15 g
Silbermantel	15 g
Arnika	15 g
Veilchen	25 g

2–3mal täglich 1 Tasse.

Rezept 16

Meisterwurz	35 g
Baldrian	25 g
Veilchen	35 g
Arnika	15 g
Sonnentau	15 g

2–3mal täglich 1 Tasse.

Rezept 17

Ehrenpreis	15 g
Lavendel	20 g
Wacholder	15 g
Baldrian	20 g
Veilchen	25 g
Meisterwurz	15 g
Melisse	15 g
Lindenblüten	10 g
Silbermantel	10 g

Alles in 1 Liter 68prozentigem Ansatzalkohol 10 Tage ansetzen, 5–6mal täglich etwa 20 Tropfen.

Depressionen

Symptome und Ursachen: Traurigkeit und Hochstimmung sind normale Gemütslagen, die zum täglichen Leben gehören. Krankhafte Affektzustände (Depressionen) liegen dann vor, wenn Traurigkeit und Kummer so intensiv sind, daß der Betroffene auf eine einfache Beruhigung nicht mehr reagiert.

220   *Psychische Störungen*

Besonders in Mitteleuropa und Nordamerika leiden die Menschen sehr häufig an Depressionen. Jeder zehnte von uns wird irgendwann in seinem Leben mit dieser Krankheit konfrontiert. Depressionen treten praktisch über Nacht auf und verändern die Person bis in ihre innerste Psyche. Während eines solchen Anfalles wird alles in düsteren Farben gesehen. Der Depressive kommt sich klein, häßlich, unwürdig, minderwertig und lebensunwert vor. Manche Kranke erleben die Depressionen sogar körperlich, so als würde sich ihnen eine schwere Last auf das Herz legen. Alles, was vorher mit Freude und Lust verbunden war, wird jetzt schal und überflüssig. Es ist bildlich gesprochen so, als hätte sich ein grauer Schleier über die ganze Person gesenkt und ihr jegliche Freude am Leben genommen. Lustlosigkeit schlägt in lähmende Antriebslosigkeit um. Es werden zahlreiche körperliche Symptome registriert wie Kopfdruck, Herzdruck, Augenflimmern, gesteigerte Ermüdbarkeit und Benommenheit.

In besonders schweren Fällen kann es zu *Psychosen* mit Orientierungsverlust kommen. Der depressive Kranke neigt dazu, sich in eine vermeintliche körperliche Krankheit hineinzusteigern, wodurch ein Arzt zu Fehldiagnosen mit allen Folgen verleitet werden kann. Obwohl rein körperlich nichts nachweisbar ist, klagt der Patient über Schmerzen und imaginäre Leiden. Charakteristisch ist, daß sich bei einem Depressiven sogar die Sprache verändert. Er spricht monoton, leise, verlangsamt und beschränkt sich auf das Notwendigste.

Der Fall: Renate K. aus Bremen fehlte es im Leben eigentlich an nichts. Sie arbeitete im Betrieb ihres Mannes und hatte vier gesunde Kinder. Materiell war alles in bester Ordnung. Aber plötzlich kamen über Nacht zunächst körperliche Beschwerden. Es begann mit Stechen in der Herzgegend. Dann hatte Renate K. das Gefühl, als würde sich ihr eine zentnerschwere Last auf die Brust legen. Allmählich verlor die Frau jegliches Interesse am Leben, ihre Seele schien abgestorben. Am liebsten zog sich Frau K. in eine Ecke zurück, um so allen Problemen aus dem Weg zu gehen. Die verordneten Teerezepte wollten zunächst nicht richtig ansprechen, da Frau K. innerlich völlig verkrampft war. Erst nach Monaten besserte sich das Krankheitsbild nachhaltig. Natürlich muß die Behandlung einer Depression ärztlich oder therapeutisch unterstützt werden.

Depressionen   221

Zur Gemütsaufheiterung:

Rezept 1

| Benediktenkraut | 50 g |
| Melisse | 50 g |

3mal täglich 1 Tasse.

Bei Depressionen:

Rezept 2

Johanniskraut	45 g
Knabenkrautwurzel	15 g
Ehrenpreiswurzel	20 g
Melisse	20 g
Argemone mexicana	25 g

Rezept 3

Brennesselkraut	25 g
Brunnenkresse	35 g
Johanniskrautblüten	20 g
Desmodium gangeticum	25 g

Rezept 4

Melisse	45 g
Enzianwurzel	25 g
Waldmeister	25 g
Hopfen	35 g
Calocarpum sapota	25 g

Rezept 5

Waldmeister	25 g
Ginseng	25 g
Hydrocotyle minor	20 g
Jasminum sambac	5 g
Lavendel	30 g

Rezept 6

Thymian	25 g
Benediktenwurz	35 g
Baldrian	25 g
Chrysanthemum indicum	15 g

Rezept 7

Knabenkrautwurzel	25 g
Bergschafgarbe	35 g
Meisterwurz	20 g
Kamille	20 g
Cajanus cajan	35 g

Rezept 8

Frauenmantel	25 g
Silbermantel	25 g
Hopfen	35 g
Asplenium nidus	35 g

Rezept 9

Enzian	40 g
Thymian	35 g
Baldrian	30 g
Ehrenpreis	35 g
Pfefferminze	25 g
Capparis horrida	25 g

Rezept 10

Melisse	40 g
Pfefferminze	25 g
Knabenkraut	15 g
Silbermantel	15 g
Johanniskraut	35 g

Mit 1 Liter Weißwein 50 g kalt ansetzen, aufkochen, 10 Minuten ziehen lassen, abseihen, auspressen, 3mal täglich $1/2$ Tasse.

Rezept 11

Baldrian	25 g
Frauenmantel	15 g
Thymian	25 g
Veilchen	45 g
Benediktenwurz	10 g

Zubereitung und Anwendung wie bei Rezept 10.

Hypochondrie

Symptome und Ursachen: Als Hypochondrie wird die krankhafte Neigung eines Menschen zur Selbstbeobachtung bezeichnet, wobei der Patient der Ansicht ist, er leide an einer oder mehreren schweren Krankheiten. Kein logischer Einwand und kein Beweis kann ihn vom Gegenteil überzeugen. Das hypochondrische Verhalten ist oft auf einen tiefen persönlichen Schmerz zurückzuführen, der zum Beispiel durch den Verlust einer geliebten Person entstand. Aber auch Einsamkeit oder Zorn können zur Hypochondrie führen.

Der Fall: Gerda F. aus Wien war jungverheiratet und mit ihrem neuen Haushalt voll beschäftigt. Sie wurde aber zusätzlich von ihrer Mutter in Atem gehalten, die sie ständig anrief, um über verschiedene Krankheiten zu klagen. Frau F. wollte ihrer Mutter nicht sagen, daß sie sich die Krankheit nur einbildete. Als sich die Mutter in ihren krankhaften Zustand geradezu hineinsteigerte, versuchte Frau F., ihr mit einem Heilkräutertee zu helfen. Die Mutter trank ihn dreimal täglich, wobei sie fand, daß er sehr gut schmeckte. Sie fühlte sich von Tag zu Tag besser, und ihre vielen Beschwerden klangen allmählich ab. Nach einigen Wochen erklärte sie ihrer Tochter, daß sie sich schon seit Jahren nicht mehr so gut gefühlt habe. Sie würde die Teemischungen nun vorbeugend weitertrinken.

Rezept 1	
Wegwarte	25 g
Baldrian	25 g
Raute	20 g
Melisse	25 g
Pfefferminze	25 g
3mal täglich 1 Tasse.	

Rezept 2	
Waldbeerblätter	25 g
Quendel	20 g
Waldmeister	30 g
Gamander	25 g
Auf $^1/_4$ Liter Wasser 1 Eßlöffel, tagsüber schluckweise.	

Rezept 3	
Zitronenmelisse	25 g
Pfefferminze	25 g
Hopfen	25 g
Baldrian	25 g
Zubereitung und Anwendung wie bei Rezept 2.	

Rezept 4	
Pfefferminze	25 g
Zitronenmelisse	25 g
Hopfen	25 g
Lavendel	25 g
Zubereitung und Anwendung wie bei Rezept 2.	

Hysterie

Symptome und Ursachen: Auch Männer sind – entgegen der allgemeinen Meinung – von der Hysterie zumindest ebenso betroffen wie Frauen. Hysterie ist eine neurotische Störung, deren Beginn meist in der Zeit der Jugend oder kurz danach liegt. An dieser Krankheit leiden besonders unreife Personen, und zwar bei akuter Gefahr oder allgemeiner Belastung. Der Hysteriker erscheint seiner Umgebung als theatralisch-impulsiv und beeinflußbar. Symptome wie Lähmungen, die Unfähigkeit zu sprechen, Schmerzen zu empfinden oder Blindheit sind nicht bewußt simuliert, sondern werden als echt empfunden. Hysterische Anfälle äußern sich in *Wein-* und *Schreikrämpfen.* Es kommt auch zu Anfällen, die eine Epilepsie vortäuschen können. Die Kranken leiden oft gleichzeitig an sexuellen Schwierigkeiten und speziellen Ängsten.

Der Fall: Herta B. aus Lübeck war vor Jahren geschieden worden und mit ihrer erwachsenen Tochter in ein kleines Haus am Stadtrand gezogen. Dann lernte ihre Tochter einen jungen Mann kennen, mit dem sie bald in eine eigene Wohnung zog. Jedesmal, wenn sie ihre Mutter besuchte, machte diese völlig unbegründete Szenen. Dann begann sie plötzlich zu weinen, wobei sie sich lange nicht trösten ließ. Dieses Verhalten wurde immer schlimmer. Einmal rief Frau B. ihre Tochter an und bat sie, sofort zu kommen, da sie nicht mehr aus dem Bett aufstehen könne. Als die Tochter dann eintraf, wartete die Mutter schon an der Tür und tat so, als wäre nichts gewesen. Später beim Kaffee machte sie ihrer Tochter wieder die unlogischsten Vorwürfe und brach in Tränen aus. Jetzt bestand die Tochter darauf, daß Frau B. einen Arzt aufsuchte. Die verordneten Medikamente führten jedoch zu heftigen Magenschmerzen. Schließlich hörte die Tochter von einer Bürokollegin, daß ausgewählte Naturheilmittel helfen könnten. Frau B. trank den verordneten Tee regelmäßig, und schon bald konnte die Tochter feststellen, daß es ihrer Mutter besser ging.

Rezept 1		Walderdbeerblätter	25 g
Waldmeister	25 g	Auf ¹/₄ Liter Wasser 1 Eßlöffel,	
Gamander	25 g	15 Minuten ziehen lassen, absei-	
Quendel	25 g	hen, schluckweise trinken.	

224   *Psychische Störungen*

Rezept 2

Baldrian	25 g
Pfefferminze	55 g
Bitterklee	20 g

Auf ¼ Liter Wasser 1 Eßlöffel, 2 Stunden ziehen lassen, abseihen, nach dem Mittag- und Abendessen trinken.

Rezept 3

Pfefferminze	30 g
Hopfen	25 g
Baldrian	25 g
Zitronenmelisse	20 g

Zubereitung und Anwendung wie bei Rezept 2.

Rezept 4

Hopfen	25 g
Lavendel	20 g
Zitronenmelisse	30 g
Pfefferminze	25 g

Auf ½ Liter Wasser 3 Eßlöffel, 2 Stunden ziehen lassen, 2mal täglich 1 Tasse.

Rezept 5

Zitronenmelisse	20 g
Basilikum	15 g
Hopfen	25 g
Gundelrebe	20 g
Pfefferminze	20 g

Zubereitung und Anwendung wie bei Rezept 4.

Rezept 6

Kamille	10 g
Baldrian	10 g
Nelkenwurz	10 g
Melisse	15 g
Blutwurz	10 g
Salbei	15 g
Angelika	15 g
Silbermantel	10 g
Frauenmantel	10 g
Raute	5 g
Enzian	5 g

Auf 1 Liter Wasser 3 Eßlöffel, tagsüber schluckweise trinken.

Trunksucht

Symptome und Ursachen: Trinker, das weiß man heute, sind Kranke. Sie können nicht wie andere Menschen dem Alkohol eine Sperre entgegensetzen. Der Alkoholiker bleibt auch dann Alkoholiker, wenn er »trocken« ist. Ein einziger Schnaps, eine einzige Kognakbohne kann ihn nach Jahren der Enthaltsamkeit wieder in die Sucht treiben. Alkohol gehört zu den seltenen Stoffen, die in beträchtlichem Umfang direkt vom Magen aus in den Blutkreislauf gelangen. Dadurch steigt der Blutalkoholspiegel rasch an, die Alkoholwirkung setzt schnell ein. Die meisten Menschen reagieren nach

Trunksucht 225

den ersten Erfahrungen mit Alkohol vorsichtig: Sie genießen ihn künftighin mäßig, oder sie haben gar kein Bedürfnis mehr danach. Eine andere Gruppe, vor allem Menschen mit Persönlichkeitsschäden, erhöht mit der Zeit den Alkoholkonsum, bis es zum eigentlichen Problemtrinken mit allen seinen Folgen kommt. Am Ende steht schließlich die Selbstzerstörung.

Der Fall: Werner B. aus Köln war das, was man üblicherweise einen herzensguten Kerl nennt: ein vorbildlicher Familienvater, erfolgreich im Büro, nach außen hin absolut beneidenswert. Doch immer wenn er das berühmte Gläschen zuviel getrunken hatte, wurde er aggressiv und ungerecht. Vor allem seine Familie hatte mit der Zeit immer stärker darunter zu leiden. An seinem Arbeitsplatz riß sich Herr B. zusammen, doch abends in der Familie kam es zu immer heftigeren Szenen. Freunde und Bekannte begannen sich von Herrn B. abzuwenden. Sie hatten es satt, daß er nach einer bestimmten Alkoholmenge vor ihren Augen mit seiner Frau furchtbare Szenen anfing. Jedesmal nach einem derartigen Auftritt war er voller Reue. Endlich ließ er sich überreden, etwas gegen seine Trunksucht zu unternehmen, die er inzwischen selbst als ein Übel erkannt hatte. Er probierte mehrere Mittel und Medikamente, aber nach kurzer Zeit war sein Hang zu »einem kleinen Schluck«, wie er es nannte, wieder übermächtig. Auch die Teerezepte, die ihm ein Bekannter empfohlen hatte, nutzten zunächst wenig. Erst als Herr B. zu den Tees spezielle Naturheilmittel einnahm, kam es zu einem dauerhaften Erfolg.

Rezept 1		*Rezept 2*	
Rosmarinblüte	100 g	Rauwolfia	20 g
Mit einem Liter Wasser 6–7 Eßlöffel etwa 15 Minuten kochen. 2–3mal täglich 1 Tasse.		Quendel	100 g
		Auf 1 Liter Wasser 5 Eßlöffel, kurz ziehen lassen, alle 2–3 Stunden 1 Eßlöffel nehmen.	

15. Schilddrüsenanomalien

Kropf

Symptome und Ursachen: Als Kropf wird eine abnorme Vergrößerung der Schilddrüse bezeichnet. Diese Drüse kann in ihrer Hormonproduktion über- oder unteraktiv oder völlig normal sein. Am häufigsten sind gerade dann Kröpfe, wenn weder eine Über- noch eine Unterfunktion der Schilddrüse vorliegt. Kröpfe dieser Art kommen vor allem bei Frauen sporadisch vor. Dabei können hormonelle Umstellungen des Körpers eine Rolle spielen, zum Beispiel bei Schwangerschaft oder in den Wechseljahren. Auch Schilddrüsenhemmstoffe oder angeborene Fehlverwertungen von Jod können sie hervorrufen. Dem *»sporadischen«* Kropf steht der *»örtlich gehäufte«* Kropf gegenüber. Er ist auf bestimmte geographische Gegenden beschränkt, in denen im Trinkwasser und im Boden Jod fehlt. Dieses Element wird für den Aufbau der Schilddrüse gebraucht.

Manche Kröpfe machen sich nur im Erscheinungsbild bemerkbar, das heißt, sie sind als Verdickung des Halses sichtbar, ohne daß es dabei zu Beschwerden kommt. Andere werden dagegen so groß, daß sie die Atmung, das Schlucken oder den Blutrückfluß zum Herzen behindern.

Der Fall: Frau Sybille M. aus Nürnberg war in den Wechseljahren und litt sehr unter den damit verbundenen Beschwerden. Im großen und ganzen aber nahm die Neununddreißigjährige alles mit Humor hin und fand sich mit der naturgegebenen Umstellung des Hormonhaushaltes in ihrem Körper ab. Nach einigen Monaten aber zeigte sich eine Geschwulst an ihrem Hals: Durch die Hormonumstellung hatte sich ein Kropf gebildet. Zunächst versuchte Frau M. die Schwellung durch hochgeschlossene Kleidung zu verdecken. Einige Zeit später aber stellten sich starke Schluckbeschwerden ein, und der Kropf konnte nun auch durch die Kleidung nicht mehr kaschiert werden. Als sich dann auch noch beim Treppensteigen und anderen leichten körperlichen Anstrengungen Atemnot einstellte, bekam es Frau N. mit der Angst zu tun. Eine

Schilddrüsenüberfunktion 227

Freundin, die ähnliche Beschwerden gehabt hatte, riet ihr zu verschiedenen Teemischungen und Naturheilmitteln. Infolge konsequenter Einnahme ließ tatsächlich zuerst die Atemnot nach, die nach einigen Wochen völlig verschwand. Dann wurde die Geschwulst selbst immer kleiner, bis sie schließlich nicht mehr zu sehen war.

Rezept 1

Brunnenkresse	25 g
Blasentang	45 g
Bibernelle	15 g
Eisenkraut	15 g
Braunwurz	25 g

Auf 1 Tasse Wasser 1 Teelöffel, 10 Minuten ziehen lassen, abseihen, 1mal täglich 1 Tasse schluckweise.

Rezept 2

Blasentang	25 g
Enzian	15 g
Klebkraut	15 g
Eisenkraut	25 g
Betonien	25 g
Baldrian	25 g

Zubereitung und Anwendung wie bei Rezept 1.

Rezept 3

Blasentang	35 g
Eichenrinde	25 g
Andorn	15 g
Baldrian	15 g
Melisse	35 g

Zubereitung und Anwendung wie bei Rezept 1.

Rezept 4

Betonie	15 g
Melisse	15 g
Ginster	25 g
Enzian	15 g
Blasentang	35 g
Klebkraut	15 g

Zubereitung und Anwendung wie bei Rezept 1.

Schilddrüsenüberfunktion

Symptome und Ursachen: Bei einer Schilddrüsenüberfunktion *(Hyperthyreose)* sind die Stoffwechselvorgänge beschleunigt, das heißt, es kommt zu einer schnelleren Verbrennung der Nährstoffe. Man unterscheidet zwei Arten der Überfunktion: die Basedowsche Krankheit und das sogenannte toxische Adenom.

Die *Basedowsche Krankheit* ist bei Frauen etwa sieben- bis achtmal häufiger anzutreffen als bei Männern und tritt bevorzugt im

228   *Schilddrüsenanomalien*

dritten bis vierten Lebensjahrzehnt auf. Ursachen können seelische
Belastungen, Infekte und hormonelle Umstellungen sein. Die
Krankheit äußert sich in starker Nervosität, allgemeiner Abnahme
der Leistungsfähigkeit, Herzklopfen, Gewichtsverlust, Durchfall,
Haarausfall und Hitzeempfindlichkeit sowie einem ständigen
Angstgefühl. Sehr oft bildet sich bei dieser Krankheit ein Kropf.
Typisch sind auch die sogenannten Merseburger Trias-Glotzaugen.
Das Oberlid ist dabei zurückgezogen und kann dem Blick nicht
folgen, der Lidschlag ist verlangsamt. Feuchtwarme Hände und ein
feines Zittern der gespreizten Finger gelten ebenfalls als symptomatisch.

Beim *toxischen Adenom* vergrößert sich ein Teil der Schilddrüse.
Die Krankheit kann zu schweren Herzschäden führen.

Der Fall: Annabella H. aus Bayreuth merkte in letzter Zeit, daß sie
zunehmend nervöser wurde. Sie hatte immer wieder Herzklopfen
und magerte sichtlich ab. Sie versuchte, sich nichts anmerken zu
lassen, konnte aber eines Tages beim Abendessen das Zittern ihrer
Hände nicht mehr verbergen. Ihr Mann und ihre zwei Kinder
machten sich große Sorgen. Frau H. mußte ihnen versprechen, daß
sie gleich am nächsten Tag den Hausarzt aufsuchen würde. Dieser
stellte eine Überfunktion der Schilddrüse fest und verschrieb der
Patientin chemische Medikamente. Ihr Zustand besserte sich nicht,
im Gegenteil: Ihre Augen wurden immer größer, es sah so aus, als
würden sie aus den Höhlen herausquellen. Daraufhin schickte sie
ihr Hausarzt zu einem Spezialisten, der nach einer Reihe von Untersuchungen dringend zu einer Operation riet. Vor einem derartigen Eingriff aber fürchtete sich Frau H. Als letzten Ausweg versuchte sie bestimmte Teesorten und entdeckte dabei überglücklich,
daß die Augen allmählich wieder ihre normale Größe annahmen.
Auch das Zittern in den Händen ließ nach. Nach einigen Wochen
fühlte sich Frau H. wieder völlig in Ordnung. Eine neuerliche Untersuchung ergab, daß die Überfunktion so gut wie restlos zurückgegangen war.

Rezept 1		Hopfendolden	25 g
		Königsfarn	20 g
Blasentang	45 g	Auf 1 Tasse Wasser 1 Eßlöffel, 1mal	
Fieberklee	45 g	morgens 1 Tasse.	

Schilddrüsenüberfunktion 229

Rezept 2

Ehrenpreis	15 g
Eichenrinde	15 g
Hopfenblüte	15 g
Isländisch Moos	10 g
Johanniskraut	15 g
Melisse	15 g
Ringelblume	15 g
Rosmarin	10 g
Schlehdorn	10 g
Lärchenschwamm	10 g

Zubereitung und Anwendung wie bei Rezept 1.

Rezept 3

Anis	25 g
Baldrian	15 g
Erdrauch	15 g
Gottesgnadenkraut	10 g
Süßholz	25 g
Seifenwurzel	20 g
Löwenzahn	25 g

Zubereitung und Anwendung wie bei Rezept 1.

Rezept 4

Salbei	15 g
Angelika	25 g
Wegwarte	20 g
Wermut	15 g
Wacholderbeeren	20 g
Tausendguldenkraut	15 g

Zubereitung und Anwendung wie bei Rezept 1.

Rezept 5

Knöterich	20 g
Schafgarbe	25 g
Löwenzahn	45 g

Brunnenkresse	25 g
Faulbaumrinde	20 g
Ehrenpreis	15 g

Zubereitung und Anwendung wie bei Rezept 1.

Rezept 6

Süßholz	15 g
Klettenwurzel	10 g
Löwenzahnwurzel	15 g
Sassafras	10 g
Seifenwurzel	20 g
Krappwurzel	35 g

1mal täglich 1 Tasse morgens.

Rezept 7

Sassafras	40 g
Krappwurzel	45 g
Süßholz	25 g

Zubereitung und Anwendung wie bei Rezept 6.

Rezept 8

Blasentang	20 g
Braunwurz	15 g
Storchschnabel	20 g
Rosmarin	20 g
Schlehdorn	15 g
Erdrauch	20 g
Brunnenkresse	20 g

Auf 1 Tasse Wasser 1 Eßlöffel, 1mal täglich 1 Tasse schluckweise.

Rezept 9

Andorn	25 g
Baldrian	25 g
Blasentang	15 g
Braunwurz	10 g
Eisenkraut	25 g
Enzianwurzel	10 g

Ginsterkraut	15 g
Labkraut	20 g
Löwenzahn	15 g
Kardobenediktenkraut	15 g

Zubereitung und Anwendung wie bei Rezept 8.

Rezept 10

Blasentang	20 g
Braunwurz	15 g
Brunnenkresse	20 g
Erdrauch	20 g
Hauswurz	20 g
Ringelblume	15 g
Labkraut	20 g

Zubereitung und Anwendung wie bei Rezept 8.

Rezept 11

Hagebutten	25 g
Faulbaumrinde	20 g
Birke	30 g
Blasentang	30 g

Zubereitung und Anwendung wie bei Rezept 8.

Rezept 12

Fenchel	15 g
Beinwell	15 g
Klette	10 g
Knöterich	15 g
Blasentang	25 g
Eisenkraut	20 g
Brunnenkresse	25 g

Zubereitung und Anwendung wie bei Rezept 8.

Rezept 13

Stiefmütterchen	25 g
Anis	15 g
Süßholz	15 g
Huflattich	25 g
Blasentang	45 g

Zubereitung und Anwendung wie bei Rezept 8.

Rezept 14

Pfefferminze	15 g
Knöterich	10 g
Blasentang	35 g
Ehrenpreis	55 g

Zubereitung und Anwendung wie bei Rezept 8.

16. Störungen des Stoffwechsels und des Wasserhaushaltes

Stoffwechselkrankheiten I

Symptome und Ursachen: Unter Stoffwechsel versteht man alle chemisch-biologischen Vorgänge, bei denen Energie gewonnen und Körpersubstanz ab- oder aufgebaut wird. Der Stoffwechsel ist ein sehr komplizierter Vorgang und daher auch recht störanfällig. Ausdruck derartiger Störungen sind zum Beispiel *Diabetes* oder *Gicht*. Bei *Stoffwechselanomalien* liegen pathologische Abweichungen der Stoffwechselvorgänge vor. Sie werden häufig durch genetisch bedingten Enzymmangel verursacht. Diese Fehler zeigen sich bereits kurz nach der Geburt oder aber in frühester Kindheit. Dazu gehören zum Beispiel angeborene Aminosäuren- und Eiweißstoffwechselstörungen sowie Kohlehydrat- und Mineralstoffwechselstörungen.

Der Fall: Edmund G. aus Hamburg hatte schon als Kind Schwierigkeiten bei bestimmten Nahrungsmitteln. Als Erwachsener litt er sehr oft an Hautallergien und Ekzemen. Er bekam öfter unerklärliche Fieberanfälle, die dann von selbst wieder verschwanden. Herr G. mied tierisches Eiweiß und Milch, da er von diesen Nahrungsmitteln länger andauernde Brechdurchfälle bekam. Sämtliche Medikamente, die ihm verordnet wurden, brachten keine wesentliche Besserung. Als er eines Tages nach dem Genuß von Fisch einen extrem starken Brechdurchfall bekam, ging er zu Dr. Hochenegg, der ihm eine dreimal täglich einzunehmende Kräutermischung und andere Naturheilmittel verschrieb. Bereits nach zwei Monaten fühlte sich Herr G. wieder ganz gesund. Beim Essen hatte er keine Schwierigkeiten mehr. Auch ein großes Ekzem heilte fast völlig.

Rezept 1			
Erdbeerblätter	10 g	Schafgarbe	20 g
Kümmel	10 g	Tausendguldenkraut	15 g
Bibernelle	15 g	Rosmarin	10 g
Petersilie	10 g	Lavendel	10 g
Pfefferminze	20 g	Johanniskraut	15 g
		2mal täglich 1 Tasse schluckweise.	

Rezept 2		Brennessel	20 g
		Sauerampfer	15 g
Löwenzahn	20 g	Wegwarte	15 g
Zinnkraut	20 g	Anwendung wie bei Rezept 1.	

Stoffwechselkrankheiten II: Zuckerkrankheit

Symptome und Ursachen: Die Zuckerkrankheit, auch *Diabetes* genannt, ist eine erbliche oder entwicklungsbedingte Störung des Kohlehydratstoffwechsels. Sie beruht auf einem relativen oder absoluten Mangel an Insulin, dem Hormon der Bauchspeicheldrüse. Unter Diabetes ist der Durchgang des Zuckers durch den Körper zu verstehen. So läßt ein dauerndes Vorkommen von Zucker im Harn fast sicher auf Zuckerkrankheit schließen. Bei Kindern und jüngeren Erwachsenen kann die Krankheit plötzlich auftreten, bei älteren Patienten kommt sie meist unmerklich und wird erst bei Routineuntersuchungen des Urins entdeckt. Treten bei diesen Patienten Symptome auf, so sind sie gewöhnlich so leicht, daß sie von dem Kranken übergangen werden. In diesen Fällen wird der Diabetes oft erst bemerkt, wenn Komplikationen auftreten.

Die Folge der Krankheit sind Überzuckerung des Blutes, Harnzucker, Durst, vermehrter Harnfluß, Juckreiz, Hunger, Mattigkeit und Gewichtsverlust. Weitere Anzeichen sind Mundtrockenheit, schlecht heilende Wunden, Nervenentzündungen der Beine, Vergeßlichkeit, Schwindel, Kreislaufschwäche, Sehstörungen, Hörverlust und neurotische Ausfälle. Bei Tag und bei Nacht werden große Mengen von Harn ausgeschieden.

Der Verlauf der Erkrankung ist meist großen Schwankungen unterworfen. Bei länger andauerndem Diabetes kommt es oft zu Gefäßkomplikationen, bei denen zum Beispiel die Blutversorgung der Beine vermindert werden kann. Auch die Lungentuberkulose kommt bei Diabeteskranken fast doppelt so häufig vor wie bei Nichtdiabetikern.

Der Fall: Albert G. aus Kopenhagen war erblich mit Diabetes bela-

Zuckerkrankheit 233

stet. Im Alter von fünfundvierzig Jahren hatte er weit überhöhte Blutzuckerwerte. Die Messungen ergaben Nüchternwerte von 185 Milligrammprozent. Das war zuviel. Auch im Harn schied der Angestellte jedesmal Zucker aus, wodurch sein Körper erheblich geschwächt wurde. Die Kliniken, an die er sich wandte, verschrieben blutzuckersenkende Mittel. Als letzter Ausweg bot sich Herrn G. die Teekur an. In der ersten Woche erzielte er damit nur geringen Fortschritt. Erst als er die Teesorten regelmäßig zu sich nahm, zeigten sich ganz überraschende Erfolge. Albert G. hat keinen Harnzucker mehr und die Nüchtern-Blutzuckerwerte liegen wieder im Normbereich von 89 Milligrammprozent.

Rezept 1

Geißraute	20 g
Bohnenschalen	25 g
Heidelbeerblätter	20 g
Löwenzahnkraut	25 g

3mal täglich 1 Tasse vor den Mahlzeiten.

Rezept 2

Bohnenschalen	25 g
Heidelbeerblätter	20 g
Geißraute	25 g
Stiefmütterchen	25 g

Anwendung wie bei Rezept 1.

Rezept 3

Bohnenschalen	15 g
Brennessel	15 g
Birke	25 g
Heidelbeerblätter	55 g

Anwendung wie bei Rezept 1.

Rezept 4

Bohnenschalen	25 g
Frauenmantel	25 g
Heidelbeerblätter	50 g

Anwendung wie bei Rezept 1.

Rezept 5

Bohnenschalen	45 g
Pfefferminze	35 g
Löwenzahn	15 g
Bittersüß	15 g

Auf 1 Tasse Wasser 2 Teelöffel, 1mal morgens nüchtern, 1mal abends 1 Tasse.

Rezept 6

Stiefmütterchen	45 g
Birkenblätter	25 g
Brennessel	30 g

Auf 1 Tasse 2 Teelöffel, 1mal täglich 1 Tasse.

Rezept 7

Geißrautenblätter	25 g
Geißrautensamen	15 g
Bohnenhülsen	15 g
Löwenzahn	15 g
Heidelbeerblätter	25 g

Auf 1 Liter 1 Eßlöffel, 2–3mal täglich 1 Tasse.

234 *Störungen des Stoffwechsels und des Wasserhaushaltes*

Rezept 8

Löwenzahn	30 g
Preiselbeerblätter	20 g
Heidelbeerblätter	20 g
Wacholderbeeren	30 g
Brombeerblätter	20 g
Bohnenschalen	30 g

Auf 1 Tasse 1 Teelöffel, 2–3mal täglich 1 Tasse.

Rezept 9

Mariendistelsamen	35 g
Heidelbeerblätter	15 g
Bockshornkleesamen	25 g
Geißrautensamen	25 g

Auf $^1/_4$ Liter 2 Eßlöffel, 2mal täglich 1 Tasse.

Rezept 10

Brennessel	15 g
Birke	15 g
Bockshornklee	15 g
Bohnenschalen	25 g
Geißraute	10 g
Löwenzahn	10 g
Mariendistelsamen	10 g
Heidelbeerblätter	10 g

Zubereitung und Anwendung wie bei Rezept 9.

Rezept 11

Heidelbeerblätter	15 g
Bohnenschalen	15 g
Brennessel	15 g
Pfefferminze	15 g
Hibiskusblüten	15 g
Lindenblüten	10 g

Auf $^1/_4$ Liter 1–2 Teelöffel, 2mal täglich 1 Tasse.

Rezept 12

Heidelbeerblätter	15 g
Löwenzahn	15 g
Melisse	15 g
Hagebutte	15 g
Bohnenschale	15 g
Birke	15 g

Zubereitung und Anwendung wie 9.

Rezept 13

Heidelbeerblätter	35 g
Birke	20 g
Erdrauch	25 g
Eukalyptus	20 g
Besenginster	25 g
Bohnenschale	20 g

3mal täglich 1 Tasse.

Rezept 14

Nelkenwurz	35 g
Gänsefinger	25 g
Bohnenschalen	20 g
Brombeerblätter	20 g
Heidelbeerblätter	20 g

2–3mal täglich 1 Tasse.

Rezept 15

Heidelbeerblätter	55 g
Erdbeerblätter	30 g
Rainfarn	25 g

2–3mal täglich 1 Tasse.

Rezept 16

Preiselbeerblätter	25 g
Löwenzahnwurzel	25 g
Löwenzahnblätter	20 g
Heidelbeerblätter	20 g
Blutwurz	20 g
Wacholderbeeren	20 g

3mal täglich 1 Tasse.

Wassersucht   235

Rezept 17

Bohnenschalen	25 g
Geißraute	25 g
Stiefmütterchen	25 g
Andiatum caudatum	15 g

2–3mal täglich 1 Tasse.

Rezept 18

Heidelbeerblätter	25 g
Löwenzahn	15 g
Alstonia scholaris	15 g
Cassia sophera	15 g

Anwendung wie bei Rezept 17.

Rezept 19

Birkenblätter	25 g
Kamille	25 g
Brennessel	15 g
Ipomoea aquatica	25 g
Physalis minima	15 g

Anwendung wie bei Rezept 17.

Rezept 20

Ackerwinde	15 g
Brennessel	15 g
Klettenwurz	25 g
Catharanthus roseus	15 g

Anwendung wie bei Rezept 17.

Rezept 21

Frauenmantel	15 g
Baldrian	25 g
Bohnenschalen	25 g
Mariendistelsamen	25 g
Stenolobium stans	25 g
Luffa acutangula	25 g
Rhizophora mucronata	15 g

Anwendung wie bei Rezept 17.

Rezept 22

Erdbeerblätter	10 g
Kümmel	10 g
Bibernelle	15 g
Petersilie	10 g
Pfefferminze	20 g
Schafgarbe	20 g
Tausendguldenkraut	15 g
Rosmarin	10 g
Lavendel	10 g
Johanniskraut	15 g

2mal täglich 1 Tasse schluckweise.

Rezept 23

Löwenzahn	20 g
Zinnkraut	20 g
Brennessel	20 g
Sauerampfer	15 g
Wegwarte	15 g

Anwendung wie bei Rezept 17.

Wassersucht

Symptome und Ursachen: Bei der Wassersucht liegt eine Störung der Wasserverteilung im Körper vor. Dabei kommt es zu Ansammlungen von Flüssigkeiten außerhalb der Gefäße. Der Patient kann bis zu einigen Kilogramm an Gewicht zunehmen, bevor überhaupt der krankhafte Zustand bemerkt wird. Bei einer fachgerechten Be-

Störungen des Stoffwechsels und des Wasserhaushaltes

handlung kann die abnorme Flüssigkeitsmenge schnell wieder ausgeschieden werden.

Die Wassersucht kann einzelne Organe befallen, aber auch auf den ganzen Körper übergreifen. Geht die Störung der Wasserverteilung vom Herzen aus, so spricht man von *Herzwassersucht. Bauchwassersucht* liegt vor, wenn die Ursache in einer Leberverhärtung oder Leberzirrhose zu sehen ist. Manchmal bleibt Wasser im Körper zurück, wenn die Nieren nicht genügend Flüssigkeit ausscheiden können. Derselbe Effekt tritt ein, wenn die Pumpleistung des Herzens zu schwach ist. Weitere Ursachen sind Eiweißmangel, Venenverschlüsse oder Lymphstauungen. Bei Eiweißmangel zum Beispiel sind die Schwellungen über den gesamten Körper gleichmäßig verteilt. Bei Herzfehlern oder Herzschwäche ist die Wassersucht am Abend am stärksten ausgeprägt, wobei meistens die Beine und Knöchel betroffen sind.

Der Fall: Konrad G. hatte jeden Abend geschwollene Beine, die Füße schmerzten, und jeder Schritt wurde zu einer Qual. Die üblichen wassertreibenden Mittel versagten völlig. Die Versuche mehrerer Ärzte, das Wasser aus den Beinen zu schwemmen, blieben ebenso erfolglos. Auch die handelsüblichen Teesorten zeigten keinerlei Wirkung. Erst die Teerezepte von Dr. Hochenegg führten zur Besserung. Bereits nach der fünften Anwendungswoche wurden Füße und Unterschenkel wieder schlank und beweglich. Die Schmerzen blieben ganz aus.

Rezept 1

Weißdorn	25 g
Zinnkraut	25 g
Wermut	25 g
Wacholder	25 g

2–3mal täglich 1 Tasse.

Rezept 2

Holunder	25 g
Zinnkraut	25 g
Brennessel	25 g
Kalmus	20 g

Birke	20 g
Johanniskraut	25 g

Zubereitung und Anwendung wie bei Rezept 1.

Rezept 3

Brennessel	25 g
Zinnkraut	25 g
Bohnenschale	20 g
Birke	20 g
Ginster	20 g

Zubereitung und Anwendung wie bei Rezept 1.

Wassersucht

Rezept 4

Kümmel	15 g
Zwiebel	35 g
Holunder	15 g
Petersilie	25 g
Wacholder	30 g

Auf ½ Liter Wasser 1 Eßlöffel, 2–3mal täglich 1 Tasse.

Rezept 5

Birke	100 g

Auf 1 Tasse Wasser 1 Teelöffel, 3–4mal täglich 1 Tasse.

Rezept 6

Hauhechel	15 g
Wacholder	10 g
Birke	35 g
Schafgarbe	20 g
Brennessel	20 g
Zinnkraut	20 g

Auf 1 Tasse Wasser 2 Teelöffel, 1mal morgens 1 Tasse.

Rezept 7

Hauhechel	30 g
Süßholz	25 g
Wacholder	30 g
Petersilie	25 g

Zubereitung und Anwendung wie bei Rezept 6.

Rezept 8

Zinnkraut	25 g
Rosmarin	25 g
Blutwurz	20 g
Wacholder	45 g
Holunder	25 g
Attich	20 g

2mal täglich 1 Tasse.

Rezept 9

Petersilie	25 g
Bärentraube	20 g
Bohnenschale	20 g
Rosmarin	20 g
Attich	35 g
Wacholder	20 g
Birke	20 g

Zubereitung und Anwendung wie bei Rezept 8.

Rezept 10

Petersilie	15 g
Pestwurz	15 g
Zwiebel	25 g
Silbermantel	15 g
Wacholder	25 g
Attich	30 g
Meisterwurz	25 g

Auf 1 Liter Weißwein 3–4 Eßlöffel, 10 Minuten ziehen lassen, 5–6mal täglich 1 Teelöffel nehmen.

Rezept 11

Katzenschwanz	15 g
Hauhechel	25 g
Zwiebel	25 g
Silbermantel	25 g
Brennessel	15 g
Rosmarin	35 g

Zubereitung und Anwendung wie bei Rezept 10.

Rezept 12

Wermut	15 g
Zwiebel	15 g
Rosmarin	45 g
Attich	25 g
Geißbart	20 g

Zubereitung und Anwendung wie bei Rezept 10.

Störungen des Stoffwechsels und des Wasserhaushaltes

Rezept 13

Schließgras	25 g
Bärlapp	15 g
Zwiebel	25 g
Frauenmantel	15 g
Rosmarin	20 g
Alant	10 g

Zubereitung und Anwendung wie bei Rezept 10.

Rezept 14

Zwiebel	25 g
Rosmarin	15 g
Odermennig	25 g
Melisse	15 g
Brennessel	20 g

Zubereitung und Anwendung wie bei Rezept 10.

Rezept 15

Frauenmantel	25 g
Silbermantel	25 g
Petersilie	25 g
Aerva lanata	10 g

2–3mal täglich 1 Tasse.

Rezept 16

Brennessel	25 g
Hauhechel	30 g
Rosmarin	25 g
Amaranthus paniculats	15 g
Silbermantel	25 g
Basella rubra	15 g

Zubereitung und Anwendung wie bei Rezept 15.

Rezept 17

Rosmarin	25 g
Wermut	10 g
Attich	25 g
Blumea lacera	15 g

Zubereitung und Anwendung wie bei Rezept 15.

Rezept 18

Alant	15 g
Kamille	25 g
Bärlapp	25 g
Rosmarin	25 g
Amaranthus spinosus	10 g

Zubereitung und Anwendung wie bei Rezept 15.

Rezept 19

Birke	25 g
Besenginster	25 g
Ehrenpreis	10 g
Brennessel	25 g
Schachtelhalm	15 g
Ajuga bracteosa	15 g

Zubereitung und Anwendung wie bei Rezept 15.

Rezept 20

Hauhechel	15 g
Holunder	25 g
Wacholderbeeren	15 g
Stiefmütterchen	25 g
Süßholz	10 g
Benincasa hispida	15 g

Zubereitung und Anwendung wie bei Rezept 15.

17. Erkrankungen des Verdauungstraktes

Allgemeine Beschwerden

Aufstoßen

Symptome und Ursachen: Aufstoßen ist eine häufige Begleiterscheinung bei Leber- und Gallenleiden sowie Magenerkrankungen. Auch Überreizungen des vegetativen Nervensystems und Nervendurchtrennungen infolge der Vernarbung einer Operationswunde können diese Beschwerden verursachen. In anderen Fällen werden bestimmte Nahrungsmittel nicht vertragen. Krebskranke zum Beispiel haben eine Abneigung gegen Fleischspeisen. Essen sie sie dennoch, so kann es nachfolgend zu stundenlangem Aufstoßen kommen.

Die Abneigung gegenüber bestimmten Nahrungsmitteln kann deshalb wertvolle diagnostische Hinweise geben. Bei Bauchspeicheldrüsenkrebs erfolgt das Aufstoßen vorwiegend nach dem Genuß eiweißreicher Kost. Aufstoßen nach Zitrusfrüchten oder saurer Nahrung deutet auf Magenkrebs oder Magengeschwüre hin.

Außerdem kann das Aufstoßen im Zusammenhang mit psychischen und neurotischen Störungen sowie bei einer allgemeinen Verdauungsschwäche auftreten. Und schließlich – im harmlosesten Fall – wird es durch verschluckte Luft hervorgerufen.

Der Fall: Friedrich F. aus Hamburg litt an heftigem Aufstoßen. Bei jedem Gespräch während des Essens oder einfach nur, während er seiner täglichen Arbeit nachging, plagten ihn diese Beschwerden, die zudem mit einem unangenehmen Geruch verbunden waren. Erst als er die von Dr. Hochenegg verordneten Teesorten regelmäßig einnahm, stellte sich überraschend schnell eine Besserung ein. Dazu mag auch beigetragen haben, daß Herr F. von heute auf morgen mit dem Rauchen aufhörte und auf scharfe alkoholische Getränke verzichtete. Zur Vorbeugung trinkt er die Teemischungen auch weiterhin.

240   *Erkrankungen des Verdauungstraktes*

Rezept 1		*Rezept 3*	
Apfelschalen	20 g	Enzian	15 g
Wacholderbeeren	20 g	Wacholderbeeren	30 g
Bitterklee	15 g	Wermut	10 g
Asplenium nidus	35 g	Kamille	25 g
		Melisse	15 g

Rezept 2		*Rezept 4*	
Schlehenbeeren	20 g	Kamille	45 g
Kardobenediktenkraut	20 g	Wermut	35 g
Wermut	10 g	Tausendguldenkraut	35 g
Kamille	20 g	Sida acuta	20 g
Calocarpum capota	35 g	Zingiberis officinale	45 g

Koliken

Symptome und Ursachen: Durch heftige Darmbewegungen kann ein starker Zug auf innere Organe ausgelöst werden. Dadurch treten langanhaltende, ziehende, krampfartige Schmerzen auf. Wir sprechen in diesen Fällen von Koliken. Wegen ihrer Heftigkeit sind *Gallensteinkoliken, Darm-* sowie *Blasen-* und *Nierenkoliken* besonders gefürchtet. Meistens sind diese Koliken mit vegetativen Begleiterscheinungen verbunden. So treten zum Beispiel Schweißausbrüche, Brechreiz, Kreislaufkollaps oder Ohnmachtsanfälle auf.

Im Unterschied zu den Schmerzen an der Körperoberfläche, die kurz und intensiv sein können, hat der Schmerz in der Tiefe des Körpers einen anderen unverkennbaren Charakter. Er scheint aus den innersten Eingeweiden zu kommen und ist scharf, dolchartig, durchdringend. Dieser Schmerz ist schwer zu lokalisieren, und die Schmerzgrenzen verlaufen ungenau. Das Besondere des kolikartigen Tiefenschmerzes besteht darin, daß er durch eigene Fasern im Rückenmark geleitet wird. Die Intensität dieser Schmerzen hängt vielfach von körperlichen und psychologischen Faktoren ab. Auf jeden Fall sind fachärztliche Untersuchungen unumgänglich.

Der Fall: Zoltan K. aus Budapest hatte eine ebenso gefährliche wie anstrengende Arbeit in einem Kohlebergwerk. Im Laufe der Jahre

Koliken   241

kamen Sorgen und Aufregungen dazu. Die geringste Aufregung
schlug Zoltan K. auf den Magen. Schließlich konnte er kaum noch
etwas essen, denn es verkrampfte sich alles praktisch vom Schlund
bis zum Enddarm. Unmittelbar nach der Nahrungsaufnahme kam
es zu Brechreiz, Aufstoßen, Krämpfen, Koliken und Übelkeit.
Nach qualvollen Jahren versuchte Zoltan K. dann die hier angegebenen Teerezepte. Innerhalb kurzer Zeit normalisierten sich die
Verspannungen. Vielleicht war das schnelle Ansprechen auf die
Heilkräutertees auch auf ein gleichzeitig praktiziertes autogenes
Training zurückzuführen.

Rezept 1

Enzianwurzel	25 g
Mauerkraut	45 g
Areca catechu	25 g

Rezept 2

Anserine	15 g
Kamille	45 g
Angelika	25 g
Mikania cordata	35 g

Rezept 3

Frauenmantel	25 g
Raute	35 g
Pfefferminze	35 g
Wacholder	25 g
Tetragonia expansa	25 g

Rezept 4

Anis	25 g
Kamille	25 g
Fenchel	25 g
Pfefferminze	35 g
Psycharena manilensis	25 g

Rezept 5

Fenchel	25 g
Kamille	45 g
Anserine	35 g
Angelika	25 g
Gracilaria lichenoides	25 g

Rezept 6

Schafgarbe	35 g
Wacholderspitzen	25 g
Bibernelle	35 g
Bockshornklee	25 g
Polanisia icosandra	25 g

Rezept 7

Schafgarbe	15 g
Labkraut	25 g
Waldziest	25 g
Nachtkerze	15 g
Adenostemma lavenia	25 g

Rezept 8

Frauenmantel	25 g
Brennessel	25 g
Sanikel	35 g
Anserine	25 g
Kümmel	25 g
Jasminum sambac	5 g

242   *Erkrankungen des Verdauungstraktes*

Leibschmerzen

Symptome und Ursachen: Allgemeine Leibschmerzen sind oft die
Folge weitausgedehnter Krankheitsprozesse. Von kleinen Erkran-
kungsherden her können Schmerzen in den ganzen Bauchraum aus-
strahlen. Andere Schmerzen sind enger umschrieben. So bleiben
zum Beispiel *Magenschmerzen* auf den mittleren Oberbauch beschränkt, *Dünndarmschmerzen* auf den Mittelbauch und *Dickdarmschmerzen* auf den mittleren Unterbauch. Erkrankungen einzelner
Organe lassen sich manchmal nicht nur am Sitz, sondern auch an
der Eigenart des Schmerzes erkennen. So werden die Schmerzen
des *Magen-* und des *Zwölffingerdarmgeschwürs* als bohrend umschrieben. Oft bestehen schmerzfreie Intervalle. *Darmschmerzen*
sind meist kolikartig. Die Schmerzen einer *Nierenkolik* ziehen aus
der Nierengegend am Harnleiter entlang. Noch größere Unterschiede bestehen, wenn man die Schmerzempfindungen des Kör-
perinnern, den Tiefenschmerz mit dem Oberflächenschmerz ver-
gleicht. Oberflächenschmerzen gehen nur von der Haut und den
angrenzenden Schleimhautbezirken aus. Der Schmerzcharakter
wird als eher hell umschrieben, während der tiefe innere Schmerz
als dunkel und dumpf bezeichnet wird.

Der Fall: Johannes V. aus Linz konnte plötzlich sein Frühstück
nicht mehr vertragen. Bereits am frühen Morgen stellte sich ein
Brechreiz ein, so daß ihm sogar das Zähneputzen Schwierigkeiten
bereitete. Vor dem Mittagessen spürte er dann ein Völlegefühl im
ganzen Leib, verbunden mit einem nicht näher zu definierenden
Schmerz. Sobald er eine Kleinigkeit gegessen hatte, war der Bauch
aufgetrieben, und die Verdauung funktionierte nicht mehr. Die verordneten Medikamente konnte er nicht einnehmen, da er sofort unerträgliche Leibschmerzen bekam. Ein Bekannter wies ihn auf verschiedene Teemischungen hin, die aber erst nach einer bestimmten
Anlaufzeit halfen.

Rezept 1		Pfefferminze	15 g
		Angelika	25 g
Hirtentäschelkraut	35 g	Melisse	45 g
Mistel	15 g	Auf 1 Tasse Wasser 1 Teelöffel,	
Kamille	15 g	1mal täglich 1 Tasse.	

Leibschmerzen 243

Rezept 2

Pfefferminze	25 g
Kamille	25 g
Kümmel	25 g
Rainfarn	25 g
Angelika	25 g

Zubereitung und Anwendung wie bei Rezept 1.

Rezept 3

Angelika	35 g
Anserine	25 g
Fenchel	25 g
Dill	15 g
Majoran	15 g

Zubereitung und Anwendung wie bei Rezept 1.

Rezept 4

Bockshornklee	30 g
Kamille	25 g
Pfefferminze	30 g
Schafgarbe	25 g
Tausendguldenkraut	30 g
Stenolobium stans	20 g

Rezept 5

Fenchel	25 g
Rosmarin	20 g
Frauenmantel	20 g
Silbermantel	30 g
Angelika	20 g
Kamille	30 g
Sesamum orientale	20 g

Rezept 6

Kamille	30 g
Anserine	40 g
Melisse	40 g

Kalmus	30 g
Samadera indica	30 g

Rezept 7

Kamille	25 g
Kalmus	20 g
Johanniskraut	30 g
Tausendguldenkraut	20 g
Scirpus grossus	25 g

Rezept 8

Melisse	30 g
Anserine	30 g
Pfefferminze	40 g
Fenchel	25 g
Portulaca oleracea	25 g

Rezept 9

Fenchel	30 g
Schlüsselblume	25 g
Anserine	25 g
Kalmus	15 g
Pfefferminze	30 g
Salix tetrasperma	25 g

Rezept 10

Melisse	20 g
Ingwer	25 g
Kamille	30 g
Thymian	25 g
Wermut	5 g
Rhizophora mucronata	25 g

Rezept 11

Anserine	25 g
Wermut	5 g
Kamille	40 g
Thymian	30 g

Schluckauf

Symptome und Ursachen: Der Schluckauf wird durch ein krankhaftes Zusammenziehen des Zwerchfells hervorgerufen. Er ist keine Krankheit an sich, kann aber bei ständiger Wiederkehr oder als *Dauerschluckauf* auf eine Erkrankung hinweisen, wie zum Beispiel Bauchfellentzündung und Darmverschluß. Der *kurze,* selten auftretende *Schluckauf* wird meist durch zu hastiges Essen und Trinken oder durch alkoholische Getränke verursacht.

Der Fall: Gisela E. aus Mannheim hatte seit einiger Zeit teilweise lang andauernde Schluckaufanfälle. Sie machte sich darüber anfangs keine besonderen Gedanken, da Schluckauf für sie etwas Gewöhnliches war. Aber als sich die Anfälle so verstärkten, daß sie bei ihrer Arbeit im Reisebüro schon Schwierigkeiten bekam, wandte sie sich an ihren Hausarzt. Dieser konnte weder eine Erkrankung der Atemwege noch Magenbeschwerden oder sonst ein organisches Leiden vorfinden.

Ein vom Hausarzt verschriebenes Medikament bewirkte keine wesentliche Besserung. Frau E. war aufgefallen, daß die Schluckaufanfälle meist dann auftraten, wenn sie im Büro mehrere Arbeiten gleichzeitig erledigen mußte. Als Frau E. daher von den Naturheilmitteln erfuhr, entschloß sie sich, diese sofort zu probieren. Sie ließ sich eine genau für sie ausgesuchte Mischung von Heilkräutern zusammenstellen, die sie als Tee zubereitet einnahm. Bereits nach einer Woche bemerkte Frau E., daß die Anfälle weitaus weniger heftig waren und auch seltener auftraten. Nach etwa einem Monat kam es noch einmal zu einem kurzen Schluckauf, von da an war Frau E. beschwerdefrei.

Rezept 1	
Baldrian	25 g
Anis	25 g
Melisse	35 g
Pfefferminze	35 g
Auf 1 Tasse Wasser 1 Eßlöffel, bei Bedarf schluckweise trinken.	

Rezept 2	
Kamille	45 g
Pfefferminze	45 g
Enzian	20 g
Zubereitung und Anwendung wie bei Rezept 1.	

Verdauungsschwäche 245

Rezept 3

Pfefferminze	35 g
Thymian	35 g
Enzian	15 g
Tormentill	15 g
Tausendguldenkraut	10 g

Zubereitung und Anwendung wie bei Rezept 1.

Rezept 4

Fenchel	25 g
Schafgarbe	45 g
Tausendguldenkraut	40 g

Zubereitung und Anwendung wie bei Rezept 1.

Rezept 5

Bitterklee	35 g
Ehrenpreis	35 g
Enzian	20 g
Wermut	5 g
Kalmus	25 g

Mit 1 Liter Weißwein 2 Wochen ansetzen, abseihen, 4–5mal täglich 1 Teelöffel.

Rezept 6

Wacholder	25 g
Wermut	25 g
Enzian	15 g
Bitterklee	30 g
Kamille	25 g

Zubereitung und Anwendung wie bei Rezept 5.

Rezept 7

Pfefferminze	35 g
Wermut	30 g
Enzian	35 g
Anis	35 g
Tausendguldenkraut	35 g

3mal täglich 1 Tasse.

Rezept 8

Apfelschalen	25 g
Wacholderbeeren	25 g
Bitterklee	15 g

Zubereitung und Anwendung wie bei Rezept 7. 2–3mal täglich 1 Tasse.

Verdauungsschwäche

Symptome und Ursachen: Der Verdauungsmechanismus reagiert höchst sensibel auf jede Art von Störung. Die Krankheitssymptome bei einer Verdauungsschwäche können recht vielseitig sein und beschränken sich meist nicht auf ein einzelnes Organ. In der Regel kommt es zu nagenden und brennenden Schmerzen im oberen Bauchbereich. Wird eine Mahlzeit eingenommen, so kann diese den Schmerz aufheben oder aber weiter verstärken. Oft wird die Verdauungsschwäche durch psychische Probleme ausgelöst, denn auch bei Depressionen werden Schmerzen in den Bauchraum projiziert. Diagnostische Maßnahmen wie zum Beispiel Darmspiegelun-

246   *Erkrankungen des Verdauungstraktes*

gen und Darstellungen mit Kontrastmitteln können keine exakte
Auskunft über den klinischen Zustand des Patienten geben.

Der Fall: Lena K. fühlte sich lange schon nicht richtig gesund. Immer wieder hatte sie Verdauungsschwierigkeiten, verbunden mit
einem unangenehmen Völlegefühl. Schließlich lebte sie nur noch
von Haferschleim und Einbrennsuppen. Doch auch diese einseitige
Diät konnte auf Dauer nicht helfen. Lena K. wußte sich keinen Rat
mehr, denn alle möglichen Therapieversuche schlugen fehl. Dann
versuchte Frau K. die angegebenen Teemischungen und hörte dazu
Kassetten mit autogenem Training. Langsam besserte sich ihr Zustand. Heute kann sie wieder gut arbeiten und ihren großen Haushalt versorgen. Bei den geringsten Anzeichen neuerlicher Verdauungsbeschwerden trinkt Frau K. sofort wieder die Teemischungen,
um einen Rückfall zu vermeiden.

Rezept 1

Enzian	20 g
Thymian	20 g
Frauenmantel	15 g
Alant	35 g
Ehrenpreis	20 g
Pongamia pinnata	20 g

Rezept 2

Tausendguldenkraut	35 g
Benediktenwurzel	20 g
Farnblüten	20 g
Bitterklee	15 g
Brombeerblätter	20 g
Tephrosia purpurea	15 g

Rezept 3

Eisenkraut	20 g
Blutwurz	20 g
Nußblätter	15 g
Frauenmantel	35 g
Sida acuta	15 g

Rezept 4

Kardobenediktenkraut	20 g
Anis	20 g
Koreander	20 g
Wacholderbeeren	15 g
Mollugo oppositifolia	20 g

Rezept 5

Bitterklee	25 g
Kalmus	35 g
Ehrenpreis	20 g
Frauenmantel	25 g
Corchorus capsularis	15 g

Bauchspeicheldrüsenentzündung

Symptome und Ursachen: Entzündungen der Bauchspeicheldrüse können entweder einen sehr milden oder aber sehr akuten und schweren Verlauf haben. Immer wiederkehrende Anfälle führen letztlich zu einer chronischen Form. Wodurch eine Bauchspeicheldrüsenentzündung verursacht wird, konnte bis heute noch nicht eindeutig geklärt werden. Man hat aber festgestellt, daß fast die Hälfte aller Fälle mit einer Gallensteinerkrankung verbunden ist. Etwa 35 bis 40 Prozent der restlichen Fälle sind Folgeschäden von Alkoholmißbrauch. Andere Ursachen sind Gefäßkrankheiten oder Infektionen. Die Symptome können sehr unterschiedlich sein. Die vorübergehenden oder aber bleibenden und krampfartigen Schmerzen strahlen bis zur Brust oder zum Rücken aus. Als Begleiterscheinung der Krankheit kann es zu fetthaltigem Stuhlgang kommen, zu Speichelfluß, Erbrechen, Durchfall, Magenschmerzen, Appetitmangel, Sodbrennen und Blähungen.

Der Fall: Ulrich R. aus Bielefeld klagte jahrelang über Verdauungsprobleme und Unverträglichkeit von verschiedenen Speisen. Vor allem führte fettes Fleisch zu Magenschmerzen. Herr R. suchte mehrere Fachärzte auf, doch mit den verordneten Medikamenten konnte keine dauerhafte Besserung erzielt werden. Erst als ihm Bekannte die speziellen Heilkräutertees empfahlen und er diese genau nach Verordnung einnahm, besserte sich sein Zustand erstaunlich schnell schon nach drei Wochen. Auch als er sich wieder an Speisen heranwagte, die ihm früher Schmerzen verursacht hatten, bekam er nicht einmal Sodbrennen. Seine Verdauung funktionierte wieder einwandfrei.

Rezept 1		*Rezept 2*	
Tausendguldenkraut	20 g	Hirtentäschel	30 g
Schafgarbe	20 g	Veilchen	30 g
Gartenraute	20 g	Knöterich	25 g
Rauchkraut	20 g	Odermennig	25 g
Basilikum	20 g	Auf 1 Tasse 1 Eßlöffel, 3mal täglich	
2–3mal täglich 1 Tasse.		1 Tasse.	

Rezept 3

Arnika	15 g
Kamille	15 g
Pfefferminze	15 g
Baldrian	25 g
Löwenzahn	20 g

Zubereitung und Anwendung wie bei Rezept 2.

Rezept 4

Hopfen	15 g
Odermennig	15 g
Wermut	15 g
Pfefferminze	15 g
Ginsterkraut	10 g
Melisse	20 g

Zubereitung und Anwendung wie bei Rezept 2.

Rezept 5

Enzian	25 g
Hirtentäschelkraut	25 g
Veilchen	20 g
Wegwarte	20 g
Kamille	30 g

Zubereitung und Anwendung wie bei Rezept 2.

Rezept 6

Mariendistelfrüchte	25 g
Rhabarberwurzel	15 g
Wermut	30 g
Kümmel	15 g
Pfefferminze	35 g

Zubereitung und Anwendung wie bei Rezept 2.

Blasen- und Nierenkrankheiten

Blasenentzündung

Symptome und Ursachen: Die am häufigsten vorkommenden Leiden sind die *akute* und die *chronische* Entzündung der Harnblase. Sie sind aber selten Primärkrankheiten, sondern treten meistens nach einer Infektion der Niere, der Harnröhre oder der Prostata auf. Bereits eine Verkühlung kann eine Blasenentzündung hervorrufen. Auch seelische Faktoren können eine Rolle spielen. Bei Frauen sind Blasenentzündungen aufgrund der anatomischen Gegebenheiten ungefähr zehnmal häufiger als bei Männern. Fachärztliche Untersuchungen sind besonders wichtig, um Harnleiterverengungen, Harnsteine oder -anomalien erkennen zu können.

Die klassische *Harnweginfektion* oder Blasenentzündung tritt mit folgenden Symptomen auf: schmerzhafter Drang, Wasser zu lassen, häufigere Harnentleerungen, nächtliches Wasserlassen und Brennen in der Blasengegend. Sobald die Entzündung der Blase bis in

Blasenentzündung 249

das Nierenbecken reicht, kommt es zu Rücken- und Lendenschmerzen, zu Fieber, Schüttelfrost und Brechreiz.

Fast jede Verunreinigung des Urins kann auf eine Blasenentzündung hinweisen, denn normalerweise dürfen im Harn keine Bakterien vorhanden sein.

Der Fall: Gerhard M. aus Linz lebte seit Jahren zurückgezogen, weil ihn ein schweres Blasenleiden zwang, alle zehn Minuten Wasser zu lassen. Jeder Tropfen ging nur mit Mühe ab. Die Ärzte rieten zu einer Operation, da die Blasenentzündung ein kritisches Stadium erreicht hatte und die Prostata auf Eigröße herangewachsen war. Herr M. lehnte einen Eingriff ab, denn sein Vater war bei einer ähnlichen Operation gestorben. Ein Bekannter machte ihn dann mit den Teerezepten von Dr. Hochenegg vertraut. Die Entzündung klang bereits nach wenigen Wochen der Einnahme ab, und eine weitere klinische Untersuchung ergab, daß ein Eingriff nicht mehr erforderlich war.

Rezept 1		*Rezept 4*	
Schachtelhalm	20 g	Bärentraubenblätter	25 g
Bärentraubenblätter	20 g	Ginster	25 g
Birkenblätter	20 g	Schachtelhalm	20 g
Heidekraut	20 g	Birkenblätter	15 g
Bruchkraut	10 g	Orthosiphon aristatus	25 g
Abutilon indicum	25 g		
Rezept 2		*Rezept 5*	
Bärentraubenblätter	20 g	Maisgriffel	20 g
Attichwurzel	20 g	Süßholz	20 g
Stiefmütterchen	15 g	Queckwurzel	20 g
Salbei	20 g	Vernonia cinerea	25 g
Goldrute	20 g		
Vitex negundo	30 g		
Rezept 3		*Rezept 6*	
Petersiliensamen	20 g	Eibischblüten	25 g
Bohnenschalen	20 g	Ehrenpreis	20 g
Zinnkraut	20 g	Salbeiblätter	20 g
Birkenblätter	20 g	Kamillen	20 g
Gracilaria lichenoides	30 g	Portulaca quadrifida	25 g

250 · Erkrankungen des Verdauungstraktes

Rezept 7

Abutilon indicum	25 g
Aerua lanata	20 g
Cissampelos pareira	20 g
Arachis hypogaea	15 g

Rezept 8

Johanniskraut	30 g
Veilchen	35 g
Wiesenkönigin	30 g

Auf 1 Liter Wasser 3 Eßlöffel, 3mal täglich 1 Tasse.

Rezept 9

Zinnkraut	100 g

Auf ¹/₂ Liter Wasser 3 Teelöffel, 3mal täglich 1 Tasse.

Rezept 10

Brennessel	25 g
Hagebutten	25 g
Stiefmütterchen	25 g
Taubnessel	25 g

Auf 1 Liter Wasser 1 Teelöffel, 1–2mal täglich 1 Tasse.

Rezept 11

Ringelblume	4 g
Spargelwurzel	8 g
Goldraute	10 g
Pfefferminze	15 g
Bohnenschalen	15 g
Schachtelhalm	15 g
Bruchkraut	15 g
Bärentrauben	25 g
Birke	25 g
Brennessel	25 g

Auf ¹/₂ Liter Wasser 2 Teelöffel, 3mal täglich 1 Tasse.

Rezept 12

Fenchel	15 g
Holunder	15 g
Kümmel	10 g
Brennessel	15 g
Petersilie	35 g
Wacholder	30 g

Auf 1 Tasse 1 Teelöffel, 1–2mal täglich 1 Tasse.

Rezept 13

Fenchel	25 g
Petersilie	30 g
Sellerie	30 g
Spargel	25 g

Zubereitung und Anwendung wie bei Rezept 12.

Rezept 14

Salbei	35 g
Kamille	35 g
Schafgarbe	45 g

Mit 1 Liter Wasser 10 Minuten ziehen lassen und dem Badewasser zusetzen.

Rezept 15

Melisse	35 g
Bärentraube	25 g
Eibisch	15 g
Leinsamen	15 g
Eichenrinde	15 g

2mal täglich 1 Tasse.

Rezept 16

Bärentraube	15 g
Stiefmütterchen	15 g
Goldrute	15 g

Blasenentzündung   251

Ehrenpreis	15 g
Salbei	15 g
Schachtelhalm	15 g
Petersilie	15 g

1–2mal täglich 1 Tasse.

Rezept 17

Stiefmütterchen	25 g
Schachtelhalm	25 g
Süßholz	25 g
Hauhechel	25 g
Liebstöckel	25 g

1mal täglich 1 Tasse.

Rezept 18

Bärentraube	35 g
Birke	25 g
Bitterklee	15 g
Leinsamen	15 g
Süßholz	15 g

2mal täglich 1 Tasse.

Rezept 19

Bärentraube	40 g
Bruchkraut	40 g
Hauhechel	15 g
Bibernelle	15 g
Süßholz	15 g

2mal täglich 1 Tasse.

Rezept 20

Brennessel	15 g
Goldrute	15 g
Hauhechel	15 g
Schafgarbe	15 g
Wacholder	15 g
Schachtelhalm	25 g
Birke	35 g

3–4mal täglich 1 Tasse.

Rezept 21

Bärentraube	25 g
Ginster	25 g
Knöterich	25 g
Schachtelhalm	45 g

3mal täglich 1 Tasse.

Rezept 22

Eibisch	15 g
Bärentraube	25 g
Ehrenpreis	25 g
Salbei	25 g
Schachtelhalm	45 g

3mal täglich 1 Tasse.

Rezept 23

Birke	25 g
Bärentraube	25 g
Maisgriffel	15 g
Süßholz	20 g
Quecke	25 g

Auf 1 Tasse 1 Teelöffel, 3mal täglich 1 Tasse.

Rezept 24

Baldrian	25 g
Melisse	25 g
Anserine	35 g
Raute	35 g

Auf 1 Tasse 1 Teelöffel, zusammen mit heißer Milch mehrmals täglich trinken.

Rezept 25

Schachtelhalm	30 g
Bärentraube	30 g
Eibisch	30 g
Salbei	30 g

Auf $1/4$ Liter Wasser 1 Eßlöffel, 3mal täglich 1 Tasse.

Erkrankungen des Verdauungstraktes

Rezept 26

Bruchkraut	25 g
Bärentraube	30 g
Leinsamen	25 g
Liebstöckel	30 g

Zubereitung und Anwendung wie bei Rezept 25.

Rezept 27

Bärentraube	20 g
Goldrute	20 g
Ehrenpreis	25 g
Salbei	30 g
Petersilie	25 g
Schachtelhalm	20 g
Stiefmütterchen	20 g

Auf $1/_8$ Liter Wasser zirka 1 Eßlöffel, tagsüber schluckweise trinken.

Rezept 28

Bärentraube	30 g
Leinsamen	25 g
Liebstöckel	30 g
Bibernelle	30 g

Mit 1 Tasse Wasser 2 Teelöffel 5 Stunden ansetzen, aufkochen, 3mal täglich 1 Tasse.

Rezept 29

Schachtelhalm	30 g
Bärentraube	30 g
Eibisch	30 g
Salbei	30 g
Bruchkraut	30 g
Leinsamen	25 g
Liebstöckel	30 g

Zubereitung und Anwendung wie bei Rezept 24.

Rezept 30

Liebstöckel	30 g
Hauhechel	25 g
Süßholz	30 g
Wacholder	30 g

Auf 2 Tassen 1 Eßlöffel, 1mal täglich morgens 1 Tasse.

Rezept 31

Birke	25 g
Bärentraube	25 g
Maisgriffel	25 g
Süßholz	25 g
Quecke	25 g

Auf 1 Tasse 1 Teelöffel, 3mal täglich 1 Tasse.

Rezept 32

Bärentraube	20 g
Goldrute	20 g
Ehrenpreis	20 g
Salbei	25 g
Petersilie	20 g
Schachtelhalm	20 g
Stiefmütterchen	20 g

Auf $1/_8$ Liter Wasser 1 Eßlöffel, tagsüber schluckweise trinken.

Rezept 33

Liebstöckel	25 g
Hauhechel	25 g
Süßholz	25 g
Wacholder	25 g
Stiefmütterchen	15 g
Anis	10 g
Petersilie	10 g

Auf 1 Tasse 1 Eßlöffel, 1–2mal täglich 1 Tasse.

Allgemeine Nierenleiden und Nierensteine 253

Nierenleiden I: Allgemeine Nierenleiden und Nierensteine

Symptome und Ursachen: Wer viel sitzt und sich dabei auch noch falsch ernährt, hat die besten Voraussetzungen für die Bildung von *Nierensteinen* geschaffen. Ursachen können daneben auch chronische bakterielle Entzündungen sein. In den meisten Fällen bestehen die Nierensteine aus Kalziumsalzen und Harnsäure. Kalziumsteine treten vorwiegend bei Männern auf. Das Krankheitsbild zeigt, daß sich innerhalb von zwei bis drei Jahren bis zu zwei neue Steine bilden.

Nur in einigen Fällen verursachen Nierensteine wirklich starke Schmerzen oder Koliken. Bei *Nierenkoliken* sitzen die Schmerzen im Rücken und strahlen in die untere Körperpartie aus. Manchmal wandern die Schmerzorte gemeinsam mit dem Stein in Richtung Harnblase. Trotz Koliken, die den Patienten das Schlimmste fürchten lassen, kommt es oft vor, daß die Nierensteine ohne Komplikationen ausgeschieden werden. Bleibt der Stein jedoch stecken, so sind recht unangenehme Harnwegsinfektionen die Folge. Der Wasserfluß wird blockiert, was zu Übelkeit und Brechreiz führt. Bisweilen kommt es zu akutem Kreislaufversagen und Schwächeanfällen.

Der Fall: Cecile N. aus Toronto war bei ihrem Nierensteinleiden erblich vorbelastet. Die Neigung zur Steinbildung fand sich seit etlichen Generationen in der mütterlichen Linie. Bereits mit achtzehn Jahren spürte Cecile N. oftmaligen Harndrang, wobei wenig Wasser schmerzhaft ausgeschieden wurde. Nach einigen Wochen traten heftige Koliken auf. Die klinischen Untersuchungen ergaben Hinweise auf Nieren- und Blasensteine. Cecile N. konnte schließlich wegen der Schmerzanfälle ihr Studium der Kunstgeschichte nicht mehr weiterführen. Versuche, die Nierensteine durch das Trinken von Mineralwasser zu beseitigen, schlugen fehl.

Erst die konsequente Einnahme der Teemischungen verhinderte die weitere Bildung von Nierensteinen. Der Harn blieb nunmehr frei von Blutbeimengungen, und auch bei einer Kontrastmitteluntersuchung wurden keine krankhaften Veränderungen mehr festgestellt.

254 Erkrankungen des Verdauungstraktes

Bei allgemeinen Nierenleiden:

Rezept 1

Hagebutte	15 g
Kamille	15 g
Johanniskraut	25 g
Wegwarte	25 g
Basilikum	35 g
Rupprechtkraut	15 g

Auf 1 Liter Wasser 30 g, tagsüber schluckweise trinken.

Rezept 2

Meisterwurz	35 g
Hauhechel	15 g
Anserine	25 g
Birke	25 g
Johanniskraut	25 g

Zubereitung und Anwendung wie bei Rezept 1.

Rezept 3

Goldrute	30 g
Johanniskraut	25 g
Hauhechel	15 g
Silbermantel	30 g
Anserine	25 g

Zubereitung und Anwendung wie bei Rezept 1.

Rezept 4

Hagebutte	35 g
Quitte	40 g
Wacholder	25 g

Zubereitung und Anwendung wie bei Rezept 1.

Rezept 5

Knöterich	35 g

Odermennig	40 g
Ehrenpreis	25 g

Zubereitung und Anwendung wie bei Rezept 1.

Bei Nierensteinen:

Rezept 6

Johanniskraut	25 g
Silbermantel	25 g
Malve	25 g
Gardenia angusta	10 g

2–3mal täglich 1 Tasse.

Rezept 7

Brennessel	25 g
Bruchkraut	30 g
Quecke	25 g
Homnoia riparia	15 g
Beifußwurzel	25 g
Ixora chinensis	15 g

Zubereitung und Anwendung wie bei Rezept 6.

Rezept 8

Schöllkraut	15 g
Bruchkraut	10 g
Holunder	25 g
Imperata cylindrica	15 g

Zubereitung und Anwendung wie bei Rezept 6.

Rezept 9

Löwenzahnkraut	20 g
Kamille	25 g
Bärentraubenblätter	25 g
Birkenblätter	25 g
Eriosema chinense	10 g

Zubereitung und Anwendung wie bei Rezept 6.

Allgemeine Nierenleiden und Nierensteine

Rezept 10

Birkenblätter	25 g
Hauhechel	25 g
Beifuß	25 g
Brennessel	25 g
Schachtelhalm	15 g
Pandanus tectorius	15 g

Zubereitung und Anwendung wie bei Rezept 6.

Rezept 11

Hauhechel	15 g
Bärentraubenblätter	25 g
Wacholderbeeren	15 g
Hirschzungenblätter	25 g
Eibisch	25 g
Ocium sanctum	15 g

Zubereitung und Anwendung wie bei Rezept 6.

Rezept 12

Knöterich	25 g
Bibernelle	25 g
Hauhechel	25 g
Bärentraube	25 g
Hirtentäschel	25 g

Zubereitung und Anwendung wie bei Rezept 6.

Rezept 13

Odermennig	25 g
Krappwurzel	35 g
Eicheln	25 g
Goldrute	25 g
Pfingstrose	25 g

Zubereitung und Anwendung wie bei Rezept 6.

Rezept 14

Hagebutte	15 g
Hirtentäschelkraut	45 g
Zichorie	20 g
Attich	20 g

Zubereitung und Anwendung wie bei Rezept 6.

Rezept 15

Bärentraube	15 g
Efeu	15 g
Wacholder	20 g
Schachtelhalm	15 g
Rosmarin	15 g
Süßholz	20 g
Kümmel	20 g
Attich	20 g

Auf 1 Tasse Wasser 1 Teelöffel, 3mal täglich 1 Tasse.

Rezept 16

Hauhechel	20 g
Löwenzahn	20 g
Anis	10 g
Hirtentäschelkraut	15 g
Bärentraube	25 g
Petersilie	10 g
Liebstöckel	20 g

Zubereitung und Anwendung wie bei Rezept 15.

Rezept 17

Bärentraube	20 g
Ginster	15 g
Schachtelhalm	30 g
Knöterich	20 g
Wacholder	15 g
Attich	25 g

Zubereitung und Anwendung wie bei Rezept 15.

Rezept 18

Eisenkraut	20 g
Zinnkraut	25 g
Benediktenkraut	25 g
Wegtritt	25 g

Zubereitung und Anwendung wie bei Rezept 15.

Rezept 19

Quecke	15 g
Raute	25 g
Schöllkraut	25 g
Hauhechel	15 g
Birke	15 g
Wacholder	15 g
Gänsefinger	25 g

Zubereitung und Anwendung wie bei Rezept 15.

Rezept 20

Knöterich	30 g
Odermennig	20 g
Preiselbeer	30 g
Zinnkraut	25 g
Brennessel	25 g

Zubereitung und Anwendung wie bei Rezept 15.

Rezept 21

Klette	25 g
Löwenzahn	20 g
Hauhechel	30 g
Hagebutte	25 g
Bohnenschale	50 g

Zubereitung und Anwendung wie bei Rezept 15.

Nierenleiden II: Nierenbeckenentzündung

Symptome und Ursachen: Entzündungen im Nierenbecken äußern sich durch ein Druckgefühl in der Höhe der zwölften Rippe, Schmerzen in der Nierengegend, Harndrang und Harntrübung. Bei einer schweren Erkrankung kommt es zu Fieberschüben und Schüttelfrost mit Brechreiz. In vielen Fällen wird bei einer Nierenbeckenentzündung auch die Blase angegriffen. Ursache kann eine Harnstauung sein. Auch erzeugen mitunter Vereiterungen im Hals- und Nasennebenhöhlenbereich eine Entzündung des Nierenbeckens, wobei die Eitererreger mit dem Blut zu den Nieren gelangen.

Der Fall: Hans K. aus Regensburg hatte ein Installationsgeschäft, das über Jahrzehnte gut lief. Doch in der letzten Zeit kam es zu finanziellen und damit auch zu seelischen Belastungen. Ein Bankkredit drohte zu platzen. Herr K. versuchte unter diesen Umständen, jede Krankheit zu ignorieren und trotz Fieber weiterzuarbeiten. Vor einem Jahr spürte er plötzlich Brennen beim Wasserlassen. Er be-

Nierenbeckenentzündung 257

merkte, wie sich der Schmerz langsam von der Harnblase bis zum Nierenbecken ausbreitete. Der Rücken schmerzte, der Bauchraum war druckempfindlich, und das Wasser floß nur mehr unter größten Schmerzen ab. Seine Körpertemperatur stieg auf 39,8 Grad Celsius. Er mußte zu Hause bleiben. Ein Kunde veranlaßte Herrn K. dann, zu einer Kräuterteemischung zu greifen, von der er fünf bis zehn Tassen täglich trank. Als erstes Zeichen einer Besserung ließen die Beschwerden beim Wasserlassen nach. Nach drei Wochen hatte er im Rücken nur noch ein dumpfes Druckgefühl. Herr K. trank den Tee regelmäßig weiter, und Wochen später war er völlig gesund.

Rezept 1

Birkenblätter	20 g
Ehrenpreis	20 g
Krappwurzel	30 g
Wacholderbeeren	30 g
Areca catechu	30 g

Rezept 2

Bruchkraut	30 g
Kamille	45 g
Silbermantel	20 g
Hagebutten	30 g
Canna indica	20 g

Rezept 3

Schachtelhalm	30 g
Goldraute	20 g
Kamille	20 g
Bohnenschalen	30 g
Zinnkraut	40 g
Indigofera tinctoria	20 g

Rezept 4

Basilienkraut	30 g
Birkenblätter	30 g
Zinnkraut	30 g
Schafgarbe	35 g
Hauhechelwurzel	30 g
Ximenia americana	20 g

Rezept 5

Tausendguldenkraut	30 g
Kamille	45 g
Schachtelhalm	30 g
Birkenblätter	30 g
Goldraute	40 g
Argemone mexicana	20 g

Rezept 6

Schafgarbe	35 g
Wacholderspitzen	20 g
Johanniskraut	35 g
Schachtelhalm	30 g
Sarsaparillwurzel	30 g
Bärentraube	30 g
Canna indica	20 g

Rezept 7

Wacholderbeeren	30 g
Petersiliensamen	30 g
Hagebutten	20 g
Schafgarbe	20 g
Kamille	40 g
Luffa acutangula	20 g

Rezept 8

| Kamille | 40 g |
| Goldraute | 30 g |

Schafgarbe	35 g
Birkenblätter	30 g
Microglossa volubilis	20 g

Rezept 9

Ehrenpreis	15 g
Petersilie	15 g
Wacholder	15 g
Birke	15 g
Hagebutte	15 g
Goldrute	15 g
Sarsaparilla	15 g
Krappwurzel	15 g

Auf 1 Tasse Wasser 1 Eßlöffel, 3mal täglich 1 Tasse.

Rezept 10

Basilikum	15 g
Gänseblümchen	15 g
Kamille	25 g
Birke	15 g
Johanniskraut	15 g
Storchschnabel	15 g
Wegwarte	15 g

Zubereitung und Anwendung wie bei Rezept 9.

Rezept 11

Bruchkraut	15 g
Bärentraube	25 g
Birke	15 g
Hauhechel	15 g
Bohnenschale	15 g
Hagebutte	15 g

Zubereitung und Anwendung wie bei Rezept 9.

Rezept 12

Birke	35 g
Schachtelhalm	25 g
Basilikum	15 g
Goldraute	25 g

Zubereitung und Anwendung wie bei Rezept 9.

Rezept 13

Anserine	25 g
Bärentraube	25 g
Bibernelle	25 g
Katzenschwanz	25 g
Stechpalme	25 g

Auf 1 Liter Wasser 30 g, tagsüber schluckweise trinken.

Nierenleiden III: Nierenentzündung

Symptome und Ursachen: Bei jeder Nierenentzündung muß mit schwerwiegenden Komplikationen gerechnet werden. Die Entzündung entsteht meist durch das Eintreten von Bakterien in die Harnwege. Anatomische Veränderungen der Harnwege begünstigen die Ausbreitung der Infektionserreger. Frauen sind aufgrund ihres Körperbaus häufiger von dieser Krankheit betroffen als Männer. Symptomatisch bei einer Nierenentzündung sind Schüttelfrost, Lendenschmerzen und Fieberschübe. Die betroffene Nierenseite ist meist klopf- und druckempfindlich. Bei Kindern sind die Symptome oft

Nierenentzündung 259

nicht so deutlich ausgebildet und deshalb nicht sofort erkennbar. Eine Nierenentzündung läßt sich durch eine genaue Urinuntersuchung nachweisen, da bei dieser Krankheit meist mit dem Urin Eiweiß ausgeschieden wird. Dieser Eiweißverlust schwächt den Körper zunehmend. Schwellungen im Gesicht und erhöhter Blutdruck sind weitere Krankheitsmerkmale.

Der Fall: Anton S. aus Köln hatte sich sein Nierenleiden in der Gefangenschaft in Sibirien zugezogen. Erkältungen, Hunger und Mangelernährung waren die auslösenden Momente. Der Lehrer litt an Schwäche, hohem Blutdruck, mangelhafter Wasserausscheidung und krankhafter Blässe. Während des Unterrichts mußte er sich bei Schwächeanfällen immer wieder setzen. Bei einer radiologischen Untersuchung wurde eine Nierenschrumpfung festgestellt. Die Ärzte schlugen Herrn S. vor, die rechte Niere entfernen zu lassen. Gerade zu diesem Zeitpunkt erfuhr Herr S. von einem Kriegskameraden, daß bestimmte Kräutermischungen bei Nierenleiden helfen können. Anfangs war der Lehrer recht mißtrauisch. Er konnte sich nicht vorstellen, wie ein Tee eine organische Krankheit beheben könnte. Doch bereits nach einem halben Jahr hatte sich sein Krankheitsbild so gebessert, daß bei einer neuerlichen radiologischen Untersuchung von der Nierenstörung kaum noch etwas zu erkennen war. Heute ist Herr S. praktisch beschwerdefrei.

Rezept 1

Anserine	20 g
Silbermantel	15 g
Goldrute	25 g
Kamille	25 g
Anacardium occidentale	10 g

Rezept 2

Hauhechelwurzel	20 g
Schafgarbe	25 g
Johanniskraut	25 g
Meisterwurz	20 g
Basella rubra	15 g
Eriosema chinense	25 g
Pandanus luzonensis	15 g

Rezept 3

Erdbeerblätter	25 g
Brennessel	45 g
Birkenblätter	55 g
Leinsamen	35 g
Quisqualis indica	20 g

Rezept 4

Wacholderbeeren	35 g
Hagebutten	25 g
Hauhechelwurzel	25 g
Queckenwurzel	25 g
Psidium guajava	30 g

Erkrankungen des Verdauungstraktes

Rezept 5

Goldrute	20 g
Wegwarte	15 g
Salbei	10 g
Tagetes erecta	15 g

Rezept 6

Bibernellwurzel	35 g
Bärentraubenblätter	25 g
Liebstöckel	35 g
Petersilienfrüchte	20 g
Michelia champaca	35 g

Rezept 7

Leinsamen	35 g
Ginster	25 g
Wacholderbeeren	35 g
Sida cordifolia	25 g

Rezept 8

Wacholder	35 g
Quittenkerne	35 g
Hagebutten	55 g
Vogelknöterich	25 g
Lycopodium cernuum	35 g

Rezept 9

Goldrute	25 g
Johanniskraut	45 g
Hagebutten	35 g
Wegwarte	25 g
Bixa orellana	25 g

Rezept 10

Wegwarte	35 g
Rupprechtskraut	25 g
Basilikum	25 g
Kamille	45 g
Bacopa monniera	35 g

Rezept 11

Brombeerblätter	15 g
Erdbeerblätter	15 g
Birke	25 g
Brennessel	15 g
Leinsamen	30 g

Auf 1 Tasse Wasser 1 Teelöffel, 2mal täglich 1 Tasse.

Rezept 12

Petersilie	10 g
Hagebutte	15 g
Birke	20 g
Quecke	20 g
Liebstöckel	15 g
Malve	10 g
Bibernelle	15 g
Hauhechel	25 g
Bärentraube	20 g

Zubereitung und Anwendung wie bei Rezept 11.

Rezept 13

Ginster	45 g
Leinsamen	40 g
Wacholder	15 g

Zubereitung und Anwendung wie bei Rezept 11.

Rezept 14

Petersilie	15 g
Haferstroh	35 g
Waldmeister	15 g
Holunder	25 g
Kirschenstengel	15 g
Bohnenschale	35 g
Schachtelhalm	20 g

Auf $^1/_4$ Liter Wasser 1 Eßlöffel, mehrmals täglich 1 Tasse mit Zitrone und Honig vermischt trinken.

Nierenentzündung 261

Rezept 15

Birke	45 g
Mistel	25 g
Schachtelhalm	40 g

Zubereitung und Anwendung wie bei Rezept 11.

Rezept 16

Goldrute	65 g
Basilikum	25 g
Birke	60 g

Zubereitung und Anwendung wie bei Rezept 11.

Rezept 17

Eibisch	35 g
Holunder	35 g
Angelika	35 g
Brombeer	35 g
Quecke	30 g

Alles mischen und mit $2^1/_2$ Liter Weißwein ansetzen, tagsüber ziehen lassen, auf etwa $^3/_4$ Liter einkochen, 3mal täglich 1 Tasse.

Rezept 18

Schachtelhalm	20 g
Spitzwegerich	20 g
Salbei	20 g
Hagebutte	20 g
Wacholder	20 g

Auf $^1/_4$ Liter Wasser 1 Eßlöffel, 1mal morgens, 1mal abends $^1/_8$ Liter trinken.

Rezept 19

Borretsch	25 g
Hauswurz	35 g
Bärentraube	25 g

Auf 1 Tasse Wasser 1 Eßlöffel, 3mal täglich 1 Tasse.

Rezept 20

Bärentraube	30 g
Zinnkraut	30 g
Hagebutte	30 g
Goldraute	30 g

Zubereitung und Anwendung wie bei Rezept 19.

Rezept 21

Eibisch	35 g
Knöterich	45 g
Hauhechel	25 g
Petersilie	15 g

Zubereitung und Anwendung wie bei Rezept 19.

Rezept 22

Brennessel	25 g
Malve	25 g
Birke	45 g
Erdbeerblätter	25 g

Zubereitung und Anwendung wie bei Rezept 19.

Rezept 23

Birke	15 g
Hagebutte	15 g
Wegwarte	15 g
Storchschnabel	15 g
Hauhechel	15 g
Gänseblümchen	15 g
Basilikum	15 g
Johanniskraut	15 g
Kamille	25 g

Zubereitung und Anwendung wie bei Rezept 19.

Rezept 24

Birke	15 g
Hagebutte	45 g
Bärentraube	25 g
Bruchkraut	15 g
Bohnenschale	15 g
Hauhechel	15 g

Zubereitung und Anwendung wie bei Rezept 19.

Rezept 25

Liebstöckel	25 g
Pfefferminze	25 g
Hagebutte	55 g
Mate	25 g

Zubereitung und Anwendung wie bei Rezept 19.

Rezept 26

Birke	35 g
Schachtelhalm	25 g
Raute	25 g
Basilikum	15 g

Zubereitung und Anwendung wie bei Rezept 19.

Rezept 27

Ehrenpreis	25 g
Rosmarin	25 g
Hagebutte	25 g
Birke	25 g
Petersilie	25 g
Raute	25 g

Zubereitung und Anwendung wie bei Rezept 19.

Rezept 28

Birke	65 g
Goldrute	25 g
Süßholz	20 g

Zubereitung und Anwendung wie bei Rezept 19.

Rezept 29

Rauwolfia	25 g
Mistel	25 g
Birke	35 g
Süßholz	30 g

Zubereitung und Anwendung wie bei Rezept 19.

Erkrankungen im Darmbereich

Afterleiden

Symptome und Ursachen: Für viele Menschen hängt das allgemeine Wohlbefinden von einer ausreichenden und regelmäßigen Darmentleerung ab. Wenn es über längere Zeit nicht dazu kommt, können Bauchbeschwerden, Kopfschmerzen und Depressionen auftreten. Typische Afterleiden als Folge davon sind aber auch *Afterrisse, -krämpfe, -entzündung* und *Afterjucken.* Afterrisse äußern sich in starken Schmerzen, während und nach dem Stuhlgang. Die Schmerzen können länger anhalten. Zu einem Afterriß kann es

Afterleiden 263

durch Hämorrhoiden kommen, nach einer Mastdarmentzündung oder auch nach einer Operation.

Der Fall: Werner A. aus Düsseldorf verspürte schon eine ganze Zeit ein unangenehmes Jucken in der Analgegend. Er konnte es sich nicht weiter erklären und wollte »wegen so einer Lappalie« auch keinen Arzt aufsuchen. Doch als der Juckreiz immer lästiger wurde, wandte sich Herr A. an seinen Hausarzt. Dieser konnte keine Erkrankung feststellen, verschrieb dem Patienten aber eine Salbe, die zweimal täglich aufgetragen werden sollte. Herr A. sollte auch die Wirkung der von ihm benutzten Seifen und Waschmittel beobachten, da möglicherweise eine Allergie vorlag. Obwohl er die Anweisungen des Arztes befolgte, ließ der Juckreiz nicht nach. Da erfuhr Herr A. von den Kräutermischungen Dr. Hocheneggs. Er ließ sich von ihm untersuchen und bekam eine genau auf ihn zusammengestellte Rezeptur verschrieben. Schon nach zwei Wochen zeigte sich eine deutliche Besserung, nach einem Monat hatte Herr A. auch nach stundenlangem Sitzen keinerlei Beschwerden mehr.

Bei Afterentzündung:

Rezept 1

Wallwurz	25 g
Brennessel	25 g
Blutwurz	25 g
Hirtentäschelkraut	15 g
Eichenrinde	15 g
Schafgarbe	15 g
Gauchheil	15 g

2mal täglich 1 Tasse.

Rezept 2

Frauenmantel	25 g
Wallwurz	25 g
Sanikel	15 g
Hirtentäschel	15 g
Königskerzenkraut	15 g
Wegerich	15 g
Blutwurz	15 g

2mal täglich 1 Tasse.

Bei Afterjucken:

Rezept 3

Schafgarbe	25 g
Hirtentäschelkraut	25 g
Brennessel	35 g
Königskerzenkraut	35 g
Bibernelle	25 g

2mal täglich 1 Tasse.

Rezept 4

Brennessel	25 g
Bibernelle	15 g
Schafgarbe	15 g
Bärlapp	15 g
Blutwurz	15 g
Wacholderbeeren	20 g
Eichenrinde	15 g
Erdrauch	10 g

2mal täglich 1 Tasse.

264 Erkrankungen des Verdauungstraktes

Bei Afterkrampf:

Rezept 5

Anserine	45 g
Kamille	15 g
Bärlapp	15 g
Angelika	35 g
Wermut	25 g
Pfefferminze	10 g
Benediktenwurzel	10 g
Fenchel	10 g

1mal täglich 1 Tasse.

Rezept 6

Anserine	45 g
Angelika	25 g
Kamille	25 g
Wermut	3 g
Pfefferminze	25 g

1mal täglich 1 Tasse.

Rezept 7

Anserine	45 g
Kamille	25 g
Angelika	25 g
Wermut	2 g
Fenchel	15 g
Blutwurz	10 g
Wallwurz	10 g

1mal täglich 1 Tasse.

Bei Afterrissen:

Rezept 8

Erdrauch	45 g
Kamille	25 g
Schachtelhalm	25 g

3mal täglich 1 Tasse.

Rezept 9

Ehrenpreiswurzel	55 g
Roßkastanienrinde	35 g
Eibischwurzel	35 g
Haselnußblätter	25 g
Brennesselblätter	25 g

3mal täglich 1 Tasse.

Rezept 10

Ackerwindenkraut	15 g
Bittersüßwurzel	15 g
Engelsüßwurzel	15 g
Faulbaumrinde	15 g
Heidelbeerblätter	15 g
Klettenwurzel	15 g
Löwenwurzel	15 g
Schafgarbe	15 g
Wegwartewurzel	15 g

3mal täglich 1 Tasse.

Rezept 11

Breitwegerich	15 g
Faulbaumrinde	25 g
Fenchel	15 g
Kümmel	15 g
Malvenblätter	15 g
Spitzwegerich	15 g
Tormentillwurzel	25 g
Wacholder	15 g

3mal täglich 1 Tasse.

Blähungen

Symptome und Ursachen: Bei jedem Verdauungsvorgang entstehen im Körper bekanntermaßen Gase. Eine übermäßig starke Gasbildung, die mit Schmerzen und Krämpfen verbunden ist, muß jedoch als krankhaft angesehen werden. Dabei drücken die im Leib auftreibenden Gase gegen Herz und Zwerchfell. Es kann zu Koliken, Durchfällen oder auch Verstopfung kommen. Ursachen sind oft fehlende Magensäure, Darmerkrankungen, Blutstauungen bei Herzschwäche oder aber auch falsche Eßgewohnheiten und fehlerhafte Ernährung. Auch beim Luftschlucken kann es zu einer schmerzhaften Gasansammlung im Bauchraum kommen. Besonders häufig sind Blähungen nach dem Genuß von Bohnen, Erbsen und anderen Hülsenfrüchten. Bei bakterieller Fäulnis entwickeln sich hauptsächlich die Gase Methan, Wasserstoff und Schwefelwasserstoff. Eher stickstoffhaltige Gase entstehen bei Blähungen durch Luftverschlucken. Verbreiten sich krankmachende Bakterien im Darm, so wird ebenfalls die Gasbildung verstärkt.

Der Fall: Frau Elisabeth E. aus London machte eine Fastenkur nach der anderen – aus Angst vor ein paar Pfunden zuviel. Sie kam sich immer zu dick vor, obwohl sie nach den üblichen Berechnungen ihr Idealgewicht hielt. Zwischendurch gab es dann wieder Exzesse, wobei Frau E. hemmungslos alles mögliche durcheinander aß. Durch dieses neurotische Eßverhalten litt die Darmflora, und es entwickelte sich nach jeder Mahlzeit eine unerträgliche Gasmenge mit kolikartigen Krämpfen. Die üblichen Medikamente versagten, denn durch die Dauer der Erkrankung gewöhnte sich der Körper an die angewandten Antibiotika und handelsüblichen Verdauungshilfen. Erst durch autogenes Training, verbunden mit einer Kräuterteekur, kam es langsam zur Besserung, die dann beständig war.

Allgemeine Tees:

Rezept 1		*Rezept 2*	
Anis	20 g	Anis	25 g
Kamille	45 g	Schafgarbe	20 g
Fenchel	20 g	Wermut	35 g
Anona reticulata	20 g	Cyperus rotundus	20 g

266   *Erkrankungen des Verdauungstraktes*

Rezept 3

Angelikawurzel	35 g
Pfefferminze	45 g
Bergschafgarbe	20 g
Kamille	45 g
Zingiber officinale	20 g

Rezept 4

Fenchel	35 g
Kümmel	35 g
Pfefferminze	35 g
Kamille	45 g
Tylophora brevipes	20 g

Rezept 5

Arcangelisia flava	35 g
Kümmel	35 g
Melisse	20 g
Odermennig	35 g

Rezept 6

Melisse	20 g
Bergschafgarbe	35 g
Anis	20 g
Tausendguldenkraut	35 g
Myrica rubra	35 g

Rezept 7

Engelwurz	25 g
Koriandersamen	35 g
Selleriesamen	35 g
Lippia nodiflora	35 g

Rezept 8

Anis	35 g
Melisse	35 g
Efeublätter	15 g
Kümmel	35 g
Odermennig	35 g
Scopunia dulcis	35 g

Bei Blähungen infolge von Darmerkrankungen:

Rezept 9

Pfefferminze	15 g
Kamille	15 g
Baldrian	15 g
Kümmel	5 g

3mal täglich 1 Tasse.

Rezept 10

Anis	25 g
Kümmel	25 g
Fenchel	25 g

2mal täglich 1 Tasse

Rezept 11

Eibischwurzel	25 g
Süßholz	25 g
Quecke	20 g
Kamille	15 g
Fenchel	15 g

2mal täglich 1 Tasse.

Rezept 12

Pfefferminze	25 g
Holunder	25 g
Fenchel	20 g
Kümmel	20 g
Anis	20 g
Schlehdorn	20 g

2–3mal täglich 1 Tasse

Rezept 13

Fenchel	20 g
Anis	20 g
Kümmel	15 g
Koriander	20 g
Angelikawurzel	20 g

3mal täglich 1 Tasse.

Blähungen   267

Rezept 14

Pfefferminze	35 g
Kamille	35 g
Baldrian	25 g
Koriander	15 g
Kalmus	15 g

2–3mal täglich 1 Tasse.

Rezept 15

Anis	15 g
Fenchel	15 g
Pfefferminze	20 g
Kamille	25 g
Faulbaumrinde	25 g

Auf 1 Tasse Wasser 1 Teelöffel, 3–4 Stunden ziehen lassen, aufkochen, abseihen, mehrmals täglich 1 Tasse.

Rezept 16

Wermut	10 g
Schachtelhalm	10 g
Schafgarbe	10 g
Tormentillwurzel	25 g

Zubereitung und Anwendung wie bei Rezept 15.

Rezept 17

Kamille	20 g
Pfefferminze	20 g
Baldrian	20 g
Kümmel	20 g
Anis	20 g

3mal täglich 1 Tasse.

Rezept 18

Attich	25 g
Dill	20 g
Kümmel	25 g

3mal täglich 1 Tasse.

Rezept 19

Schachtelhalm	30 g
Wermutkraut	25 g
Anissamen	30 g
Thymiankraut	30 g

Auf ¹/₄ Liter Wasser 1 Eßlöffel, tagsüber schluckweise trinken.

Rezept 20

Enzianwurzel	20 g
Fenchel	20 g
Kalmus	20 g
Kamille	20 g
Pfefferminze	20 g
Tausendguldenkraut	15 g

Auf ¹/₄ Liter Wasser 1 Teelöffel, nach den Mahlzeiten trinken.

Rezept 21

Kardamomen	15 g
Kalmus	10 g
Baldrian	20 g
Pfefferminze	35 g
Kamille	30 g

Zubereitung und Anwendung wie bei Rezept 20.

Rezept 22

Anis	5 g
Kamille	25 g
Kümmel	5 g
Melissenblätter	25 g

2mal täglich 1 Tasse.

Rezept 23

Anis	25 g
Basilikum	25 g
Fenchel	20 g
Thymian	25 g

Zubereitung und Anwendung wie bei Rezept 20.

Rezept 24

Anis	20 g
Granatapfelschale	15 g
Kamille	25 g
Odermennig	20 g
Schafgarbe	25 g

Zubereitung und Anwendung wie bei Rezept 20.

Rezept 25

Enzianwurzel	15 g
Fenchel	15 g
Kalmuswurzel	15 g
Kamille	20 g
Kümmel	10 g
Pfefferminze	20 g
Tausendguldenkraut	15 g

Zubereitung und Anwendung wie bei Rezept 20.

Rezept 26

Kümmel	15 g
Melisse	15 g
Pfefferminze	15 g
Schafgarbe	20 g
Tausendguldenkraut	25 g

Zubereitung und Anwendung wie bei Rezept 20.

Rezept 27

Efeublätter	25 g
Engelwurz	45 g
Koriandersamen	25 g
Selleriesamen	25 g
Sternanissamen	25 g

Auf $1/4$ Liter Wasser 1 Eßlöffel, nach den Mahlzeiten 1 Tasse.

Rezept 28

Pfefferminze	25 g
Wermutblätter	20 g

Mit $1/2$ Liter Wasser kochen, abseihen, nach Bedarf 1 Tasse.

Rezept 29

Fenchel	25 g
Schafgarbenkraut	25 g
Salbeiblätter	25 g
Wermutblätter	5 g

Mit 1 Liter Wasser kochen, abseihen, jeweils 1 Tasse vor den Mahlzeiten trinken.

Rezept 30

Pfefferminze	30 g
Fenchel	30 g
Anissamen	30 g
Kümmel	30 g

Auf 1 Liter Wasser zirka 3–4 Eßlöffel, vor dem Essen nach Bedarf trinken.

Rezept 31

Heublumen	55 g

Auf 1 Tasse Wasser 1 Teelöffel, $1/2$ Stunde vor und nach dem Essen schluckweise trinken.

Rezept 32

Selleriesamen	30 g
Dillsamen	30 g
Wilder Karottensamen	30 g
Kümmelsamen	30 g
Koriandersamen	30 g
Fenchelsamen	30 g
Liebstöckelsamen	30 g

1 Tasse nach jeder Mahlzeit.

Blähungen 269

Rezept 33

Anis	35 g
Dill	30 g
Wermut	20 g
Baldrian	15 g
Kümmel	15 g
Fenchel	15 g

Auf 3 Tassen Wasser 5 Teelöffel abends ansetzen, morgens kochen, abseihen, $1/_2$ Stunde vor jeder Mahlzeit 1 Tasse schluckweise.

Rezept 34

Anis	25 g
Fenchel	25 g
Kamille	25 g
Kümmel	25 g
Quendel	25 g

Auf $1/_4$ Liter 3 Eßlöffel, 3mal täglich vor den Mahlzeiten trinken.

Rezept 35

Fenchel	1 g
Anis	1 g
Holunderblüten	1 g
Sennesblätter	1 g

Mit $1/_4$ Liter Wasser kochen, 2 Stunden ziehen lassen, 3mal täglich vor den Mahlzeiten.

Rezept 36

Bitterklee	20 g
Enzian	20 g
Salbei	25 g
Schafgarbe	30 g
Tausendguldenkraut	30 g
Pfefferminze	30 g

Auf $1/_4$ Liter Wasser 1 Eßlöffel, $1/_2$ Stunde vor dem Essen trinken.

Rezept 37

Dillkraut	25 g
Anis	25 g
Salbei	25 g
Angelika	25 g
Kümmel	25 g

Auf $1/_4$ Liter Wasser 1 Eßlöffel, nach dem Essen trinken.

Rezept 38

Pfefferminze	25 g
Zitronenmelisse	25 g
Bitterklee	25 g
Tausendguldenkraut	25 g
Salbei	25 g

Auf $1/_2$ Liter Wasser 3 Eßlöffel, 3mal täglich vor dem Essen 1 Tasse.

Rezept 39

Lavendelblüten	15 g
Gewürznelken	10 g
Pfefferminze	15 g
Salbei	25 g
Majoran	15 g
Quendel	10 g
Angelikawurzel	15 g
Kalmus	10 g
Zitwer	10 g

Auf 1 Tasse Wasser 1 Eßlöffel, $1/_2$ Tasse nach jeder Mahlzeit.

Rezept 40

Kamillenblüten	35 g
Pfefferminze	35 g
Kümmel	15 g
Anis	15 g
Baldrianwurzel	25 g

3mal täglich zirka $1/_2$ Stunde vor den Mahlzeiten.

Darmentzündung und andere Darmkrankheiten

Symptome und Ursachen: Bei jeder Darmerkrankung sind Form, Festigkeit und Häufigkeit des Stuhlgangs zu untersuchen. Denn aus seiner Konsistenz kann auf verschiedene Erkrankungen geschlossen werden. Wichtig und aussagekräftig ist der Nachweis von Blut im Stuhlgang. Die Fettausscheidung gibt Aufklärung über die Nahrungsverwertung im Körper.

Bei häufigen Durchfällen handelt es sich meist um *chronische Darmentzündungen* mit Neigung zur *Geschwürbildung im Dünndarmbereich.* Am stärksten ist die Altersgruppe zwischen fünfzehn und fünfundvierzig Jahren betroffen. Oft handelt es sich um eine Überempfindlichkeit gegenüber bestimmten Nahrungsmitteln, insbesondere um eine Nahrungsmittelallergie. Dazu kommen noch bakterielle Infektionen. Täglich wird blutig-eitriger Schleim ausgeschieden, und jeder Stuhlgang ist schmerzhaft. Bei jeder Darmentzündung muß an folgende Erkrankungen gedacht werden: Colitis ulcerosa, Krebs, chronische Vergiftung durch Blei, Nikotin, Alkohol, Benzin oder Benzol, Abführmittelmißbrauch, Bauchspeicheldrüsenerkrankung, Gallenwegsleiden und Darmtuberkulose.

Die wichtigsten Symptome sind flüssig-breiartige Darmentleerungen, Eiterbeimengungen, Brechreiz, Bauchkrämpfe, Fieberschübe, Appetitlosigkeit, Nahrungsverweigerung, Schwächezustände und Abmagerung. Schwere *Darmblutungen* als die häufigsten Komplikationen sind kaum zu stoppen und kehren in regelmäßigen Abständen wieder. Die Blutungsherde können durchbrechen, wobei es zu ausgedehnten Blutungen kommt. Bei Patienten mit *chronischen Darmkrankheiten* ist die Gefahr, an Darmkrebs zu erkranken, deutlich erhöht.

Der Fall: Nach einer harmlosen Grippeerkrankung setzte bei Doris S. aus Kassel eine Darmentzündung ein. Die Entleerungen wurden von äußerst schmerzhaften *Darmkrämpfen* begleitet. Kurz vor einer drohenden Darmoperation lernte sie die folgenden Teemischungen kennen.

Schon nach wenigen Tagen trat eine deutliche Besserung ein, und zwei Wochen später konnte sie bereits wieder ihre Lieblingsspeise essen: Wiener Schnitzel mit Kartoffelsalat. Die Operation hatte sich erübrigt.

Darmentzündung und andere Darmkrankheiten 271

Bei Darmbluten:

Rezept 1

Wallwurz	25 g
Eichenrinde	25 g
Schafgarbe	15 g
Blutwurz	15 g
Mistel	15 g
Katzenschwanz	15 g
Hirtentäschelkraut	25 g

Auf 1 Liter Wasser 3 Eßlöffel, aufkochen, abseihen, tagsüber schluckweise trinken.

Bei Darmentzündungen:

Rezept 2

Eibisch	30 g
Heidelbeere	25 g
Holunder	30 g
Kamille	25 g
Ringelblume	30 g
Schafgarbe	35 g

3mal täglich 1 Tasse.

Rezept 3

Faulbaumrinde	10 g
Walnußblätter	10 g
Süßholz	15 g
Fenchel	25 g
Eibisch	35 g
Leinsamen	30 g

Auf 1 Tasse Wasser 1 Teelöffel, 1mal morgens, 1mal abends 1 Tasse.

Rezept 4

Brennessel	25 g
Sanikel	15 g
Spitzwegerich	25 g
Syzygium cumini	15 g

Rezept 5

Alantknolle	25 g
Bockshornklee	25 g
Frauenmantelkraut	30 g
Lakritzewurzel	25 g
Lindenblüten	35 g

Auf 1 Tasse Wasser 1 Eßlöffel, 3mal täglich 1 Tasse.

Rezept 6

Eibischwurzel	55 g
Malve	35 g
Queckenwurzel	55 g
Venushaarblätter	35 g

Auf 1 Tasse Wasser 1 Eßlöffel, 1mal morgens, 1mal abends 1 Tasse.

Rezept 7

Brennessel	35 g
Eibischwurzel	35 g
Granatapfelsamen	25 g
Lorbeerbeeren	25 g
Olivenblätter	45 g

Auf 1 Tasse Wasser 1 Eßlöffel, 1mal morgens nüchtern, 1mal abends 1 Tasse.

Rezept 8

Eichenrinde	25 g
Meisterwurz	25 g
Wallwurz	25 g
Solanum verbascifolium	10 g

Rezept 9

Wacholderbeeren	25 g
Schafgarbe	15 g
Salbei	25 g
Kamille	25 g
Tacca pinnabifida	15 g

272   *Erkrankungen des Verdauungstraktes*

Rezept 10

Blutwurz	10 g
Hirtentäschelkraut	25 g
Wollgras	25 g
Haferstroh	25 g
Eichenblätter	15 g
Tamarindus indica	15 g
Thespesia populnea	15 g

Rezept 11

Thypha capensis	15 g
Spathodea campanulata	25 g
Sondias purpurea	25 g
Bibernelle	15 g

Bei Darmfäulnis:

Rezept 12

Eichenrinde	25 g
Meisterwurz	20 g
Katzenschwanz	25 g
Wollgras	25 g
Johanniskraut	20 g
Haferstroh	20 g
Wallwurz	25 g

Auf 1 Liter Wasser 3 Eßlöffel, aufkochen, ziehen lassen, abseihen, untertags schluckweise trinken.

Bei Darmgeschwüren:

Rezept 13

Brennessel	35 g
Sanikel	25 g
Frauenmantel	15 g
Wallwurz	20 g
Spitzwegerich	15 g
Eichenblätter	15 g

Zubereitung und Anwendung wie bei Rezept 12.

Bei Darmkoliken:

Rezept 14

Pfefferminzblätter	20 g

Mit $1/2$ Liter Wasser kochen, nach Bedarf trinken.

Rezept 15

Eichenblätter	15 g
Hirtentäschel	7 g
Spitzwegerich	10 g

Mit 1 Liter Wasser kochen, abseihen, zirka 2 Wochen lang täglich jede Stunde 1 Tasse schluckweise.

Rezept 16

Erdbeerblätter	7 g
Bibernelle	10 g
Tormentill	10 g
Tausendguldenkraut	8 g

Zubereitung und Anwendung wie bei Rezept 15.

Rezept 17

Anserine	25 g
Angelika	45 g
Bitterklee	15 g
Enzian	25 g
Kümmel	15 g

Alles mischen und mit $1^{1}/_{2}$ Liter Rotwein 3–4 Minuten kochen, abseihen, schluckweise $1/2$ Liter täglich trinken.

Rezept 18

Wermut	35 g
Fenchel	20 g
Kamille	35 g

Darmentzündung und andere Darmkrankheiten   273

Bärlapp   20 g
Pfefferminze   45 g
Auf 1 Liter Wasser 3 Eßlöffel,
schluckweise trinken.

Rezept 19

Anserine   25 g
Kamille   25 g
Baldrian   25 g
Engelwurz   45 g
Pfefferminze   15 g
Zubereitung und Anwendung wie
bei Rezept 18.

Rezept 20

Alant   25 g
Diptamwurzel   25 g
Bibernelle   20 g
Anserine   35 g
Engelwurz   45 g
Zubereitung und Anwendung wie
bei Rezept 18.

Rezept 21

Schafgarbe   25 g
Zitronenschalen   15 g
Enzian   20 g
Kümmel   20 g
Bitterklee   25 g
Koriander   25 g
Zubereitung und Anwendung wie
bei Rezept 18.

Bei Darmkoller:

Rezept 22

Anserine   15 g
Brennessel   8 g
Mischen und mit 1 Liter Weißwein
aufkochen, 4mal täglich 1 Eßlöffel.

Bei Darmverschleimung:

Rezept 23

Bibernelle   45 g
Meisterwurz   15 g
Wacholderbeeren   15 g
Brennesselkraut   25 g
Sanikel   15 g
Faulbaum   15 g
Auf ¹/₂ Liter Wasser 2 Eßlöffel, auf-
kochen, ziehen lassen, abseihen, je
1 Tasse vor- und nachmittags.

Rezept 24

Thymian   35 g
Wallwurz   15 g
Spitzwegerich   15 g
Wacholderbeeren   15 g
Bibernelle   45 g
Zubereitung und Anwendung wie
bei Rezept 23.

Bei Mastdarmeiterung:

Rezept 25

Bibernelle   25 g
Johanniskraut   15 g
Mistel   35 g
Schlehenblüten   15 g
Frauenmantel   35 g
Auf 1 Liter Wasser 3 Eßlöffel,
schluckweise auf leeren Magen
trinken.

Rezept 26

Eichenrinde   25 g
Frauenmantel   25 g
Sanikel   25 g
Wallwurz   25 g
Brennessel   25 g
Zubereitung und Anwendung wie
bei Rezept 25.

Erkrankungen des Verdauungstraktes

Bei Mastdarmentzündung:

Rezept 27

Schließgras	30 g
Anserine	30 g
Silbermantel	25 g
Kamille	55 g
Wollgras	25 g

Zubereitung und Anwendung wie bei Rezept 25.

Rezept 28

Hirtentäschel	25 g
Spitzwegerich	25 g
Wallwurz	25 g
Tausendguldenkraut	25 g
Gundermann	25 g

Zubereitung und Anwendung wie bei Rezept 25.

Rezept 29

Johanniskraut	35 g
Schafgarbe	35 g
Bibernelle	15 g
Brennessel	35 g
Sanikel	25 g
Eisenkraut	25 g

Zubereitung und Anwendung wie bei Rezept 25.

Rezept 30

Sanikel	25 g
Wallwurz	25 g
Löwenzahn	25 g
Geißbart	25 g
Katzenschwanz	15 g
Brennessel	25 g
Blutwurz	25 g

Zubereitung und Anwendung wie bei Rezept 25.

Rezept 31

Anserine	25 g
Frauenmantel	25 g
Eichenrinde	45 g
Anis	15 g
Geißbart	25 g
Wollgras	25 g

Zubereitung und Anwendung wie bei Rezept 25.

Bei Mastdarmfisteln:

Rezept 32

Eichenrinde	35 g
Katzenschwanz	25 g
Sanikel	25 g
Kamille	25 g
Wollgras	15 g
Eibisch	25 g

Auf 1 Liter Wasser 25 g der Mischung, kalt ansetzen, 5 Minuten kochen, 10 Minuten ziehen lassen, abseihen, so warm wie möglich ein Sitzbad nehmen.

Rezept 33

Nußblätter	30 g
Bibernelle	30 g
Eichenrinde	30 g
Kamille	25 g
Totenblume	45 g

Zubereitung und Anwendung wie bei Rezept 32.

Rezept 34

Gundermann	25 g
Schafgarbe	25 g
Katzenschwanz	25 g
Eichenrinde	25 g

Darmentzündung und andere Darmkrankheiten 275

Kamille	25 g
Ringelblume	45 g

Zubereitung und Anwendung wie bei Rezept 32.

Rezept 35

Bibernelle	25 g
Wallwurz	25 g
Frauenmantel	25 g
Eichenrinde	25 g
Kamille	25 g
Totenblume	25 g

Zubereitung und Anwendung wie bei Rezept 32.

Bei Mastdarmschwäche:

Rezept 36

Bibernelle	25 g
Rainfarn	25 g
Ringelblume	25 g
Eichenrinde	25 g
Sanikel	25 g
Brennessel	25 g

Auf 1 Liter Wasser 50 g der Mischung, aufkochen, abseihen, auspressen, 6–8 Eßlöffel täglich.

Rezept 37

Johanniskraut	25 g
Brennessel	45 g
Schafgarbe	25 g
Gundermann	45 g
Pfefferminze	25 g

Zubereitung und Anwendung wie bei Rezept 36.

Rezept 38

Blutwurz	30 g
Spitzwegerich	30 g

Wallwurz	45 g
Ehrenpreis	25 g
Enzian	25 g

Zubereitung und Anwendung wie bei Rezept 36.

Rezept 39

Schafgarbe	45 g
Bibernelle	25 g
Wallwurz	45 g
Frauenmantel	25 g
Spitzwegerich	25 g

Zubereitung und Anwendung wie bei Rezept 36.

Bei Mastdarmvorfall, äußerlich:

Rezept 40

Frauenmantel	25 g
Blutwurz	25 g
Eichenrinde	25 g
Mistel	25 g
Wallwurz	25 g

Auf 2 Liter Wasser zirka 6 Eßlöffel, kalt ansetzen, aufkochen, ziehen lassen, abseihen, 3mal wöchentlich 1 Sitzbad zirka 2 Minuten lang.

Bei Mastdarmvorfall, innerlich:

Rezept 41

Frauenmantel	25 g
Wollblumen	25 g
Mistel	25 g
Eichenblätter	15 g
Hirtentäschel	35 g

Auf $\frac{1}{2}$ Liter Wasser zirka 3 Eßlöffel kalt ansetzen, aufkochen, 10 Minuten ziehen lassen, abseihen, 2mal täglich 1 Tasse trinken.

Durchfall

Symptome und Ursachen: Durchfall ist meist eine Begleiterscheinung verschiedenartiger Erkrankungen wie Verdauungsstörungen, Lebensmittelvergiftungen, Störungen der Darmflora, Infektionen oder durch Parasiten verursachter Erkrankungen sowie neurovegetativer Leiden. Bei einer länger andauernden *Diarrhö* sollten die ursächlichen Gründe genau herausgefunden werden. Ist der Durchfall mit Fieberschüben verbunden, so muß an eine bakterielle Infektion gedacht werden. Bei Durchfall mit Gewichtsverlust stellt sich immer die Frage nach einer Resorptionsstörung.

Der Durchfall ist nach verschiedenen Arten zu unterscheiden. So gibt es den *akuten Durchfall,* den *chronischen Durchfall* und dann die *Inkontinenz.* Unter letzterer versteht man die Unfähigkeit, den Stuhlgang zurückzuhalten. Bei länger anhaltenden Durchfällen sollte stets auf Blut, Bakterien und Schleimhautteile geachtet werden. Eventuell liegt ein Mißbrauch an Abführmitteln vor.

Der Fall: Grete S. aus München hatte in ihrem Beruf große Schwierigkeiten. Sie konnte kaum längere Zeit bei ihrer Arbeit sitzen bleiben, dann zwangen sie heftige *Leibschmerzen* aufzustehen. Bei der geringsten Aufregung kam es zu Durchfällen, die kaum noch kontrolliert werden konnten. Unter diesen Umständen war ihre Arbeit als Sekretärin in Gefahr, denn längere Diktate und längere Sitzungen mußten wegen ihrer Krankheit wiederholt unterbrochen werden. Grete S. stellte immer wieder ihre Ernährung um, aber die Durchfälle blieben. Auch die verschiedensten Therapieversuche scheiterten. Trotz der Einnahme der Teemischungen kam es erst nach geraumer Zeit zu einer allmählichen Besserung. Es dauerte drei bis vier Monate, bis Frau S. von den Beschwerden endgültig befreit war.

Rezept 1		Rezept 2	
Blutwurz	35 g	Kalmus	35 g
Kamille	45 g	Schafgarbe	20 g
Heidelbeerfrüchte	25 g	Kamille	35 g
Rumex crispus	35 g	Murraya panniculata	25 g

Durchfall

Rezept 3

Tormentillwurzel	45 g
Pfefferminze	45 g
Bergschafgarbe	20 g
Kamille	45 g
Oxalis repens	20 g

Rezept 4

Bärlapp	35 g
Kamille	55 g
Pfefferminze	35 g
Eichenrinde	45 g
Grewia asiatica	35 g

Rezept 5

Odermennig	35 g
Bärlapp	35 g
Salbei	20 g
Ximenia americana	35 g

Rezept 6

Arnikawurzel	20 g
Bergschafgarbe	35 g
Silbermantel	25 g
Eichenrinde	35 g
Typha capensis	35 g

Rezept 7

Wermut	25 g
Zinnkraut	35 g
Johanniskraut	35 g
Zanthoxylum rhetsu	35 g

Rezept 8

Arnika	15 g
Kamille	35 g
Pfefferminze	20 g
Schwarztee	55 g
Isländisch Moos	35 g
Tectona grandis	35 g

Rezept 9

Wermut	10 g
Kamille	30 g
Eichenrinde	20 g
Schwarzbeere	30 g

Auf $^1/_4$ Liter Wasser 1 Teelöffel, bei Durstgefühl 1 kleine Tasse trinken.

Rezept 10

Blutwurz	25 g
Heidelbeerblüten	25 g
Isländisch Moos	25 g
Salbei	25 g
Silbermantel	25 g

Auf 1 Tasse 1 Eßlöffel, 1mal täglich 1 Tasse.

Rezept 11

Blutwurz	25 g
Eichenrinde	25 g
Heidelbeerfrüchte	25 g
Kalmus	25 g
Kamille	25 g
Johanniskraut	25 g

Zubereitung und Anwendung wie bei Rezept 10.

Rezept 12

Tormentillwurzel	30 g

Zubereitung und Anwendung wie bei Rezept 10.

Rezept 13

Arnikablüten	10 g
Bärlapp	10 g
Eichenrinde	20 g
Kamille	15 g
Odermennig	15 g
Pfefferminze	15 g

Süßholz	15 g
Tormentillwurzel	20 g
Wermut	15 g
Zinnkraut	15 g

Zubereitung und Anwendung wie bei Rezept 10.

Rezept 14

Eichenrinde	15 g
Schachtelhalm	15 g
Lungenkraut	25 g

Auf 1 Tasse $^1/_2$ Eßlöffel, 2mal täglich 1 Tasse.

Rezept 15

Isländisch Moos	20 g
Tormentillwurzel	20 g
Kamille	25 g
Eichenrinde	25 g
Heidelbeerfrüchte	25 g

Auf 1 Tasse 1 Teelöffel, mehrmals 1 Tasse schluckweise trinken.

Rezept 16

Wermut	15 g
Schachtelhalm	35 g
Schafgarbe	35 g
Tormentillwurzel	35 g

Zubereitung und Anwendung wie bei Rezept 15.

Rezept 17

Tormentillwurzel	30 g
Wiesenknöterich	30 g
Hirtentäschel	40 g

Zubereitung und Anwendung wie bei Rezept 15.

Rezept 18

Eichenrinde	15 g
Tormentillwurzel	15 g
Heidelbeerblätter	20 g
Heidelbeerfrüchte	20 g
Kamille	30 g

Zubereitung und Anwendung wie bei Rezept 15.

Rezept 19

Tormentillwurzel	45 g
Eichenrinde	55 g

Zubereitung und Anwendung wie bei Rezept 15.

Rezept 20

Gänsefingerkraut	30 g
Baldrianwurzel	30 g
Melissenblätter	30 g

Auf $^1/_4$ Liter Wasser 1 Eßlöffel, 1mal täglich trinken.

Rezept 21

Eichenrinde	15 g
Tormentillwurzel	15 g
Heidelbeerblätter	15 g
Heidelbeeren	20 g
Kamillenblüten	55 g

Auf $^1/_4$ Liter Wasser 1 Eßlöffel, 3mal täglich 1 Tasse.

Rezept 22

Hirtentäschelkraut	50 g

Mehrmals täglich 1 Tasse.

Rezept 23

Benediktenkraut	20 g
Kamille	20 g

Durchfall

Pfefferminze	20 g
Sennesblätter	20 g
Schafgarbe	20 g
Stiefmütterchen	20 g

1–2mal täglich 1 Tasse.

Rezept 24

Heidelbeeren	55 g
Eichenrinde	30 g
Blutwurz	30 g

2–3mal täglich 1 Tasse.

Rezept 25

Blutwurz	25 g
Isländisch Moos	25 g
Eichenrinde	35 g
Heidelbeeren	30 g
Kamille	30 g

3mal täglich 1 Tasse schluckweise.

Rezept 26

Heidelbeeren	25 g
Eichenrinde	25 g
Blutwurz	20 g
Wallwurz	25 g
Thymian	25 g

2mal täglich schluckweise trinken.

Rezept 27

Knabenkrautwurzel	100 g
Heidelbeeren, trocken	100 g

Auf $^1/_8$ Liter Rotwein $^1/_2$ Teelöffel, schluckweise warm trinken.

Rezept 28

Pfefferminze	25 g
Rainfarn	25 g
Eichenrinde	20 g

Blutwurz	20 g
Wallwurz	20 g

Zubereitung und Anwendung wie bei Rezept 27.

Rezept 29

Blutwurz	25 g
Pfefferminze	15 g
Kamillenblüten	15 g

Auf $^1/_4$ Liter Wasser 2 Teelöffel, 3mal täglich 1 Tasse.

Rezept 30

Heidelbeeren, getrocknet	25 g
Melissenblätter	15 g
Kamillenblüten	15 g

Zubereitung und Anwendung wie bei Rezept 29.

Rezept 31

Thymian	25 g
Pfefferminze	15 g
Eichenrinde	15 g
Blutwurz	15 g
Kamillenblüten	15 g

Zubereitung und Anwendung wie bei Rezept 29.

Rezept 32

Malvenblätter	55 g
Brombeerblätter	45 g
Eibischblätter	50 g
Huflattichblätter	45 g
Kamillenblüten	40 g
Pfefferminze	55 g

Auf 1 Liter Wasser 5 Eßlöffel, zirka 3 Stunden ziehen lassen, abseihen, anstelle von Wasser trinken.

280   *Erkrankungen des Verdauungstraktes*

Rezept 33

| Pfefferminze | 50 g |
| Kamillenblüten | 50 g |

Zubereitung und Anwendung wie bei Rezept 32.

Rezept 34

Lindenblüten	25 g
Odermennig	15 g
Rosenblätter	10 g
Kamillenblüten	30 g
Edel-Gamander	10 g
Hagebutte	15 g

Auf ¹/₂ Liter Wasser 3 Eßlöffel, 1 Stunde ziehen lassen, so heiß wie möglich tagsüber trinken.

Rezept 35

Pfefferminze	25 g
Zitronenmelisse	25 g
Bachweide	25 g
Edel-Gamander	25 g

Zubereitung und Anwendung wie bei Rezept 32.

Rezept 36

Heidelbeerblätter	30 g
Quittensamen	25 g
Pfefferminzblätter	30 g

Zubereitung und Anwendung wie bei Rezept 32.

Verstopfung

Symptome und Ursachen: Wer hat nicht schon einmal an einer Verstopfung *(Obstipation)* gelitten? Wer kennt nicht dieses unerträgliche Völlegefühl, das bis zu regelrechten Krämpfen ausarten kann? Der ganze Körper scheint zu signalisieren: Achtung, hier stimmt etwas nicht. Und in der Tat sind diese Signale ein Alarmzeichen. Eine Verstopfung kann nämlich sehr unterschiedliche Ursachen haben. Das reicht von einer nur sitzenden Beschäftigung, wobei Bewegungsmangel zu einer ganzen Reihe von weiteren Folgen führen kann, über seelische Konflikte bis zu einer einseitigen und damit falschen Ernährung.

Die Obstipation ist oft auch ein Hinweis auf eine ernsthafte Erkrankung, zum Beispiel auf Darmkrebs oder auf eine Darmverschlingung. Hier kann nur der Facharzt entscheiden, woher die *Darmträgheit* kommt.

Übrigens gibt es keinen einheitlichen Maßstab dafür, wie häufig ein normaler Stuhlgang erfolgen muß. Kaum ein anderer körperlicher Vorgang ist größeren Schwankungen ausgesetzt. Eine Darmentleerung von dreimal täglich bis zu zweimal wöchentlich kann als

Verstopfung

normal angesehen werden. Hier spielen die Ernährung wie auch kulturelle und individuelle Besonderheiten eine entscheidende Rolle.

Der Fall: Rita S. aus Köln litt jahrelang an hartnäckiger Verstopfung. Kein noch so warm empfohlenes Heilmittel half. »Es wurde so schlimm, daß ich mich in eine Art Hysterie steigerte und Weinkrämpfe bekam.« Dann ließ sie sich die hier aufgeführten Teerezepte zusammenstellen.
»Bereits nach einer Woche hatte ich keinerlei Darmprobleme mehr«, erklärte sie. Die Verdauungsprobleme von Frau S. sind seit der Zeit verschwunden.

Abführtees:

Rezept 1

Löwenzahnwurzel	25 g
Faulbaumrinde	30 g
Brennesselblätter	25 g

Von diesem Tee morgens und abends 1 Tasse trinken.

Rezept 2

Anis	25 g
Fenchel	25 g
Sennesblätter	35 g
Süßholz	25 g

Rezept 3

Croton caudatus fol.	25 g
Ceipa pentandra fol.	10 g
Sida thombifolia	25 g
Ocimum basilicum	15 g
Acalypha indica	25 g

Von diesem Tee ebenfalls mindestens 2 Tassen täglich warm trinken.

Rezept 4

Stiefmütterchen	50 g
Schlehe	50 g

Auf ½ Liter Wasser 1 Eßlöffel, 1mal täglich 1 Tasse.

Rezept 5

Anis	20 g
Holunder	45 g
Fenchel	20 g
Sennesblätter	35 g

Auf 1 Tasse 1 Eßlöffel, 1mal täglich 1 Tasse schluckweise.

Rezept 6

Schlehe	35 g
Sennesblätter	35 g
Faulbaum	30 g
Leinsamen	35 g
Aloe	5 g

Auf 1 Tasse 1 Eßlöffel ansetzen, abends 1 Tasse.

282 — Erkrankungen des Verdauungstraktes

Rezept 7

Anis	25 g
Sennesblätter	35 g
Wegwarte	25 g
Pfefferminze	35 g

Auf 1 Tasse Wasser 1 Eßlöffel, 1mal täglich 1 Tasse.

Rezept 8

Bitterklee	25 g
Faulbaum	15 g
Wacholder	10 g
Thymian	10 g
Löwenzahn	35 g
Tausendguldenkraut	25 g

Auf 1 Tasse Wasser 1 Eßlöffel, 3mal täglich schluckweise 1 Tasse.

Rezept 9

Kreuzdorn	35 g
Holunder	25 g
Faulbaum	40 g

Auf 1 Tasse Wasser 1 Eßlöffel, 3mal täglich 1 Tasse.

Rezept 10

Anis	25 g
Pfefferminze	45 g
Faulbaum	40 g

Auf 1 Tasse Wasser 1 Teelöffel, 1mal abends 1 Tasse.

Rezept 11

Schlehdorn	25 g
Taubnessel	15 g
Kümmel	15 g
Klatschmohn	10 g
Faulbaum	25 g
Kamille	20 g

Zubereitung und Anwendung wie bei Rezept 10.

Rezept 12

Sennesblätter	25 g
Stiefmütterchen	20 g
Schafgarbe	25 g
Faulbaum	20 g

2mal täglich 1 Tasse.

Rezept 13

Fenchel	15 g
Anis	10 g
Süßholz	15 g
Sennesblätter	25 g

1mal abends 1 Tasse.

Rezept 14

Schafgarbe	20 g
Faulbaum	20 g
Knoblauch	15 g
Kamille	25 g

2mal täglich 1 Tasse.

Rezept 15

Kümmel	25 g
Faulbaum	20 g
Kamille	25 g

1mal morgens 1 Tasse.

Rezept 16

Schafgarbe	25 g
Faulbaum	25 g
Anis	25 g
Sennesblätter	25 g

1mal abends 1 Tasse.

Rezept 17

Bärlapp	15 g
Rhabarber	15 g
Faulbaum	25 g

Verstopfung 283

Aloe	40 g
Bockshornklee	25 g
Löwenzahn	15 g

Mit 1 Liter Apfelwein 2 Wochen ansetzen, abseihen, 3mal täglich 1 Eßlöffel nehmen.

Rezept 18

Schlehe	25 g
Faulbaum	25 g
Akazie	20 g
Pflaume	20 g
Fenchel	20 g

Zubereitung und Anwendung wie bei Rezept 17.

Rezept 19

Sennes	20 g
Löwenzahn	25 g
Kamille	25 g
Schlehe	20 g
Anis	20 g

Auf 1 Tasse Wasser 1 Teelöffel. 4–5mal täglich 1 Teelöffel

Rezept 20

Faulbaum	100 g
Anis	35 g
Fenchel	35 g
Kümmel	30 g
Süßholz	80 g

Auf $1/4$ Liter Wasser 2 Eßlöffel, abends schluckweise trinken.

Rezept 21

Schafgarbe	15 g
Kamille	20 g
Hirtentäschelkraut	15 g
Odermennig	15 g

Taubnessel	15 g

Auf $1/4$ Liter Wasser 1 Teelöffel, 2mal täglich 1 Tasse

Rezept 22

Löwenzahn	35 g
Wegwarte	30 g
Fenchel	15 g
Quecke	30 g

2mal täglich 1 Tasse.

Rezept 23

Löwenzahn	30 g
Anis	10 g
Weide	20 g
Kalmus	30 g
Fenchel	10 g
Wegwarte	30 g

Auf $1/4$ Liter Wasser 2 Eßlöffel, auf zweimal trinken.

Rezept 24

Enzian	5 g
Tausendguldenkraut	5 g
Fenchel	5 g

Mit $1/2$ Liter Wasser aufkochen, täglich $1/2$ Liter trinken.

Wurmerkrankungen

Symptome und Ursachen: Noch vor dreißig Jahren waren Wurmerkrankungen weit verbreitet. Durch strenge Lebensmittelgesetze und verbesserte Hygiene sind sie stark zurückgegangen. Dennoch kommen auch in Westeuropa gelegentlich noch Band-, Spul- und Madenwürmer vor. Die Wurmmittel wirken zwar zuverlässig, haben aber den Nachteil, daß sie auch den menschlichen Organismus gefährden. Hingegen können Kräutertees ebenso wirksam wie unbedenklich neben fachärztlicher Behandlung angewendet werden.

Bandwürmer: Leidet ein Patient an Bandwürmern, so ist ein Wechsel zwischen Appetitlosigkeit und übertriebenem Heißhunger kennzeichnend. Durchfall wechselt mit Verstopfung ab. Eindeutig nachgewiesen werden die Bandwürmer jedoch nur durch eine genaue Stuhluntersuchung auf Wurmeier. Eine Infektion erfolgt hauptsächlich durch den Genuß von verseuchtem Rinder- oder Schweinefleisch. Manchmal enthält auch das Grundwasser oder Gartengemüse die Wurmeier. Nur selten werden Sie durch den Kontakt von Mensch zu Mensch übertragen.

Madenwürmer: Haben sich Madenwürmer im Organismus angesiedelt, so kommt es in der Nacht zu starkem Juckreiz in der Aftergegend. Nur bei starkem Wurmbefall fühlt sich der Patient allgemein krank und ist bettlägerig.

Spulwürmer: Starker Befall führt zu Husten, Bronchitis, Lungenentzündung, Heufieber, Gelbsucht, Darmverwicklung und Gewichtsverlust. Die regenwurmähnlichen Parasiten können mit dem Stuhlgang abgehen. Übertragen werden die Wurmeier beim Genuß von ungewaschenem, wurmbefallenen Salat oder Gemüse.

Der Fall: Irene L. aus Augsburg wurde zusehends blasser und konnte wegen Schwächeanfällen ihrer Arbeit als Sekretärin kaum mehr nachkommen. Die meisten Ärzte standen vor einem Rätsel, denn alle Befunde waren unauffällig. Durch Zufall kam es zu einem Wurmabgang, und erst daraufhin wurden Wurmmittel verordnet, die aber starke Nebenwirkungen zeigten. Der besseren Verträglichkeit wegen wurden die handelsüblichen Wurmmittel schließlich durch Kräuterteerezepte unterstützt und ersetzt. Innerhalb einer Woche gingen fünf Spulwürmer ab. Seitdem fühlt sich Irene L. wieder gesund.

Wurmerkrankungen 285

Allgemeine Tees:

Rezept 1

Kamille	30 g
Rainfarnblüten	30 g
Wermut	30 g
Wurmsamen Tanaceti	30 g

3mal täglich 1 Tasse.

Rezept 2

Kamillen	15 g
Faulbaumrinde	15 g
Rainfarn	25 g
Wermut	45 g

1mal morgens, 1mal abends 1 Tasse.

Rezept 3

Anis	25 g
Pfefferminze	15 g
Rainfarn	25 g
Thymian	15 g

Auf $^1/_4$ Liter Wasser 1 Eßlöffel, 1mal morgens, 1mal abends 1 Tasse.

Rezept 4

Tausendguldenkraut	25 g
Wermutkraut	25 g
Baldrianwurzel	25 g
Eberwurz	25 g
Enzianwurzel	25 g

Auf $^1/_4$ Liter Wasser 1 Eßlöffel, tagsüber schluckweise trinken.

Rezept 5

| Beifuß | 25 g |
| Rainfarn | 25 g |

2mal täglich 1 Tasse.

Rezept 6

Wurmfarn	25 g
Preiselbeerblätter	25 g
Faulbaumrinde	25 g
Schlehdorn	25 g
Erdbeerblätter	20 g
Rainfarn	15 g

1mal morgens, 1mal abends 3–4 Tage lang 1 Tasse.

Rezept 7

Kamillenblüten	15 g
Rainfarnblüten	25 g
Sennesblätter	15 g
Wermutkraut	55 g

Auf 1 Tasse Wasser 1 Eßlöffel, 1mal morgens, 1mal abends 1 Tasse.

Rezept 8

| Rainfarnkraut | 25 g |
| Kürbissamen | 75 g |

Rezept 9

Faulbaumrinde	25 g
Wermut	15 g
Knoblauch	15 g
Baldrian	25 g
Rainfarnbüten	45 g

Auf $^1/_2$ Liter Weingeist 100 g der Mischung 2 Wochen ansetzen, abseihen, alle Stunden etwa 10–15 Tropfen.

Rezept 10

Eisenkraut	20 g
Faulbaum	25 g
Gartenraute	20 g
Johanniskraut	15 g

Meisterwurz	15 g
Rainfarn	35 g

Zubereitung und Anwendung wie bei Rezept 9.

Rezept 11

Rainfarn	30 g
Faulbaumrinde	30 g

1mal morgens, 1mal abends 1 Tasse.

Rezept 12

Kamille	35 g
Wermut	25 g
Rainfarn	40 g

Zubereitung und Anwendung wie bei Rezept 11.

Rezept 13

Kürbiskerne	20 g
Rainfarn	20 g
Faulbaum	30 g

Zubereitung und Anwendung wie bei Rezept 11.

Rezept 14

Baldrianwurzel	25 g
Silberdistel	25 g
Enzianwurzel	25 g
Tausendguldenkraut	25 g
Wermutblätter	25 g

Auf 1 Tasse Wasser 1 Eßlöffel, tagsüber schluckweise trinken.

Rezept 15

Gnadenkraut	40 g
Kamille	30 g
Thymuskraut	30 g

Wermut	20 g
Rainfarn	30 g
Eleusine indica	25 g

Nicht während einer Schwangerschaft trinken!

Rezept 16

Rainfarnblumen	30 g
Brunnenkresse	30 g
Thymian	20 g
Tormentill	25 g
Centipeda minima	30 g

Rezept 17

Sennesblätter	30 g
Wegwarte	30 g
Alant	25 g
Wermut	30 g
Cajanus cajan	30 g

Rezept 18

Rainfarn	30 g
Sanddorn	30 g
Silberdistel	30 g
Tausendguldenkraut	25 g
Cassia alata	20 g

Rezept 19

Rainfarn	35 g
Kamille	40 g
Calotropis gigantea	40 g
Cassia alata	30 g
Celosia argentea	30 g

Rezept 20

Gloriosa superba	30 g
Rainfarn	50 g
Kamille	20 g
Melia dubia	20 g

Erkrankungen der Gallenwege

Besonders bei Bandwürmern:

Rezept 21

Sanddorn	40 g
Silberdistel	30 g
Rainfarn	40 g
Brassica capitata	20 g

Besonders bei Spulwürmern:

Rezept 22

Baldrianwurzel	30 g
Faulbaumrinde	20 g
Gnadenkraut	20 g
Wermut	40 g
Clitorea ternatea	25 g

1 Teelöffel pro Tasse mit siedendheißem Wasser übergießen, 15 Minuten stehen lassen, anschließend vor den Mahlzeiten trinken.

Bei Spul- und Madenwürmern:

Rezept 23

Wacholderbeeren	30 g
Brunnenkresse	30 g
Faulbaum	30 g
Quendel	30 g
Tausendguldenkraut	40 g
Digenea simplex	20 g

Rezept 24

Kamillenblüten	35 g
Sennesblätter	30 g
Wermutkraut	50 g
Rainfarnblüten	40 g
Melaleuca melodendron	30 g

Erkrankungen der Gallenwege

Symptome und Ursachen: Erkrankungen der *Gallengänge* und der *Gallenblase* haben alle möglichen Ursachen wie Entzündungen, Stoffwechselleiden, Infektionen, bösartige Neubildungen und Parasitenbefall. Diese Vielfalt an Erkrankungsauslösern stellt zugleich ein diagnostisches Problem dar. Erst in letzter Zeit konnten die Verfahren zur Erkennung von Gallenerkrankungen verbessert werden, wodurch sich für die Therapie neue Wege eröffneten.

Patienten mit kleineren *Gallensteinen* sind meist schmerzfrei, nur selten wird über Druck im rechten Oberbauch geklagt. Meist kommt es zu Völlegefühl, Aufstoßen und Fettunverträglichkeit. Zu den Komplikationen bei Gallengangbeschwerden – sie werden durch die Gallensteine hervorgerufen – gehören die *Gallengangfistel* und das gefürchtete *Gallenblasenkarzinom.* Fast jede fünfte Frau und fast jeder achte Mann leidet an Gallenblasensteinen und dementsprechend an *Koliken.* Als Ursache kommen erhöhte Blut-

fettwerte in Frage sowie Unterfunktion der Schilddrüse, Zuckerkrankheit und eine zu kalorienreiche Ernährung.

Für die Entstehung der Gallensteine sind Entzündungsfaktoren
hauptverantwortlich. Bei jedem Verdacht auf eine Gallengangser-
krankung sollte auch an die Möglichkeit eines Magendurchbruchs,
Herzinfarkts, eine Lungenembolie, Brustfellentzündung oder Erkrankung der Bauchspeicheldrüse gedacht werden. Die Symptome
fast aller Gallengangserkrankungen sind ähnlich: Brechreiz, Druckschmerz in der Gegend des rechten Oberbauches, Temperaturan-
stieg, Schüttelfrost, erhöhte Muskelspannung im gesamten Bauchbereich und deutliche Gelbfärbung der Augenbindehäute. Die Gefahr bei der Gallenwegserkrankung besteht in einem Durchbruch in
den Bauchraum, wodurch eine lebensbedrohliche Situation entsteht.

Der Fall: Susanne L. aus Münster hatte nach jedem Essen Beschwerden im rechten Oberbauch. Monatlich traten Koliken auf,
die auch durch schwerste schmerzstillende Tabletten nicht gemin-
dert werden konnten. Die Röntgenuntersuchungen zeigten jedoch
keine Gallensteine. Durch eine strenge Diät allein ließen sich die
Beschwerden nicht beseitigen. Eine Bekannte brachte Susanne L.
auf die Teemischungen und sie versuchte ihr Glück. Langsam normalisierte sich ihr Zustand. Nach drei Monaten setzten die Koliken
völlig aus.

Bei Gallenblasenentzündung:			Kümmelfrüchte	5 g
			Fenchelfrüchte	5 g
Rezept 1			Anwendung wie bei Rezept 1.	
Tausendguldenkraut	15 g			
Pfefferminze	15 g			
Schafgarbe	10 g		*Rezept 3*	
Kamille	15 g		Kamillenblüten	15 g
2–3mal täglich 1 Tasse.			Pfefferminze	15 g
			Melissenblätter	10 g
Rezept 2			Pestwurzblätter	10 g
			Schöllkrautwurzel	5 g
Tausendguldenkraut	15 g		Erdrauchkraut	5 g
Pfefferminze	15 g		Anwendung wie bei Rezept 1.	
Kamille	15 g			

Erkrankungen der Gallenwege

Rezept 4

Enzianwurzel	10 g
Pfefferminze	15 g
Kamillenblüten	15 g
Löwenzahnwurzel	10 g
Brennesselblätter	10 g
Johanniskraut	15 g

Anwendung wie bei Rezept 1.

Rezept 5

Bibernelle	25 g
Löwenzahnwurzel	40 g
Wermut	5 g
Schlehenblüten	25 g
Tausendguldenkraut	25 g
Schließgras	40 g

Auf 1 Liter Apfelwein 3 Eßlöffel kalt ansetzen, aufkochen, 10 Minuten ziehen lassen, abseihen, mehrmals am Tag 1 Eßlöffel warm einnehmen.

Bei Gallenschmerzen:

Rezept 6

Bärlapp	25 g
Löwenzahn	15 g
Bibernelle	25 g
Wermut	5 g
Tausendguldenkraut	15 g
Efeu	40 g
Schließgras	45 g

Zubereitung und Anwendung wie bei Rezept 5.

Rezept 7

Bärlapp	5 g
Efeu	5 g
Ringelblume	5 g
Tausendguldenkraut	5 g
Pfefferminze	5 g

Löwenzahn	15 g
Quecke	10 g
Kurkuma	10 g
Wermut	10 g
Hopfen	20 g
Schöllkraut	15 g

Zubereitung und Anwendung wie bei Rezept 5, aber mit Weißwein anstelle von Apfelwein.

Rezept 8

Wegwartewurzel	25 g
Schachtelhalm	30 g
Schafgarbe	30 g
Johanniskraut	25 g

Auf 1 Tasse Wasser 1 Teelöffel, 3mal täglich 1 Tasse.

Rezept 9

Schöllkraut	50 g
Pfefferminze	50 g

Zubereitung und Anwendung wie bei Rezept 8.

Rezept 10

Gänsefingerkraut	55 g

Zubereitung und Anwendung wie bei Rezept 8.

Rezept 11

Rhabarber	20 g
Schöllkraut	20 g
Bitterklee	15 g
Enzianwurzel	15 g
Löwenzahnwurzel	20 g
Pfefferminze	25 g

2mal täglich 1 Tasse vor den Mahlzeiten.

290   *Erkrankungen des Verdauungstraktes*

Rezept 12

Gänsefingerkraut	35 g
Schöllkraut	35 g
Melisse	30 g
Pfefferminze	25 g

Zubereitung und Anwendung wie bei Rezept 8.

Rezept 13

Erdrauch	35 g
Schafgarbe	35 g
Queckenwurzel	30 g
Faulbaumrinde	10 g

2–3mal täglich 1 Tasse.

Rezept 14

Wegwartewurzel	45 g
Wacholderbeeren	20 g
Löwenzahnwurzel	20 g
Erdrauch	25 g

2mal täglich 1 Tasse vor den Mahlzeiten.

Rezept 15

Pfefferminze	25 g
Wermut	10 g
Katzenpfötchen	15 g
Faulbaumrinde	15 g
Kurkumawurzel	45 g
Löwenzahnwurzel	15 g

2mal täglich 1 Tasse.

Bei Gallensteinen und Gallenkolik:

Rezept 16

Anis	15 g
Faulbaumrinde	20 g
Vogelknöterich	25 g
Weidenblätter	45 g

Auf 1 Tasse 1 Eßlöffel, 10 Minuten kochen, abseihen, während der Kolik alle 15 Minuten 1 Eßlöffel warm schlucken.

Rezept 17

Enzianwurzel	25 g
Hirtentäschelkraut	25 g
Kamille	25 g
Veilchenwurzel	25 g
Wegwartewurzel	25 g

Zubereitung und Anwendung wie bei Rezept 16.

Rezept 18

Arnikawurzel	25 g
Baldrianwurzel	45 g
Kamille	25 g
Löwenzahnwurzel	25 g
Pfefferminze	25 g

Zubereitung und Anwendung wie bei Rezept 16.

Rezept 19

Hirtentäschelkraut	30 g
Odermennig	30 g
Veilchenwurzel	30 g
Vogelknöterich	30 g

Zubereitung und Anwendung wie bei Rezept 16.

Rezept 20

Löwenzahnwurzel	35 g
Mariendistelsamen	35 g
Wegwartewurzel	35 g

Auf 1 Tasse Wasser 1 Eßlöffel, 2mal täglich $1/2$ Stunde vor dem Essen 1 Tasse.

Erkrankungen der Gallenwege

Rezept 21

Faulbaumrinde	25 g
Fenchel	25 g
Katzenpfötchenblüten	25 g
Pfefferminze	30 g
Schafgarbe	25 g
Wermut	25 g

Zubereitung wie bei Rezept 20, 3mal täglich ½ Stunde nach dem Essen 1 Tasse (nicht während der Schwangerschaft!).

Rezept 22

Pfefferminze	50 g
Schöllkraut	50 g

Zubereitung wie bei Rezept 20, 1mal morgens, 1mal abends 1 Tasse.

Rezept 23

Faulbaumrinde	35 g
Kümmel	15 g
Pfefferminze	35 g
Salbei	25 g
Sennesblätter	10 g

Zubereitung wie bei Rezept 20, 1mal abends 1 Tasse schluckweise.

Rezept 24

Kümmel	15 g
Mariendistelfrüchte	25 g
Pfefferminze	30 g
Rhabarberwurzel	15 g
Wermut	30 g

Zubereitung wie bei Rezept 20, 3mal täglich 1 Tasse.

Rezept 25

Bitterklee	20 g
Johanniskraut	20 g
Kurkumawurzel	20 g
Löwenzahnwurzel	20 g
Mariendistelsamen	20 g
Pfefferminze	20 g
Schafgarbe	20 g

Zubereitung wie bei Rezept 20, 2–3 Tassen schluckweise tagsüber.

Rezept 26

Kardobenediktenkraut	20 g
Kurkumawurzel	20 g
Mariendistelsamen	20 g
Pfefferminze	20 g
Sennesblätter	20 g
Stiefmütterchen	20 g
Tausendguldenkraut	20 g

Zubereitung und Anwendung wie bei Rezept 25.

Rezept 27

Andorn	25 g
Berberitze	25 g
Kalmuswurzel	15 g
Kümmel	15 g
Odermennig	25 g
Schafgarbe	25 g

Zubereitung und Anwendung wie bei Rezept 25.

Rezept 28

Berberitze	20 g
Faulbaumrinde	20 g
Johanniskraut	20 g
Kalmus	15 g
Kamille	25 g
Löwenzahnkraut	10 g
Löwenzahnwurzel	10 g

Odermennig	20 g
Pfefferminze	20 g

Zubereitung und Anwendung wie bei Rezept 25.

Rezept 29

Ackergauchheil	10 g
Andorn	15 g
Erdrauch	10 g
Kalmus	15 g
Löwenzahnwurzel	20 g
Odermennig	15 g
Pfefferminze	20 g
Schafgarbe	20 g

Zubereitung und Anwendung wie bei Rezept 25.

Rezept 30

Rhabarber	15 g
Faulbaumrinde	15 g
Löwenzahnwurzel	25 g
Berberitzenwurzelrinde	25 g
Kurkumawurzel	45 g

Auf 1 Tasse Wasser 1 Teelöffel, mehrere Stunden ziehen lassen, aufkochen, abseihen, 1mal abends 1 Tasse

Rezept 31

Arnikablüte	15 g
Veilchenwurzel	15 g
Bitterklee	25 g
Löwenzahnwurzel	25 g
Pfefferminzblätter	25 g
Wegwartewurzel	25 g

2–3mal täglich 1 Tasse.

Rezept 32

Ackergauchheil	5 g
Erdrauch	10 g

Odermennig	25 g
Andorn	25 g
Löwenzahnwurzel	25 g
Pfefferminze	25 g
Kalmus	25 g
Schafgarbe	25 g

3mal täglich 1 Tasse.

Rezept 33

Rhabarber	15 g
Bitterklee	20 g
Enzianwurzel	20 g
Schöllkraut	25 g
Löwenzahnwurzel	25 g
Pfefferminze	25 g

2mal täglich 1 Tasse $1/2$ Stunde vor dem Essen.

Rezept 34

Fenchel	15 g
Kümmel	15 g
Faulbaumrinde	25 g
Pfefferminze	25 g
Schafgarbe	25 g
Tausendguldenkraut	25 g

1mal täglich 1 Tasse nach dem Essen.

Rezept 35

Rhabarber	15 g
Andorn	15 g
Odermennig	25 g
Pfefferminze	55 g

1mal täglich $1/2$ Stunde vor dem Essen 1 Tasse.

Rezept 36

Steinbrechkraut	25 g
Pfefferminze	25 g

Erkrankungen der Gallenwege

Schöllkraut	15 g
Schafgarbenkraut	15 g
Mariendistelkraut	20 g

Auf ¹/₂ Liter Wasser 1 Eßlöffel, mehrmals täglich 1 Tasse.

Rezept 37

Schöllkraut	30 g
Anis	30 g
Pfefferminze	30 g
Schafgarbe	30 g
Strohblume	30 g
Sennessamen	30 g

Auf ¹/₄ Liter Wasser 1 Eßlöffel, 3mal täglich vor dem Essen.

Rezept 38

Anis	30 g
Wermut	30 g
Sand-Strohblume	30 g
Schafgarbe	30 g
Sennessamen	30 g

Zubereitung und Anwendung wie bei Rezept 37.

Rezept 39

Edel-Gamander	25 g
Faulbaum	20 g
Berg-Gamander	20 g
Kamille	25 g

Zubereitung und Anwendung wie bei Rezept 37.

Zum Galletreiben:

Rezept 40

Rhabarber	15 g
Kümmel	10 g
Benediktenkraut	25 g
Wermut	20 g

Pfefferminze	25 g
Mariendistelkraut	25 g

Auf 1 Tasse Wasser 1 Teelöffel, 20 Minuten ziehen lassen, abseihen, 3mal täglich 1 Tasse.

Rezept 41

Waldmeister	50 g

Auf 1 Tasse Wasser 2 Teelöffel, über Nacht ziehen lassen, tagsüber schluckweise trinken.

Rezept 42

Wegwartewurzel	50 g

Auf 1 Tasse Wasser 1 Teelöffel, 10 Minuten ziehen lassen, tagsüber schluckweise trinken.

Rezept 43

Pfefferminze	50 g

Zubereitung und Anwendung wie bei Rezept 42.

Rezept 44

Löwenzahn	30 g
Hauhechel	25 g
Faulbaumrinde	30 g
Pfefferminze	30 g

Zubereitung und Anwendung wie bei Rezept 42.

Rezept 45

Bibernelle	25 g
Odermennig	25 g
Pfefferminze	25 g
Acacia farnesiana	25 g

2–3mal täglich 1 Tasse.

Rezept 46

Knöterich	15 g
Efeu	15 g
Ringelblume	5 g
Quecke	10 g
Premma odorata	25 g
Lycopodium clavatum	15 g

Anwendung wie bei Rezept 45.

Rezept 47

Schließgras	25 g
Hopfen	20 g
Löwenzahn	30 g
Lactuca sativa	15 g

Anwendung wie bei Rezept 45.

Rezept 48

Tausendguldenkraut	15 g
Kamille	25 g
Berberitze	25 g
Efeu	10 g
Datura arborea	5 g

Anwendung wie bei Rezept 45.

Rezept 49

Bitterklee	15 g
Enzianwurzel	25 g
Pfefferminze	25 g
Queckenwurzel	25 g
Mentha arvensis	15 g
Solanum tuberosum	15 g

Anwendung wie bei Rezept 45.

Leberleiden und Gelbsucht

Symptome und Ursachen: Erkrankungen der Leber werden durch Schadstoffe verursacht, die über den Blut- oder Lymphweg zur Leber gelangen. Sie werden meist mit der Nahrung aufgenommen, können aber auch im Körper selbst erzeugt werden. Gesundheitsgefährdend wirkt hier vor allem der Alkohol, belastend sind aber auch scharfe, stark reizende Gewürze. Alle diese Stoffe beeinträchtigen die Funktion des Organs nicht unmittelbar, sondern erst dann, wenn sie über längere Zeit regelmäßig auf die Leber eingewirkt haben.

Gelbsucht ist ein Anzeichen verschiedener Erkrankungen der Leber und Gallenwege und gilt somit als eigenständige Krankheit. Eine Ursache für eine Gelbsucht ist eine *Leberentzündung* bei der die Gallenfarbstoffe von den kranken Organzellen nicht mehr verarbeitet werden. Eine *Gallengangsgelbsucht* wird dadurch hervorgerufen, daß die Gallenfarbstoffe zwar normal ausgeschieden werden, doch die Galle aufgrund verschlossener Gallenwege nicht in den Darm abfließen kann. Eine dritte Art der Gebsucht entsteht, wenn zu viele rote Blutkörperchen abgebaut werden. Dabei kann die Le-

Leberleiden und Gelbsucht   295

ber den anfallenden Gallenfarbstoff nicht mehr rechtzeitig verarbeiten.

Eine besonders schwerwiegende Krankheit ist die *infektiöse Gelbsucht*, die zum Beispiel durch unsaubere Spritzen übertragen wird.

Der Fall: Gisela L. aus Frankfurt klagte seit längerem über Müdigkeit, Schwäche und Verdauungsstörungen. Ihre Leber funktionierte nicht mehr richtig. Sie versuchte alle möglichen Medikamente, Tabletten und Kapseln, doch ohne Erfolg. Erst als sie die speziell für sie zusammengestellten Teemischungen regelmäßig trank, verbesserte sich ihr Zustand. Die Verdauung wurde wieder normal und das Gefühl der Mattigkeit verschwand. Es kam auch zu keinen Schwächeanfällen mehr.

Bei allgemeinen Leberleiden:

Rezept 1

Ringelblume	35 g
Kamille	15 g
Tausendguldenkraut	15 g
Bibernelle	25 g
Odermennig	35 g

Alles mischen und fein mahlen, täglich 3–4mal $^1/_2$ Teelöffel mit einem Schluck Weißwein einnehmen.

Rezept 2

Bibernelle	25 g
Tausendguldenkraut	15 g
Schöllkraut	15 g
Blutwurz	25 g
Berberitze	25 g
Wermut	25 g

Zubereitung und Anwendung wie bei Rezept 1.

Rezept 3

Blutwurz	25 g
Bibernelle	25 g

Wermut	20 g
Katzenschwanz	20 g
Löwenzahn	20 g

Zubereitung und Anwendung wie bei Rezept 1.

Rezept 4

Wegwarte	25 g
Enzian	15 g
Schöllkraut	15 g
Tausendguldenkraut	25 g
Odermennig	40 g

Zubereitung und Anwendung wie bei Rezept 1.

Rezept 5

Sauerampfer	15 g
Löwenzahn	35 g
Odermennig	35 g
Efeu	15 g
Katzenschwanz	15 g
Tausendguldenkraut	15 g

Zubereitung und Anwendung wie bei Rezept 1.

296   *Erkrankungen des Verdauungstraktes*

Rezept 6

Blutwurz	25 g
Bibernelle	35 g
Stechpalme	15 g
Löwenzahn	25 g
Katzenschwanz	15 g
Wermut	15 g

Zubereitung und Anwendung wie bei Rezept 1.

Rezept 7

Efeu	15 g
Bibernelle	25 g
Ringelblume	15 g
Baldrian	15 g
Eukalyptus	25 g
Löwenzahn	20 g
Schöllkraut	10 g
Pfefferminze	15 g

Zubereitung und Anwendung wie bei Rezept 1.

Rezept 8

Odermennig	20 g
Löwenzahn	35 g
Schöllkraut	25 g
Bitterklee	20 g
Tausendguldenkraut	35 g

Zubereitung und Anwendung wie bei Rezept 1.

Rezept 9

Andorn	25 g
Raute	20 g
Ringelblume	25 g
Löwenzahn	25 g
Eisenkraut	20 g

Zubereitung und Anwendung wie bei Rezept 1.

Rezept 10

Akelei	35 g
Andorn	20 g
Hopfen	15 g
Löwenzahn	20 g
Ringelblume	20 g

Zubereitung und Anwendung wie bei Rezept 1.

Rezept 11

Enzian	25 g
Faulbaumrinde	25 g
Schafgarbe	25 g
Pfefferminze	30 g
Hauhechel	20 g

1mal täglich 1 Tasse vor dem Essen.

Rezept 12

Andorn	25 g
Berberitze	25 g
Sennesblätter	15 g
Johanniskraut	25 g

2mal täglich 1 Tasse.

Rezept 13

Stiefmütterchen	25 g
Schafgarbe	25 g
Ringelblume	25 g
Faulbaumrinde	25 g
Benediktenkraut	20 g

1–2mal täglich 1 Tasse.

Rezept 14

Rhabarber	25 g
Andorn	25 g
Odermennig	15 g
Schafgarbe	15 g

Leberleiden und Gelbsucht

Pfefferminze 25 g
Faulbaumrinde 25 g
1mal $^1/_2$ Tasse vor dem Essen.

Rezept 15

Berberitze 35 g
Melisse 25 g
Wacholderbeeren 25 g
Schlehdorn 15 g
Johanniskraut 20 g
1–2mal täglich 1 Tasse.

Rezept 16

Schafgarbe 25 g
Nelkenwurzel 20 g
Brennessel 25 g
Benediktenkraut 20 g
Melisse 20 g
2mal täglich 1 Tasse.

Rezept 17

Sauerampfer 20 g
Spargel 20 g
Quecke 20 g
Alles mit 1 Liter Wasser kochen, 15 Minuten ziehen lassen, abseihen, 1mal täglich 1 Tasse morgens nüchtern.

Rezept 18

Johanniskraut 35 g
Schlehdorn 35 g
Schafgarbe 30 g
Auf $^1/_2$ Liter Wasser 1 Eßlöffel, 1mal täglich 1 Tasse morgens nüchtern.

Rezept 19

Enzian 10 g
Ringelblume 5 g

Kamille 10 g
Löwenzahn 35 g
Fenchel 10 g
Kümmel 10 g
Pfefferminze 25 g
Schöllkraut 15 g
Hauhechel 10 g
Faulbaum 15 g
Auf $^1/_4$ Liter Wasser 1 Eßlöffel, 2mal täglich 1 Tasse vor dem Essen.

Bei Leberentzündung:

Rezept 20

Faulbaumrinde 35 g
Frauenhaar 35 g
Berberitze 35 g
Birke 35 g
Auf 1 Tasse Wasser 1 Teelöffel, 15 Minuten ziehen lassen, abseihen, 1mal morgens, 1mal abends 1 Tasse.

Rezept 21

Ackerwinde 15 g
Angelika 15 g
Berberitze 15 g
Andorn 15 g
Bitterklee 15 g
Pfefferminze 15 g
Faulbaumrinde 15 g
Schafgarbe 15 g
Auf 1 Tasse Wasser 1 Teelöffel, 1mal täglich 1 Tasse.

Rezept 22

Faulbaumrinde 35 g
Süßholz 35 g
Quecke 35 g
Artischocke 40 g
Zubereitung und Anwendung wie bei Rezept 21.

298   *Erkrankungen des Verdauungstraktes*

Rezept 23

Kalmus	15 g
Klette	15 g
Kardobenediktenkraut	15 g
Löwenzahn	15 g
Odermennig	15 g
Pfefferminze	15 g
Schafgarbe	15 g
Walnußblätter	15 g
Wegwarte	15 g
Tausendguldenkraut	15 g

Zubereitung und Anwendung wie bei Rezept 21.

Rezept 24

Faulbaumrinde	15 g
Hauhechel	35 g
Mäusedorn	35 g
Rhabarber	45 g
Petersilienwurzel	35 g

Zubereitung und Anwendung wie bei Rezept 21.

Rezept 25

Bibernelle	35 g
Bärlapp	15 g
Löwenzahn	25 g
Blutwurz	35 g
Wermut	15 g

Alles mischen und fein mahlen, 4mal täglich 1 Teelöffel mit einem Schluck Weißwein nehmen.

Bei Leberfunktionsschwäche:

Rezept 26

Gänsefingerkraut	35 g
Melisse	25 g
Schöllkraut	35 g

Pfefferminze	25 g

Auf 1 Tasse Wasser 1 Teelöffel, 10 Minuten ziehen lassen, abseihen, 3mal täglich 1 Tasse.

Rezept 27

Andorn	15 g
Berberitze	10 g
Bitterklee	10 g
Benediktenkraut	10 g
Gundelrebe	10 g
Engelsüß	10 g
Faulbaumrinde	20 g
Klette	15 g
Wegwarte	15 g
Johanniskraut	15 g
Kalmus	15 g
Odermennig	20 g
Pfefferminze	20 g
Schafgarbe	15 g
Tausendguldenkraut	15 g
Löwenzahn	15 g

Zubereitung und Anwendung wie bei Rezept 26.

Rezept 28

Johanniskraut	20 g
Bitterklee	20 g
Mariendistelsamen	20 g
Löwenzahn	15 g
Salbei	20 g
Wermut	15 g
Schafgarbe	20 g
Pfefferminze	15 g

Zubereitung und Anwendung wie bei Rezept 26.

Rezept 29

Ackerschachtelhalm	35 g
Weißdorn	25 g

Leberleiden und Gelbsucht

Hirtentäschelkraut 25 g

Zubereitung und Anwendung wie bei Rezept 26.

Rezept 30

Hirtentäschelkraut	20 g
Mäusedorn	25 g
Mistel	25 g
Engelwurz	15 g
Erdrauch	15 g
Lavendel	15 g

Zubereitung und Anwendung wie bei Rezept 26.

Rezept 31

Krauseminze	45 g
Schöllkraut	25 g
Pfefferminze	45 g

Zubereitung wie bei Rezept 26, aber nur 1mal täglich 1 Tasse.

Rezept 32

Hauchechel	25 g
Andorn	35 g
Rhabarber	25 g
Odermennig	35 g

Zubereitung wie bei Rezept 26, 2mal täglich 1 Tasse.

Rezept 33

Artischockenblätter	25 g
Rhabarber	25 g
Majoranblüten	25 g
Ehrenpreis	25 g

Zubereitung wie bei Rezept 26, 1mal täglich 1 Tasse vor jeder Mahlzeit.

Rezept 34

Kamille	25 g
Anis	25 g
Melisse	25 g
Thymian	25 g
Pfefferminze	25 g

Zubereitung wie bei Rezept 26.

Bei Gallenkolik:

Rezept 35

Veilchen	35 g
Wegwarte	15 g
Arnika	15 g
Löwenzahn	25 g
Pfefferminze	35 g

Alles mischen und fein mahlen, 4mal täglich 1 Teelöffel mit einem Schluck Weißwein einnehmen.

Rezept 36

Bitterklee	35 g
Odermennig	15 g
Hopfen	25 g
Wermut	25 g
Färberröte	15 g
Melisse	15 g

Zubereitung und Anwendung wie bei Rezept 35.

Bei Gallenstauung:

Rezept 37

Veilchen	25 g
Löwenzahn	25 g
Bibernelle	25 g
Knöterich	25 g
Odermennig	25 g
Hirtentäschel	25 g

Alles mischen und fein mahlen, 4mal täglich 1 Teelöffel mit einem Schluck Weißwein einnehmen.

Rezept 38

Tausendguldenkraut	25 g
Efeu	35 g
Bitterklee	25 g
Pfefferminze	15 g
Löwenzahn	25 g

Zubereitung und Anwendung wie bei Rezept 37.

Bei Gallensteinen:

Rezept 39

Knöterich	15 g
Löwenzahn	35 g
Efeu	35 g
Wegwarte	20 g
Veilchen	20 g
Sternanis	15 g

Zubereitung und Anwendung wie bei Rezept 37.

Rezept 40

Veilchen	35 g
Abbißkraut	25 g
Ringelblume	15 g
Efeu	35 g
Pfefferminze	15 g
Löwenzahn	25 g
Wermut	15 g

Zubereitung und Anwendung wie bei Rezept 37.

Rezept 41

Enzian	15 g
Efeu	25 g
Bibernelle	25 g
Veilchen	35 g
Wegwarte	15 g
Kamille	15 g
Hirtentäschelkraut	35 g
Alant	15 g

Zubereitung und Anwendung wie bei Rezept 37.

Rezept 42

Tausendguldenkraut	25 g
Efeu	35 g
Bärlapp	30 g
Sauerampfer	20 g
Bibernelle	25 g
Eisenkraut	20 g

Zubereitung und Anwendung wie bei Rezept 37.

Rezept 43

Hirtentäschel	45 g
Kamille	20 g
Efeu	25 g
Odermennig	25 g
Arnika	15 g
Wegwarte	20 g
Bibernelle	25 g

Zubereitung und Anwendung wie bei Rezept 37.

Bei Gelbsucht:

Rezept 44

Efeu	25 g
Akelei	25 g
Abbißkraut	25 g
Eisenkraut	25 g
Wermut	45 g

Alles mischen und fein mahlen, täglich 3–4mal $1/2$ Teelöffel mit einem Schluck Weißwein einnehmen.

Magenleiden 301

Rezept 45

Bitterklee	25 g
Alant	15 g
Abbißkraut	25 g
Wermut	35 g

Zubereitung und Anwendung wie bei Rezept 44.

Rezept 46

Löwenzahn	35 g
Berberitze	35 g
Wermut	35 g
Hopfen	25 g
Eisenkraut	15 g
Ringelblume	15 g

Zubereitung und Anwendung wie bei Rezept 44.

Bei Leberleiden mit Herzschwäche:

Rezept 47

Pfefferminze	35 g
Berberitze	35 g
Weißdorn	25 g
Baldrian	25 g

Auf 1 Tasse Wasser 1 Teelöffel, 2mal täglich 1 Tasse.

Bei Leberleiden mit Stuhlträgheit:

Rezept 48

Kardobenediktenkraut	25 g
Andorn	30 g
Faulbaumrinde	30 g
Schafgarbe	30 g
Stiefmütterchen	25 g

2mal täglich 1 Tasse.

Magenleiden

Magenleiden I

Symptome und Ursachen: Magenbeschwerden entstehen durch Streß, genetische Faktoren, Unruhe, starkes Rauchen und Trinken, fettreiche Kost sowie seelische Störungen. Häufigstes Leiden ist die *Gastritis,* eine *akute* oder *chronische Magenschleimhautentzündung.* Bei der *Magenkolik* handelt es sich nicht um eine Krankheit an sich, sondern um ein Symptom, das verschiedene Ursachen haben kann. Ausgelöst werden Koliken meist durch Blähungen.

Entzündungen der Magenschleimhaut können den gesamten Bereich des Magens erfassen. Als Ursache kommen chemische, mechanische aber auch psychogene Reizfaktoren in Frage. Unter den chemischen Schadstoffen sind vor allem Alkohol, verschiedene Antischmerzmittel oder starke Gewürze wie Pfeffer zu erwähnen. Ärzte vermuten, daß durch diese Stoffe ein Schleimhautschutzfaktor unwirksam gemacht wird. Dadurch kommt es zu einer Reizung mit *Geschwür*bildung.

302 Erkrankungen des Verdauungstraktes

Starker Streß kann innerhalb kurzer Zeit tiefgehende *Blutungen* hervorrufen. Es ist anzunehmen, daß Streß die normale Durchblutung blockiert, wodurch dann die Magensäure die Magenwände direkt angreifen kann.

Patienten mit akuter Magenschleimhautentzündung haben oft Beschwerden wie Bluterbrechen, blutigen Stuhlgang (»Teerstuhl«) und einen stechenden Schmerz in der Magengrube. Interessant ist, daß die Magenschleimhautentzündungen meist im Herbst und Frühjahr auftreten. Wenn die Magenschleimhautschäden nicht rechtzeitig behandelt werden, sind schwerwiegende Folgen wie Magendurchbruch oder akute Blutarmut zu erwarten.

Der Fall: Ricardo T. aus Turin arbeitete als Beamter in schlecht gelüfteten Räumen. Als plötzlich *Magenschmerzen* auftraten, fand sich hierfür keine Erklärung. Laboruntersuchungen und Gastroskopie ergaben keinerlei Hinweis. Kein Facharzt konnte Ricardo T. auf längere Sicht hin helfen. Dann nahm er die Heiltees ein. Die Magenschmerzen verschwanden innerhalb weniger Tage vollständig. Selbst bei ungewöhnlichem Streß blieben sie aus.

Allgemeine Magenbeschwerden:

Rezept 1

Angelikawurzel	100 g

Auf 1 Tasse 1 Teelöffel, 10 Minuten ziehen lassen, vor und nach jeder Mahlzeit 1 Tasse.

Rezept 2

Bitterklee	100 g

Zubereitung und Anwendung wie bei Rezept 1.

Rezept 3

Alantwurzel	100 g

Zubereitung und Anwendung wie bei Rezept 1.

Rezept 4

Pfefferminze	50 g
Kamille	50 g

Zubereitung und Anwendung wie bei Rezept 1.

Rezept 5

Fenchel	100 g

Zubereitung und Anwendung wie bei Rezept 1.

Rezept 6

Kümmel	100 g

Zubereitung und Anwendung wie bei Rezept 1

Magenleiden   303

Rezept 7

Odermennig   100 g
Zubereitung und Anwendung wie
bei Rezept 1.

Rezept 8

Pestwurz   100 g
Zubereitung und Anwendung wie
bei Rezept 1.

Rezept 9

Tausendguldenkraut   100 g
Zubereitung und Anwendung wie
bei Rezept 1.

Rezept 10

Wermut   10 g
Pfefferminze   10 g
Johanniskraut   10 g
Schafgarbe   20 g
Auf $^1/_4$ Liter 1 Eßlöffel, 3mal täglich
1 Tasse.

Rezept 11

Rosmarin   50 g
Enzian   50 g
Zubereitung und Anwendung wie
bei Rezept 10.

Rezept 12

Engelwurz   55 g
Orangenschalen   30 g
Wermut   15 g
Ehrenpreis   30 g
Baldrian   45 g
Auf $^1/_2$ Liter Weißwein 3 Eßlöffel,
tagsüber schluckweise trinken.

Rezept 13

Wermut   5 g
Engelwurz   45 g
Bibernelle   15 g
Kalmus   45 g
Tausendguldenkraut   20 g
Zubereitung und Anwendung wie
bei Rezept 12.

Rezept 14

Engelwurz   55 g
Wermut   10 g
Bitterklee   30 g
Enzian   30 g
Pfefferminze   35 g
Zubereitung und Anwendung wie
bei Rezept 12.

Rezept 15

Engelwurz   25 g
Rosmarin   35 g
Brennessel   15 g
Wacholder   50 g
Zubereitung und Anwendung wie
bei Rezept 12.

Rezept 16

Anis   25 g
Kalmus   15 g
Liebstöckel   15 g
Engelwurz   55 g
Baldrian   40 g
Zubereitung und Anwendung wie
bei Rezept 12.

Rezept 17

Kamille   35 g
Melisse   35 g
Schlehe   25 g

Orangenschale	35 g
Wermut	10 g

Mit ¹/₂ Liter 64prozentigem Alkohol 50 g der Mischung 2 Wochen ansetzen, abseihen, auspressen, nach jeder Mahlzeit zirka 15 Tropfen.

Rezept 18

Galgant	45 g
Pfefferminze	35 g
Ehrenpreis	15 g
Löwenzahn	25 g
Eichelkaffee	20 g

Zubereitung und Anwendung wie bei Rezept 17.

Rezept 19

Tausendguldenkraut	15 g
Johanniskraut	45 g
Frauenmantel	45 g
Aron	5 g
Engelwurz	25 g
Gundermann	25 g

Zubereitung und Anwendung wie bei Rezept 17.

Rezept 20

Rosmarin	45 g
Ehrenpreis	45 g
Bibernelle	15 g
Frauenmantel	25 g
Enzian	20 g

Zubereitung und Anwendung wie bei Rezept 17.

Rezept 21

Pfefferminze	15 g
Kamille	15 g
Kümmel	15 g

Melisse	15 g

Mit 1 Liter Weißwein 50 g der Mischung kalt ansetzen, aufkochen, 10 Minuten ziehen lassen, abseihen, auspressen, 5mal täglich 1 Eßlöffel nehmen.

Rezept 22

Diptamwurzel	25 g
Enzian	20 g
Ehrenpreis	25 g
Pfefferminze	25 g
Rainfarn	25 g

Zubereitung und Anwendung wie bei Rezept 21.

Rezept 23

Bibernelle	15 g
Eberwurz	15 g
Meisterwurz	15 g
Alant	15 g
Engelwurz	10 g

Zubereitung und Anwendung wie bei Rezept 21.

Rezept 24

Blutwurz	25 g
Thymian	35 g
Meisterwurz	15 g

Zubereitung und Anwendung wie bei Rezept 21.

Rezept 25

Pfefferminze	15 g
Blutwurz	15 g
Angelika	35 g
Baldrian	35 g
Kamille	15 g
Anserine	15 g

Auf ¹/₂ Liter 3 Teelöffel schluckweise trinken.

Magenleiden

Rezept 26

Angelika	35 g
Baldrian	25 g
Alant	25 g
Diptamwurzel	10 g

Zubereitung und Anwendung wie bei Rezept 25.

Rezept 27

Wermut	5 g
Benediktenwurz	25 g
Tausendguldenkraut	25 g
Baldrian	25 g
Bitterklee	20 g

Zubereitung und Anwendung wie bei Rezept 25.

Rezept 28

Fenchel	25 g
Faulbaum	25 g
Tausendguldenkraut	25 g
Wermut	20 g
Pfefferminze	25 g

1mal täglich 1 Tasse 1 Stunde vor dem Essen.

Rezept 29

Wermut	20 g
Kümmel	15 g
Fenchel	25 g
Enzian	15 g
Anis	15 g

Anwendung wie bei Rezept 28.

Rezept 30

Malve	25 g
Wermut	2 g
Frauenmantel	10 g
Johanniskraut	10 g
Kamille	15 g
Schafgarbe	25 g
Pfefferminze	15 g
Tausendguldenkraut	10 g

Anwendung wie bei Rezept 28.

Rezept 31

Tausendguldenkraut	20 g
Benediktenkraut	20 g
Stiefmütterchen	20 g
Kamille	15 g
Sennesblätter	20 g
Faulbaumrinde	15 g

Anwendung wie bei Rezept 28.

Rezept 32

Schafgarbe	25 g
Melisse	20 g
Holunder	25 g
Schlehe	20 g
Kamille	20 g
Pfefferminze	25 g

Anwendung wie bei Rezept 28.

Rezept 33

Tausendguldenkraut	100 g

3mal täglich 1 Tasse.

Rezept 34

Pfefferminze	15 g
Kamille	25 g
Blutwurz	25 g
Achyranthes aspera	10 g

Anwendung wie bei Rezept 33.

Rezept 35

Benediktenwurz	25 g
Baldrian	25 g
Bitterklee	10 g
Brucea amarissima	15 g

2–3mal täglich 1 Tasse.

306 Erkrankungen des Verdauungstraktes

Rezept 36

Angelika	25 g
Alant	15 g
Bibernelle	25 g
Kamille	25 g
Callicarpa caudata	15 g

Anwendung wie bei Rezept 35.

Rezept 37

Salbei	25 g
Sanikel	25 g
Tausendguldenkraut	25 g
Benediktenwurzel	25 g
Bitterklee	15 g
Desmodium triflorum	15 g
Hibiscus syriacus	15 g

Anwendung wie bei Rezept 35.

Rezept 38

Thymian	25 g
Sanikel	25 g
Eichenrinde	10 g
Lanusia amara	15 g

Anwendung wie bei Rezept 35.

Bei Blutungen:

Rezept 39

Katzenschwanz	15 g
Frauenmantel	25 g
Blutwurz	35 g
Odermennig	25 g
Benediktenwurzel	20 g

Auf ½ Liter 3 Teelöffel, tagsüber schluckweise.

Rezept 40

Benediktenwurz	25 g
Salbei	20 g
Nußblätter	15 g
Wallwurz	25 g
Mistel	25 g
Sanikel	20 g

Zubereitung und Anwendung wie bei Rezept 39.

Rezept 41

Sanikel	25 g
Salbei	15 g
Eichenrinde	35 g
Frauenmantel	35 g
Ringelblume	20 g

Zubereitung und Anwendung wie bei Rezept 39.

Rezept 42

Spitzwegerich	15 g
Katzenschwanz	15 g
Mistel	15 g
Brennessel	15 g
Salbei	15 g
Wallwurz	15 g
Sanikel	10 g

Zubereitung und Anwendung wie bei Rezept 39.

Rezept 43

Eichenrinde	30 g
Brennessel	30 g
Kamille	30 g
Wegtritt	25 g
Hirtentäschelkraut	25 g
Schafgarbe	30 g

Zubereitung und Anwendung wie bei Rezept 39.

Magenleiden 307

Bei Magengeschwüren:

Rezept 44

Frauenmantel	35 g
Bärentraube	35 g
Süßholzwurzel	45 g
Schachtelhalm	25 g
Ringelblume	40 g

Auf 1 Tasse 1 Eßlöffel, 3mal täglich 1 Tasse.

Rezept 45

Süßholz	35 g
Kümmel	15 g
Kamille	60 g

Zubereitung und Anwendung wie bei Rezept 44.

Rezept 46

Tormentill	25 g
Salbei	25 g
Kamille	25 g
Ringelblume	25 g
Leinsamen	20 g

Zubereitung und Anwendung wie bei Rezept 44.

Rezept 47

Hauswurz	45 g
Nelkenwurz	35 g
Myrte	25 g
Süßholz	85 g

Auf 1 Liter 5 Eßlöffel, tagsüber schluckweise.

Rezept 48

Totenblume	25 g
Frauenmantel	15 g

Eichenblätter	25 g
Sanikel	25 g
Brennessel	30 g

Zubereitung und Anwendung wie bei Rezept 47.

Rezept 49

Kümmel	15 g
Rhabarber	15 g
Faulbaum	15 g
Schöllkraut	20 g
Kamille	25 g
Pfefferminze	25 g

Auf 1 Tasse 1 Teelöffel, 3–4mal täglich 1 Tasse.

Rezept 50

Sanikel	30 g
Bockshornklee	20 g
Knöterich	20 g
Ringelblume	30 g

Auf ¹/₂ Liter 2 Eßlöffel, 3–4mal täglich 1 Tasse.

Rezept 51

Baldrian	25 g
Hopfen	25 g
Quendel	30 g
Tormentill	25 g
Eichenrinde	25 g

Auf 1 Tasse 2 Teelöffel, 3mal täglich 1 Tasse schluckweise.

Rezept 52

Ringelblume	25 g
Wermut	25 g
Salbei	25 g
Spitzwegerich	25 g

Auf 1 Liter 1 Eßlöffel, abseihen, 2mal täglich 1 Tasse.

308   *Erkrankungen des Verdauungstraktes*

Rezept 53

Baldrian	10 g
Zinnkraut	15 g
Basilikum	10 g
Knöterich	20 g
Beinwell	35 g
Benediktenkraut	15 g
Ringelblume	20 g
Kamille	15 g

Auf 1 Tasse 1 Teelöffel, 4–5mal täglich 1 Tasse.

Rezept 54

Beinwein	35 g
Rosmarin	25 g
Gänsefingerkraut	25 g
Ringelblume	15 g
Knöterich	15 g
Kamille	35 g
Bitterklee	10 g

Zubereitung und Anwendung wie bei Rezept 53.

Bei Magenkatarrh:

Rezept 55

Bitterklee	25 g
Rosmarin	25 g
Fenchel	30 g
Salbei	30 g
Knöterich	20 g

Auf ¼ Liter 1 Eßlöffel, 2mal täglich ½ Stunde vor den Mahlzeiten 1 Tasse.

Rezept 56

Melisse	35 g
Süßholz	25 g

Kamille	30 g
Gänsefingerkraut	30 g

Auf 1 Tasse 2 Teelöffel, 3mal täglich 1 Tasse.

Rezept 57

Süßholz	15 g
Fenchel	25 g
Melisse	60 g

3mal täglich 1 Tasse.

Rezept 58

Quendel	20 g
Nußblätter	20 g
Wegwarte	25 g
Schafgarbe	25 g
Gamander	10 g

Auf ½ Liter 3 Eßlöffel, tagsüber schluckweise.

Rezept 59

Schafgarbe	35 g
Odermennig	15 g
Kamille	15 g
Gamander	25 g

Zubereitung und Anwendung wie bei Rezept 58.

Rezept 60

Fenchel	55 g
Anis	45 g
Kümmel	55 g
Faulbaum	145 g
Süßholz	100 g

Zubereitung und Anwendung wie bei Rezept 58.

Magenleiden   309

Rezept 61

Kamille	35 g
Süßholz	15 g
Thymian	35 g
Schafgarbe	35 g
Odermennig	15 g
Gamander	15 g

Zubereitung und Anwendung wie bei Rezept 58.

Rezept 62

Anis	30 g
Sanduhrkraut	25 g
Sennes	25 g
Pfefferminze	30 g
Schafgarbe	30 g
Wermut	20 g

Zubereitung und Anwendung wie bei Rezept 58.

Rezept 63

Ingwer	35 g
Bibernelle	25 g
Johanniskraut	15 g
Kalmus	35 g
Anis	10 g

Zubereitung und Anwendung wie bei Rezept 58.

Rezept 64

Meisterwurz	25 g
Ehrenpreis	25 g
Wallwurz	20 g
Spitzwegerich	25 g
Thymian	25 g

Zubereitung und Anwendung wie bei Rezept 58.

Rezept 65

Rainfarn	25 g
Kamille	25 g
Wacholder	20 g
Frauenmantel	25 g
Schafgarbe	25 g

Zubereitung und Anwendung wie bei Rezept 58.

Rezept 66

Kamille	25 g
Ehrenpreis	25 g
Sanikel	20 g
Benediktenwurz	25 g
Bibernelle	25 g

Zubereitung und Anwendung wie bei Rezept 58.

Rezept 67

Bärlapp	35 g
Enzian	20 g
Kümmel	25 g
Thymian	25 g
Bergminze	15 g

Zubereitung und Anwendung wie bei Rezept 58.

Rezept 68

Enzian	25 g
Ehrenpreis	25 g
Anis	20 g
Angelika	25 g
Kamille	25 g

Zubereitung und Anwendung wie bei Rezept 58.

310 Erkrankungen des Verdauungstraktes

Rezept 69

Tausendguldenkraut	25 g
Pfefferminze	25 g
Enzian	15 g
Wacholder	15 g
Kalmus	15 g
Baldrian	25 g

Zubereitung und Anwendung wie bei Rezept 58.

Bei Magenkolik:

Rezept 70

Fenchel	15 g
Baldrian	25 g
Kamille	35 g
Pfefferminze	35 g
Kalmus	10 g

Auf 1 Tasse 1 Teelöffel, 10 Minuten ziehen lassen, abseihen, 1 Tasse nach jeder Mahlzeit.

Rezept 71

Kamille	55 g
Baldrian	15 g
Schöllkraut	15 g
Kümmel	15 g
Tausendguldenkraut	20 g

Zubereitung und Anwendung wie bei Rezept 70.

Rezept 72

Pestwurzblätter	100 g

Zubereitung und Anwendung wie bei Rezept 70

Rezept 73

Ingwer	15 g
Kamille	35 g

Baldrian	15 g
Thymian	10 g
Pfefferminze	45 g

Zubereitung und Anwendung wie bei Rezept 70.

Rezept 74

Majoran	15 g
Pfefferminze	15 g
Dillfrüchte	20 g
Himbeerblätter	35 g
Fenchel	15 g
Hirtentäschelkraut	15 g

Zubereitung und Anwendung wie bei Rezept 70.

Rezept 75

Kamille	20 g
Kümmel	35 g
Baldrian	15 g
Pfefferminze	20 g
Wermut	25 g
Quendel	25 g

Zubereitung und Anwendung wie bei Rezept 70.

Rezept 76

Wacholderbeeren	35 g
Kalmus	35 g
Wermut	25 g
Bitterklee	25 g

Auf ¼ Liter 1 Teelöffel, mit 1 Teelöffel Zitrone mischen.

Rezept 77

Angelika	30 g
Kamille	30 g
Thymian	20 g
Kalmus	20 g

Zubereitung und Anwendung wie bei Rezept 76.

Magenleiden   311

Rezept 78

Kümmel	15 g
Fenchel	15 g
Anis	15 g
Pfefferminze	15 g

Auf 1 Tasse 1 Teelöffel, 3–4 Stunden ziehen lassen, abseihen, 3mal täglich 1 Tasse.

Rezept 79

Kamille	35 g
Pfefferminze	35 g
Schöllkraut	30 g
Fenchel	15 g
Kümmel	15 g

Zubereitung und Anwendung wie bei Rezept 78.

Rezept 80

Bärlapp	25 g
Kalmus	20 g
Melisse	30 g
Angelika	25 g

Auf ½ Liter Wasser 3 Teelöffel, tagsüber schluckweise trinken.

Rezept 81

Rhabarber	15 g
Kümmel	35 g
Raute	20 g
Kalmus	35 g
Anis	25 g

Zubereitung und Anwendung wie bei Rezept 80.

Rezept 82

Pfefferminze	25 g
Bitterklee	25 g
Koriander	15 g
Anserine	35 g
Anis	10 g

Zubereitung und Anwendung wie bei Rezept 80.

Rezept 83

Bibernelle	15 g
Alant	25 g
Melisse	45 g
Diptamkraut	25 g
Eberwurz	10 g

Zubereitung und Anwendung wie bei Rezept 80.

Rezept 84

Enzian	10 g
Fenchel	30 g
Zitronenschale	30 g
Löwenzahn	25 g
Schafgarbe	25 g

Zubereitung und Anwendung wie bei Rezept 80.

Rezept 85

Enzian	15 g
Eberwurz	15 g
Koriander	35 g
Kamille	35 g
Orangenschale	20 g

Zubereitung und Anwendung wie bei Rezept 80.

Rezept 86

Salbei	50 g
Esche	50 g

Auf ¼ Liter 1 Eßlöffel, 3mal täglich 1 Tasse.

312   *Erkrankungen des Verdauungstraktes*

Zur Magensaftbildung:

Rezept 87

Wermut	25 g
Bitterklee	25 g
Orangenschale	25 g
Tausendguldenkraut	25 g
Benediktenkraut	30 g

Auf 1 Tasse 1 Teelöffel, 3–4mal täglich 1 Tasse.

Rezept 88

Bitterklee	15 g
Wermut	25 g
Zimt	5 g
Tausendguldenkraut	25 g
Kalmus	15 g
Orangenschale	20 g

Zubereitung und Anwendung wie bei Rezept 87.

Rezept 89

Wermut	45 g
Tausendguldenkraut	40 g
Benediktenkraut	45 g

Zubereitung und Anwendung wie bei Rezept 87.

Rezept 90

Orangenschalen	20 g
Wermut	25 g
Tausendguldenkraut	25 g
Enzian	15 g
Bitterklee	20 g
Kalmus	15 g

Zubereitung und Anwendung wie bei Rezept 87.

Rezept 91

Schlehe	30 g
Bitterklee	30 g
Angelika	30 g
Chinarinde	30 g

Mit 2 Liter Weißwein etwa 2 Wochen ansetzen, abseihen, 5mal täglich 1 Eßlöffel.

Rezept 92

Fenchel	25 g
Kamille	30 g
Enzian	25 g
Quasarinde	25 g
Spitzwegerich	25 g

Zubereitung und Anwendung wie bei Rezept 91.

Rezept 93

Fenchel	25 g
Anis	25 g
Ehrenpreis	15 g
Wermut	5 g
Kalmus	30 g

Zubereitung und Anwendung wie bei Rezept 91.

Rezept 94

Bitterklee	35 g
Schlehe	40 g
Hibiskus	25 g

Mit ½ Liter 64prozentigem Alkohol 50 g der Mischung 2 Wochen ansetzen, auspressen, nach jeder Mahlzeit etwa 20 Tropfen nehmen.

Rezept 95

Kamille	35 g

Magenleiden 313

Pfefferminze 35 g
Tausendguldenkraut 30 g
Auf 1 Tasse 1 Eßlöffel, 10 Minuten ziehen lassen, abseihen, vor jeder Mahlzeit 1 Tasse.

Bei Magenschleimhautentzündung:

Rezept 96

Wermut 15 g
Fenchel 35 g
Zubereitung und Anwendung wie bei Rezept 95.

Rezept 97

Brennessel 35 g
Faulbaum 35 g
Thymian 35 g
Isländisch Moos 45 g
Süßholz 25 g
Zubereitung und Anwendung wie bei Rezept 95.

Rezept 98

Fieberklee 35 g
Malve 35 g
Frauenhaar 35 g
Eibisch 35 g
Zubereitung und Anwendung wie bei Rezept 95.

Rezept 99

Kamille 55 g
Majoran 25 g
Kümmel 15 g
Isländisch Moos 35 g
Zubereitung und Anwendung wie bei Rezept 95.

Rezept 100

Bitterklee 15 g
Enzian 15 g
Wermut 25 g
Kalmus 15 g
Pfefferminze 15 g
Benediktenkraut 15 g
Tausendguldenkraut 15 g
Zubereitung und Anwendung wie bei Rezept 95.

Rezept 101

Anis 25 g
Melisse 45 g
Kamille 45 g
Kümmel 15 g
Zubereitung und Anwendung wie bei Rezept 95.

Rezept 102

Fenchel 15 g
Eibisch 55 g
Kamille 30 g
Zubereitung und Anwendung wie bei Rezept 95.

Rezept 103

Pfefferminze 15 g
Tausendguldenkraut 25 g
Kümmel 15 g
Kamille 45 g
Zubereitung und Anwendung wie bei Rezept 95.

Rezept 104

Kamille 15 g
Blutwurz 25 g
Wallwurz 35 g
Katzenschwanz 15 g

314   *Erkrankungen des Verdauungstraktes*

Frauenmantel	25 g
Spitzwegerich	35 g

Auf ¹/₂ Liter 3 Teelöffel, 10 Minuten ziehen lassen, abseihen, tagsüber schluckweise trinken.

Rezept 105

Aron	25 g
Frauenmantel	25 g
Tausendguldenkraut	20 g
Wermut	20 g
Bibernelle	35 g
Bitterklee	25 g

Zubereitung und Anwendung wie bei Rezept 104.

Rezept 106

Frauenmantel	25 g
Meisterwurz	15 g
Sanikel	35 g
Eichenblätter	20 g
Brennessel	35 g
Leinsamen	20 g

Zubereitung und Anwendung wie bei Rezept 104.

Rezept 107

Kamille	25 g
Schafgarbe	25 g
Pfefferminze	20 g
Melisse	15 g
Kalmus	20 g
Tausendguldenkraut	15 g

Zubereitung und Anwendung wie bei Rezept 104.

Rezept 108

Wermut	25 g
Königskerze	25 g

Malve	25 g
Tausendguldenkraut	15 g

Zubereitung und Anwendung wie bei Rezept 104.

Rezept 109

Kamille	25 g
Schafgarbe	20 g
Wacholder	25 g
Nelkenwurz	20 g
Enzian	15 g
Löwenzahn	25 g

1mal täglich 1 Tasse schluckweise.

Rezept 110

Ringelblume	25 g
Brennessel	25 g
Eichenrinde	25 g
Ehrenpreis	30 g
Schöllkraut	25 g

Anwendung wie bei Rezept 109.

Rezept 111

Gänsefingerkraut	15 g
Schafgarbe	15 g
Holunder	15 g
Pfefferminze	10 g
Kamille	15 g

Anwendung wie bei Rezept 109.

Rezept 112

Beinwell	50 g
Knöterich	20 g
Ringelblume	30 g

Anwendung wie bei Rezept 109.

Rezept 113

Isländisch Moos	25 g
Fenchel	25 g

Magenleiden

Eibisch 25 g
Carrageen 25 g
Anwendung wie bei Rezept 109.

Rezept 114

Baldrian 10 g
Enzian 10 g
Katzenpfötchen 5 g
Kalmus 5 g
Tausendguldenkraut 15 g
Kümmel 15 g
Anis 15 g
Schafgarbe 25 g
Kamille 15 g
Pfefferminze 20 g
Fenchel 15 g

Auf $1/4$ Liter 1 Eßlöffel, 10 Minuten ziehen lassen, abseihen 1 Tasse nach jeder Mahlzeit.

Bei Magenverschleimung:

Rezept 115

Bitterklee 15 g
Bibernelle 35 g
Ehrenpreis 35 g
Enzian 15 g

Auf $1/2$ Liter Wasser 2 Eßlöffel, 2mal täglich 1 Tasse.

Rezept 116

Rosmarin 45 g
Thymian 35 g
Sanikel 10 g
Kalmus 5 g
Blutwurz 5 g
Koriander 10 g
Spitzwegerich 20 g

Zubereitung und Anwendung wie bei Rezept 115.

Rezept 117

Myrte 15 g
Kamille 15 g
Salbei 25 g
Meisterwurz 25 g
Rosmarin 50 g

Zubereitung und Anwendung wie bei Rezept 115.

Rezept 118

Wacholder 35 g
Anis 15 g
Fenchel 15 g
Pfefferminze 35 g
Benediktenwurz 25 g

Zubereitung und Anwendung wie bei Rezept 115.

Rezept 119

Kreuzblume 15 g
Gamander 35 g
Rosmarin 35 g
Süßholz 15 g
Gundermann 15 g
Löwenzahn 15 g

Zubereitung und Anwendung wie bei Rezept 115.

Rezept 120

Bibernelle 25 g
Ehrenpreis 25 g
Thymian 25 g
Meisterwurz 25 g
Veilchen 20 g

Auf 1 Liter Weißwein 50 g ansetzen, aufkochen, 10 Minuten ziehen lassen, abseihen, auspressen, 5mal täglich 1 Eßlöffel nehmen.

Magenleiden II: Sodbrennen

Symptome und Ursachen: Meist erzeugt saurer oder übersäuerter Magensaft das sogenannte Sodbrennen. Es kann aber auch die Folge einer akuten oder chronischen Entzündung im Magenbereich sein. Die brennenden Schmerzen treten auf, wenn der Magenmund zur Speiseröhre hin nicht dicht genug geschlossen ist. Dieses äußerst unangenehme Brennen wird nicht nur durch eine stark vermehrte natürliche Magensalzsäure hervorgerufen, sondern auch durch eine Reihe anderer Säuren, die bei den Gärungsvorgängen im Magen entstehen. Dabei sind in erster Linie Essigsäure, Milchsäure oder Propionsäure zu nennen. Sie bilden sich aus reichlich genossenen Süßigkeiten oder fetten Speisen, vor allem im salzsäurearmen Magen. Sodbrennen wird meist hinter dem unteren Brustbeinende empfunden. Es reicht manchmal über die Speiseröhre zum Zungengrund hinauf.

Der Fall: Gustav I. aus Bochum verspürte häufig furchtbares Sodbrennen. Es befiel ihn vor allem in der Frühe, wenn er noch nüchtern war, aber auch nach dem Genuß von etwas fetteren Speisen oder Süßigkeiten aller Art. Er hatte schon eine ganze Palette von säureneutralisierenden Mitteln versucht, ohne daß es zu einer dauerhaften Besserung kam. Als er von den Teemischungen hörte, nahm er sie genau nach Rezept ein. Doch auch diese speziellen Teesorten brachten nur eine vorübergehende Besserung. Erst als er die Mischungen mit einem speziellen Naturheilmittel kombinierte, klang das Sodbrennen allmählich ab. Er hatte ein ganzes Jahr Ruhe, bis er auf einmal heißhungrig eine Portion Pommes frites verschlang, die höchstwahrscheinlich in altem Fett zubereitet worden waren. Sofort stellte sich wieder das alte Leiden ein. Diesmaı dauerte die Behandlung mit Tee und dem Naturheilmittel drei Wochen. Seitdem hatte Herr I. kein Sodbrennen mehr – auch weil er mit dem Essen vorsichtiger ist.

Rezept 1		Kamille	25 g
		Linde	25 g
Johanniskraut	25 g	Auf 1 Liter Wasser 2 Eßlöffel, 1mal	
Orangenblüte	25 g	täglich 1 Tasse.	

Störungen des Magensäuregehalts

Rezept 2

Eichenrinde	15 g
Tausendguldenkraut	25 g
Johanniskraut	35 g
Enzian	15 g
Benediktenkraut	15 g
Küchenschelle	25 g

Auf 1 Liter 54prozentigem Alkohol 100 g 2 Wochen ansetzen, abseihen, auspressen, 3mal täglich etwa 20 Tropfen.

Rezept 3

Löwenzahn	25 g
Bibernelle	25 g
Wacholder	20 g
Eberwurz	20 g
Rosmarin	20 g

Zubereitung und Anwendung wie bei Rezept 2.

Rezept 4

Enzian	25 g
Pfefferminze	15 g
Alant	15 g
Kalmus	15 g
Tausendguldenkraut	35 g
Schafgarbe	15 g

Zubereitung und Anwendung wie bei Rezept 2.

Rezept 5

Süßholz	25 g
Koriander	25 g
Wacholder	20 g
Anis	25 g
Melisse	15 g

Zubereitung und Anwendung wie bei Rezept 2.

Magenleiden III: Störungen des Magensäuregehalts

Symptome und Ursachen: Man unterscheidet hierbei den *Magensäuremangel* und einen *Überschuß an Magensäure.* Bei einer Mangelkrankheit zeigt sich als erstes Symptom eine belegte Zunge, zeitweise treten Schmerzen im Oberbauch auf. Der Patient klagt zudem über Abgeschlagenheit, Leistungsverlust und Appetitlosigkeit. Auch besteht die Neigung zu Durchfällen und häufigem Erbrechen. Die Ursachen liegen in fehlerhafter Ernährung, chronischer Magenreizung, bösartigen Magenerkrankungen, Gallenblasenentzündungen und Bluterkrankungen.

Bei einem Überschuß an Magensäure sind die Symptome vor allem saures Aufstoßen, Sodbrennen, Völlegefühl, hartnäckige Verstopfung, Appetitverlust und Schwächegefühl. Die Ursachen liegen in einer Reihe von Entzündungsvorgängen im Bereich des Zwölffingerdarms und des Dünndarms. Zu fette und zu reichhaltige

318   *Erkrankungen des Verdauungstraktes*

Mahlzeiten, Alkohol- und Nikotinmißbrauch, Überempfindlichkeit gegenüber Kaffee und schwarzem Tee führen ebenfalls zu diesen Beschwerden.

Der Fall: Gerlinde W. aus München, streßgeplagte Managerin, vertrug die Nahrung, die sie zu sich nahm, nur schlecht und hatte einen regelrechten Widerwillen gegen bestimmte Speisen entwickelt. Zum Schluß konnte sie kaum noch etwas essen, da es nach einer auch noch so geringen Mahlzeit zu Schmerzanfällen kam. Medikamente blockierten den Überschuß an Magensäure nur kurz. Danach bildete sich noch mehr Säure als zuvor. Es kam zu saurem Aufstoßen, Übelkeit, Brechreiz und Schwächeanfällen. Die Krankheit war bei Frau W. besonders kompliziert, da sie auch an verschiedenen Tagen an Magensäuremangel litt. Dann kam es neben Völlegefühl, Appetitlosigkeit und Kopfschmerzen auch zu Gleichgewichtsstörungen. Die Mittel, die die Magensäure fördern sollten, hatten eine zu starke Wirkung, und die Mittel, mit denen die Säure gebremst werden sollte, halfen nur vorübergehend. Als einziger Ausweg blieb eine geeignete Kräuterteemischung. Nach langem Suchen fand Frau W. ein derartiges Teerezept, und schon nach drei Wochen fühlte sie sich bedeutend besser.

Bei Magensäuremangel:		Kalmuswurzel	20 g
		Canscora diffusa	20 g
Rezept 1			
		Rezept 3	
Baldrianwurzel	30 g		
Anis	25 g	Kamille	30 g
Isländisch Moos	30 g	Angelika	20 g
Wermut	40 g	Brombeerblätter	30 g
Fenchel	30 g	Wacholderbeeren	20 g
Kamille	20 g	Lunasia amara	20 g
Calicapa canna	20 g		
		Rezept 4	
Rezept 2		Wacholderbeeren	30 g
		Bibernellwurzel	20 g
Kamille	30 g	Kapernwurzeln	20 g
Angelika	20 g	Zinnkraut	30 g
Kardobenediktenkraut	30 g	Tausendguldenkraut	40 g
Wermut	20 g	Vitex negundo	30 g

Störungen des Magensäuregehalts

Rezept 5

Kamille	30 g
Fenchel	20 g
Melisse	30 g
Kalmus	25 g
Myrica rubra	20 g

Rezept 6

Kamille	50 g
Krauseminze	40 g
Angelika	25 g
Wermut	10 g
Cassia fistula	25 g

Rezept 7

Kamille	30 g
Eberwurz	30 g
Fenchel	30 g
Tausendguldenkraut	25 g
Melisse	20 g
Capparis horrida	25 g

Rezept 8

Kamille	50 g
Zinnkraut	35 g
Wacholderbeeren	20 g
Wermutkraut	5 g
Kalmuswurzel	40 g
Pandanus tectorius	20 g

Rezept 9

Bibernel	20 g
Fenchel	40 g
Kamille	50 g
Isländisch Moos	30 g
Wermut	5 g
Scoparia dulcis	20 g

Rezept 10

Condurangorinde	20 g
Kamille	30 g
Tausendguldenkraut	30 g
Wacholder	20 g
Süßholzwurzel	20 g
Cansora diffusa	30 g

Bei Magenübersäuerung:

Rezept 11

Baldrianwurzel	20 g
Kamille	50 g
Pfefferminze	30 g
Kalmus	40 g
Vanieria cochinchinensis	35 g

Rezept 12

Lavendelblüten	30 g
Kamille	45 g
Silbermantel	20 g
Rhabarberwurzel	30 g
Callicarpa cana	25 g

Rezept 13

Wermut	20 g
Wacholder	30 g
Kamille	50 g
Augentrost	30 g
Rourea erecta	20 g

Rezept 14

Kamille	50 g
Pfefferminze	20 g
Rautenblätter	30 g
Wermut	20 g
Artischockenblätter	30 g
Raphanus sativus	25 g

Rezept 15		Rezept 17	
Tausendguldenkraut	30 g	Wacholderbeeren	30 g
Kamille	45 g	Kalmus	30 g
Kalmus	40 g	Kamille	50 g
Wermut	20 g	Schafgarbe	20 g
Engelwurz	35 g	Pfefferminze	30 g
Cansora diffusa	25 g	Orangenblätter	30 g
		Aristolochia sericea	20 g
Rezept 16			
		Rezept 18	
Kalmus	40 g		
Wacholderspitzen	20 g	Kamille	50 g
Johanniskraut	35 g	Tausendguldenkraut	30 g
Kamille	50 g	Pfefferminze	30 g
Pfefferminze	40 g	Schafgarbe	35 g
Wermut	10 g	Lavendel	30 g
Oldenlandia biflora	30 g	Leukosyke capitellata	30 g

Magenleiden IV: Übelkeit, Erbrechen

Symptome und Ursachen: Das Erbrechen ist ein wichtiger Schutzreflex. Er wird durch das Brechzentrum gesteuert. Daneben ist auch die sogenannte Triggerzone für das Erbrechen verantwortlich. Sie wird besonders durch chemische Reize angeregt. Das Brechzentrum selbst steht in naher Beziehung zu anderen vegetativen Einrichtungen, insbesondere zum Atmungszentrum. So geht in den meisten Fällen dem *Erbrechen* ein *Übelkeitsgefühl* voraus mit vermehrter Speichelabsonderung, verlangsamter Atmung, Würgen und unkoordinierten Atembewegungen. Tiefes Atmen kann die Brechneigung unter Umständen verhindern.

Das Erbrechen selbst wird durch Vorgänge im Gehirn ausgelöst, durch emotionale Faktoren sowie vasomotorische Vorgänge, zum Beispiel bei der Migräne. Den gleichen Effekt können auch Geruchseindrücke sowie mechanische Reizungen des Rachenraumes haben. Bei längerem Erbrechen kann es durch Verlust von Säuren zu einem Alkaliüberschuß im Blut kommen und zu den damit zusammenhängenden Krankheitserscheinungen.

Milzleiden 321

Der Fall: Clemens B., ein Bub von neun Jahren, aus Wien, kam eines Abends vom Spielen nach Hause und klagte über ein starkes Übelkeitsgefühl. Die Mutter machte sich keine allzu großen Sorgen, da Kinder in diesem Alter oft etwas zu sich nehmen, was ihr Magen nicht verträgt. Sie gab dem Jungen Kamillentee und legte ihn ins Bett. Gegen Mitternacht hatte das Kind wieder starken Brechreiz. Kaum hatte sich der Bub von einem Brechanfall erholt, stellte sich schon der nächste ein. So ging es bis zum Abend des nächsten Tages. Durch die Anstrengung und den großen Flüssigkeitsverlust wurde Clemens so schwach, daß die Mutter den Hausarzt herbeirief. Dieser Arzt wußte, daß man den menschlichen, speziell den Organismus des Kindes, nur in äußersten Fällen mit chemischen Medikamenten belasten sollte. So verordnete er eine spezielle Kräutermischung. Diese verfehlte nicht ihre Wirkung, und schon nach wenigen Stunden hatte sich der Junge wieder so erholt, daß er eine leichte Kost bei sich behalten konnte.

Rezept 1

Kamille	30 g
Enzian	25 g
Wacholder	25 g
Pfefferminze	30 g

Mit $^1/_2$ Liter 64prozentigem Alkohol 2 Wochen ansetzen, abseihen, auspressen, stündlich etwa 20 Tropfen.

Rezept 2

Nelkenwurz	15 g
Pfefferminze	25 g
Kamille	30 g

Bei Bedarf 1 Tasse schluckweise.

Rezept 3

Heilziest	40 g
Pfefferminze	60 g

Anwendung wie bei Rezept 2.

Rezept 4

Pappel	30 g
Schöllkraut	25 g
Eiche	25 g
Pfefferminze	30 g

3mal täglich 1 Tasse.

Milzleiden

Symptome und Ursachen: In den meisten Fällen sind Milzleiden die Folge einer anderen Erkrankung im Körper. Es gibt Bildungsfehler der Milz, die angeboren sein können, wie zum Beispiel eine abweichende Lage im Körper. Entzündungen kommen meist dann vor, wenn ein Blutgerinnsel auf dem Weg der Blutbahn in die Milz gelangt ist und dort ein Hindernis bildet. Werden dabei zugleich Eitererreger eingeschleppt, kann der sogenannte *Milzabszeß* entstehen. Ursachen für Entzündungen und Abszesse an der Milz sind vor allem Herzhautentzündungen, Herzklappenfehler und infektiöse Krankheiten, bei denen Eiterherde gebildet werden. Ein Unfall oder eine andersartige Gewalteinwirkung kann eine *Verletzung* der Milz zur Folge haben, wobei durch die Vernarbung Bindegewebsverhärtungen entstehen können.

Der Fall: Hermann S. aus Linz hatte sich bei einem Motorradunfall einen *Milzeinriß* und eine *Schwellung* der Organs zugezogen. Im Krankenhaus wurde diese Verletzung lange nicht erkannt. Drei bis vier Monate nach der Entlassung hatte Herr S. ein ständiges Druckgefühl unter dem linken Rippenbogen. Auf die zahlreichen Medikamente sprach er jedoch nur schlecht an. Erst als er eine bestimmte Teemischung trank, ging die Milzschwellung restlos zurück.

Allgemeine Tees:

Rezept 1

Wermut	20 g
Ingwer	15 g
Tamariske	35 g
Ginster	40 g

Mit 1 Liter Apfelwein 3–4 Eßlöffel kalt ansetzen, aufkochen, 10 Minuten ziehen lassen, abseihen, tagsüber 1/2 Liter schluckweise trinken.

Rezept 2

Alant	15 g
Engelsüß	20 g
Rosmarin	20 g
Odermennig	35 g
Tausendguldenkraut	30 g

Zubereitung und Anwendung wie bei Rezept 1.

Bei Milzentzündung:

Rezept 3

Meerrettich	15 g
Alant	25 g
Tamariske	25 g
Bachbunge	25 g
Löffelkraut	30 g

Zubereitung und Anwendung wie bei Rezept 1.

Bei Milzstechen:

Rezept 4

Tausendguldenkraut	25 g
Wegwarte	55 g
Odermennig	45 g

Zubereitung und Anwendung wie bei Rezept 1.

Stichwortverzeichnis

Abführtees 281 ff.
Abszeß 133 f.
Adenom, toxisches 228
Adnexitis 115
Afterentzündung 262 f.
Afterjucken 262 f.
Afterkrampf 262, 264
Afterleiden 262 ff.
Afterrisse 262 ff.
Akne 134 ff.
– vulgaris 134
Ambivalenz 210
Analschleimhaut,
  Entzündungen 52
Angina: siehe
  Mandelentzündung
Angina pectoris 157 ff.
Angstneurose 217
Angstzustände 217 ff.
Anwendung der Teerezepte
  17 f.
Apotheken (Beschaffung von
  Kräutern und Tees) 14,
  18 f.
Appetitlosigkeit 20 ff.
– allgemeine Tees 21 ff.
– bei Altersschwäche 23
– von Kindern 24
– bei Magenschwäche 24
– bei Nervenschwäche 24
Arterienverkalkung 37 ff.
Arteriosklerose: siehe
  Arterienverkalkung
Arthrose 168 f.
Asthma 60 ff.
Atem, schlechter 198 f.

Atmungsorgane,
  Erkrankungen 60 ff.
Aufstoßen 239 f.
Augenentzündung 183 ff.
Augenkatarrh 185
Augenleiden 183 ff.
– allgemeine Tees 184
Augenlider: siehe Lider,
  geschwollene
Augenschmerzen 185
Augenschwäche 185
Augen, tränende 185
Ausfluß 129 ff.

Bandwürmer 284, 287
Basedowsche Krankheit 227 f.
Bauchspeicheldrüsenentzün-
  dung 247 f.
Bauchweh 163
Beschäftigungskrämpfe 182
Bettnässen 165 ff.
Bindehautentzündung 183
Blähungen 265 ff.
– allgemeine Tees 265 f.
– infolge Darmerkrankungen
  266 ff.
Blässe 42 f.
Blasenentzündung 248 ff.
– akute 248
– chronische 248
Blasenkrankheiten 248 ff.
Blutandrang 41 ff.
Blutarmut 41 ff.
Blutdruck 41 ff.
– hoher 41 ff.
– niedriger 41 ff.

Blut, Erkrankungen 37 ff.
Blutgefäße, Erkrankungen
37 ff.
Blutreinigung 46 ff.
Blutung (Menstruation)
– Ausbleiben der 120
– schmerzhafte 120
– zu schwache 121 f.
– zu starke 122 f.
Blutungen
– Magen 302, 306
Bronchitis 78 ff.
– chronische 78
Brustdrüsenentzündung 114

Darmbereich, Erkrankungen
262 ff.
Darmbluten, Darmblutungen
270 f.
Darmentzündungen 270 ff.
– chronische 270
Darmfäulnis 272
Darmgeschwüre 272
– siehe auch Dünndarmbereich
Darmkoliken 164, 272 f.
Darmkoller 273
Darmkrämpfe
Darmkrankheiten 270 ff.
– chronische 270
– siehe auch Mastdarm
Darmschmerzen 242
Darmträgheit 280
Darmverschleimung 273
Depressionen 219 ff.
Depressive Verstimmung 210
Diabetes: siehe
Zuckerkrankheit
Diarrhö: siehe Durchfall
Dickdarmschmerzen 242

Dünndarmbereich,
Geschwürbildung 270
Dünndarmschmerzen 242
Durchfall 163, 276 ff.
– akuter 276
– chronischer 276

Eierstockentzündung 115 f.
– akute 115
Ekzeme 52, 138 ff.
– akute 138
– chronische 138
– Abnutzungsekzem 139
– angeborene Ekzeme
– Berufsekzem 139
– Kontaktekzem 139
– nässende Ekzeme 138
– Seborrhoisches Ekzem 138
– siehe auch Hämorrhoiden,
Nasenekzem
Emphysem: siehe
Lungenblähung
Epilepsie 106 f.
– allgemeine Tees 107
– beim Kind 107
Erbrechen 163, 320 f.
Erkältungskrankheiten 60 ff.,
163 f.
Ermüdung: siehe Erschöpfung
Ernährungsstörungen 98 ff.
Erschöpfung 25 f.

Fettsucht 98 ff.
Fieber 26 f., 67 f., 163
Frühjahrskur 50 f.
Frühjahrsmüdigkeit 103 f.

Gallenblase 287
Gallenblasenentzündung 288 f.

Stichwortverzeichnis

Gallenblasenkarzinom 287
Gallengänge 287 f.
Gallengangfistel 287
Gallengangsgelbsucht 294 f.
Gallenkolik 287 f., 290 ff., 299
Gallenschmerzen 289 f.
Gallensteine 287 f., 290 ff.
Gallenwege, Erkrankungen
 287 ff.
Galletreiben 293 f.
Gastritis: siehe
 Magenschleimhautentzün-
 dung
Gedächtnisstörungen 108 f.
– des Kurzzeitgedächtnisses
 108
– des Langzeitgedächtnisses
 108
Gehirnfunktionen,
 pathologische
 Veränderungen 105 ff.
Geisteskrankheit, beginnende
 105 f.
Gelbsucht 294 ff.
– infektiöse 295
Gemütsaufheiterung 221
Geschlechtsorgane,
 Erkrankungen 110 ff.
Gicht 169 ff., 231
– akute 170
Gliederzittern 27 f.
Grippe 64 ff.
– allgemeine Tees 65 ff.
– siehe auch Fieber,
 Schweißtreiben
Gürtelrose 205 f.

Haarausfall 187 ff.
Hämorrhoiden 52 ff.

Halsentzündungen 70 ff.
– allgemeine 70 ff.
Harnblase: siehe Blase
Harnweginfektion: siehe
 Blasenentzündung
Hautausschläge 139, 142
Hautentzündungen 133
Hautkrankheiten 133 ff.
Hautleiden
– angeborene 136
– chronische 136 ff.
Hauttuberkulose: siehe Lupus
Heiserkeit 70 ff.
Herzbeschwerden 151 ff.
– allgemeine Tees 152
– durch Magenblähungen 152
– nervöse Herzbeschwerden
 153 ff.
Herzerkrankungen 151 ff.
Herzinfarkt 158
Herzklopfen 156
Herzmuskelentzündung 156
Herzschwäche 151 ff.
Hexenschuß 180 f.
Husten 78 ff.
Hyperthermie 26
Hyperthyreose: siehe
 Schilddrüsenüberfunktion
Hypochondrie 222
Hypoxie 151
Hysterie 27, 223 f.

Impotenz 125 f.
– Altersimpotenz 125
Inkontinenz 276
Ischias 206 ff.

Kachexie 102
Kehlkopfentzündung 70

Kehlkopfkatarrh 70 ff.
Keuchhusten 85
Kindesalter, Erkrankungen
 163 f.
Kinderkrankheiten
– allgemeine 163 f.
Kinder, nervöse
Klimakterium: siehe
 Wechseljahre
– vorzeitiges 110
Knochenbau, Beschwerden
 und Erkrankungen 183 ff.
Körpergeruch 146
Koliken 240 f.
– Blase 240
– Darm 240, 272
– Galle 240, 287 f., 290 ff., 299
– Niere 240, 242, 253
siehe auch Magenkolik
Konjunktivitis, siehe
 Bindehautentzündung
Kopfbereich, Beschwerden und
 Erkrankungen 183 ff.
Kopfschmerzen 190 ff.
– allgemeine Tees 191 f.
– von Augenleiden 193
– von Erkältungen 193
– halbseitige: siehe Migräne
– von Leberleiden 193
– von Magenleiden 194
– nach der Mahlzeit 194
– nervöse 194
– periodische 195
– bei Spannungskopfschmerz
 195
– von Unterleibsleiden 195
– bei gleichzeitigen
 Verdauungsbeschwerden
 195

Kräftigung
– allgemeine 31 f.
– Steigerung der
 Abwehrkräfte 32
– nach schwerer Krankheit
 32 f.
– bei Nervenschwäche 33
Krämpfe 181 f.
Krampfadern 55 ff.
Krankheitssymptome,
 allgemeine 20 ff.
Kreislaufbeschwerden 151 ff.
Kreislaufschwäche 160 f.
Kribbeln in den Beinen 214,
 216
Kropf 226 f.
– örtlich gehäufter 226
– sporadischer 226

Leberentzündung 294, 297 f.
Leberfunktionsschwäche
 298 f.
Leberleiden 294 ff.
– allgemeine 295 ff.
– bei Gallenkolik 299
– bei Gallenstauung 299 f.
– bei Gallensteinen 300
– bei Gelbsucht 300 f.
– mit Herzschwäche 301
– mit Stuhlträgheit 301
Leibschmerzen 242 f., 276
– allgemeine 242
Lider, geschwollene 185
Luftröhrenkatarrh 86
Luftröhrenleiden 86 ff.
Lungenabszeß 89
Lungenasthma 89
Lungenblähung 88, 90
Lungenblutung 90

Stichwortverzeichnis 327

Lungeneiterung 90
Lungenentzündung 88, 91 f.
– gewöhnliche 88
– herdförmige 88
Lungenkrankheiten 88 ff.
– allgemeine Tees 89
Lungenleiden
– bei Bronchitis 90
Lungentuberkulose 92 f.
Lunge, Verschleimung 93
Lupus 140 f.
– pernio 140
– erythematodes 141

Madenwürmer 284, 287
Magenbeschwerden 299
– allgemeine 302 ff.
– nervöse (Kind) 164
Magengeschwüre 242, 299,
    307 f.
Magenkatarrh 308 ff.
Magenkolik 301, 310 ff.
Magenleiden 301 ff.
– siehe auch Blutungen
Magensäuregehalt, Störungen
    317 ff.
– Magensäuremangel 317 f.
– Magensäureüberschuß: siehe
    Magenübersäuerung
– Magenübersäuerung 317,
    319 f.
Magensaftbildung 312 ff.
Magenschleimhautentzün-
    dung 313 ff.
– akute 301 f.
– chronische 301
Magenschmerzen 242
Magenreizungen, akute (Kind):
    siehe Bauchweh

Magenverschleimung 315
Magerkeit 102 f.
Magersucht 20, 102
Mandelentzündung 75 ff.
Mastdarmeiterung 273
Mastdarmentzündung
    274
Mastdarmfisteln 274
Mastdarmschwäche 275
Mastdarmvorfall
– äußerlich 275
– innerlich 275
Menstruationsbeschwerden
    117 ff.
– allgemeine Tees 118 ff.
– siehe Blutung
Migräne 191, 196 f.
Milchsekretion 124 f.
– mangelhafte 124
– überreichliche 124
– Hemmung 124
– Steigerung 125
Milchstauung 114
Milzabszeß 322
Milzeinriß 322
Milzentzündung 322
Milzleiden 321 ff.
– allgemeine Tees 322
Milz, Schwellung 322
– Stechen 323
– Verletzung 322
Mundgeschwür 198 f.
Mundleiden 198 ff.
Mundschleimhautentzündung
    198 ff.
Musikerkrampf 182
Muskelverspannung 181
Muskulatur, Beschwerden und
    Erkrankungen 183 ff.

Nase, Erkrankungen der 203 f.
Nase, festsitzender Schleim
204
Nasenbluten 203 f.
Nasenekzem 203 f.
Nasenfurunkel 203 f.
Nasenkatarrh 203 f.
Nervenentzündung 216
Nervenerkrankungen 205 ff.
Nervenschmerzen 208 f.
Nervenschwäche 164, 210 ff.
– allgemeine Tees 210 ff.
Nervosität: siehe
Nervenschwäche
Nesselausschlag 141 f.
Neuritis 208
Neurotische Störungen 210
Nierenbeckenentzündung
256 ff.
Nierenentzündung 258 ff.
Nierenkolik 242, 253
Nierenkrankheiten 248 ff.
Nierenleiden 253 ff.
– allgemeine 253 ff.
Nierensteine 253 ff.

Obstipation: siehe Verstopfung
Ohnmacht 161 f.
Ohr, Erkrankungen 186 f.
Ohrensausen 186 f.
Ohrenschmerzen 186 f.
Ohrgeräusche 186 f.
Ohrfurunkel 187

Parkinson-Syndrom 27
Parodontose: siehe
Zahnfleischentzündung
Periodenschmerzen: siehe
Menstruationsbeschwerden

Phobien 217
Potenzstörungen 125 f.
Prostatahypertrophie 126
Prostataleiden 126 f.
Psychische Störungen 217 ff.
Psychosen 220

Rachenkatarrh 70 ff.
Reizbarkeit 210
Rheuma 169 ff.
Rheumatisches Fieber 169 f.
Rippenfellentzündung 94 f.
– eitrige 94
– feuchte 94
– trockene 94

Scheidenentzündung 129 ff.
Schilddrüsenanomalien 226 ff.
Schilddrüsenüberfunktion
227 ff.
Schlaflosigkeit 28 ff., 164,
214 f.
Schluckauf 244 f.
– Dauerschluckauf 244
– kurzer Schluckauf 244
Schnupfen 95 ff.
– schwerer 96
Schreibkrampf 182
Schreikrämpfe 223
Schuppenflechte 143 f.
Schwächezustände 30 ff.
Schweißabsonderung,
übermäßige 144 ff.
– allgemeine Tees 145
– Achselschweiß 145 f.
– Fußschweiß 146
Schweißtreiben 68 f.
Schwerhörigkeit 186 f.
Schwindel 34 ff.

Stichwortverzeichnis

Sodbrennen 316 f.
Spulwürmer 284, 287
Stoffwechselanomalien: siehe
  Stoffwechselkrankheiten
Stoffwechselkrankheiten
  231 ff.
Stoffwechsel, Störungen
  231 ff.

Teemischungen,
  Bezugsquellen 14, 18 f.
Teerezepte,
  Anwendung/Zubereitung
  17 f.
Tripper 128
Trunksucht 224 f.

Übelkeit, Übelkeitsgefühl
  320 f.
Übererregbarkeit,
  geschlechtliche 116 f.
Unterleibsbeschwerden 129 ff.
Unterschenkelgeschwüre
  146 ff.

Venenentzündung(en) 55, 58 f.
Venenerweiterungen 55
Venenknoten, Vorfall 52
Venenleiden 52 ff.
Venenthrombose 58 f.
Verdauungsschwäche 245 f.

Verdauungstrakt,
  Erkrankungen 239 ff.
– allgemeine Beschwerden
  239 ff.
Verstopfung 280 ff.

Wadenkrampf 181 f.
Wasserhaushalt, Störungen
  231 ff.
Wasserlassen, Schmerzen
  (Kind) 163 f.
Wassersucht 235 ff.
– Bauchwassersucht 236
– Herzwassersucht 236
Warzen 148 f.
– Alterswarzen 148
– durch Viren verursachte 148
Wechseljahre, Beschwerden
  110 ff.
Weinkrämpfe 223
Wunden 133 ff.
Wundheilung 149 f.
Wurmerkrankungen 284 ff.
– allgemeine Tees 285 f.

Zahnfleischbluten 201
Zahnfleischentzündung 200 ff.
Zubereitung der Teerezepte
  17 f.
Zuckerkrankheit 231 ff.
Zwölffingerdarmgeschwür 242

DIE REIHE AKTUELLER SACHBÜCHER
in Balacron mit Goldprägung und cellophaniertem, farbigem Schutzumschlag

GEDÄCHTNIS BIS INS ALTER – DAS BIOLOGISCH-MEDIZINISCHE PROGRAMM GEGEN VERGESSLICHKEIT
Von Prof. Ladislaus S. Dereskey

Prof. L. S. Dereskey bietet in diesem Sachbuch ein attraktives Programm wirksamer Gedächtnishilfen. Sie erfahren, wie Sie Gedächtnisstörungen vorbeugen und beheben können. Im Spektrum dieser Expertenratschläge finden Sie neueste Forschungsergebnisse über Ernährung und Lebensführung, werden Sie Methoden eines zielführenden Kreislauf- und Gedächtnistrainings und die Möglichkeiten medikamentöser Hilfe kennenlernen. Sie dienen zugleich der Vorbeugung vorzeitigen Alterns. 190 Seiten, 8 Abb. und Tab., Best.-Nr. 1239.

DOKTOR BIENE
BIENENPRODUKTE – IHRE HEILKRAFT UND ANWENDUNG
Von Paul Uccusic

Profitieren Sie von der in unserer Zeit neu entdeckten Heilkraft der Bienenprodukte. Propolis ist ein Antibiotikum. Pollen und Gelée royale sind erstaunliche Arzneimittel. Viel Neues erfahren Sie auch über das Gesundheitselixier Honig. Im Anhang Rezepte für köstliche Honigspeisen und -getränke, Register und eine Liste der Bezugsquellen. 200 Seiten, 10 Abbildungen, Best.-Nr. 1251.

VITAMINE UND MINERALSTOFFE – DIE BAUSTEINE FÜR IHRE GESUNDHEIT
Von Ulrich Rückert

Vitamine, Mineralstoffe und Spurenelemente sind lebenswichtige Bausteine für unsere Gesundheit. Ein Mangel kann u. a. zu Haarausfall, Sehstörungen, Schlaflosigkeit, Herzbeschwerden führen. Wer sich auskennt, ist sein bester Arzt. Das notwendige Wissen vermittelt dieses Buch, das auch ein umfangreiches Tabellarium enthält. 184 Seiten, Best.-Nr. 1301.

SPEKTRUM DER HYPNOSE
DAS GROSSE HANDBUCH FÜR THEORIE UND PRAXIS
Von Werner J. Meinhold

Ein Standardwerk, das bisher fehlte. Es ist eine unentbehrliche Hilfe für jeden heilkundlich pädagogisch Tätigen und zugleich ein faszinierendes Buch praktischer Lebenshilfe für jedermann. Das von Prof. Dr. D. Langen empfohlene Buch bietet konkrete Techniken und Suggestionsformeln zur Anwendung im Alltag und auf Fachgebieten, besonders in der Heilkunde. 454 Seiten, Best.-Nr. 1207.

ENTSCHLÜSSELTE ORGANSPRACHE
KRANKHEIT ALS SOS DER SEELE
Von Henry G. Tietze

Die moderne Schule der psychosomatischen Medizin hat erwiesen, daß die meisten Erkrankungen seelisch bedingt sind. Gefühle schlagen auf den Organismus, und zwar, wie der bekannte Psychotherapeut H. G. Tietze darlegt, auf bestimmte Organe. Diese Krankheiten können, wenn wir sie als SOS der Seele verstehen, weitgehend vermieden oder geheilt werden. Wie – das zeigt dieses Sachbuch. 256 Seiten, Best.-Nr. 1331.

ARISTON VERLAG · GENF
CH-1211 GENF 6 · POSTFACH 176 · TEL. 0 22/86 18 10 · TELEX 27983